医学のあゆみBOOKS

今日から実践!
日常診療に役立つ
行動医学・心身医学
アプローチ

吉内 一浩 編

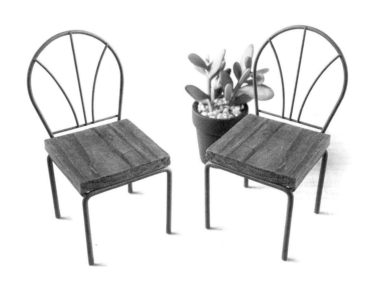

医歯薬出版株式会社

編　集

吉内一浩●東京大学大学院医学系研究科ストレス防御・心身医学

執筆者一覧（掲載順）

四宮敏章●奈良県立医科大学附属病院緩和ケアセンター
堀江　武●東京大学医学部附属病院心療内科
山崎允宏●東京大学医学部附属病院心療内科
大橋　健●国立がん研究センター中央病院総合内科・歯科・がん救急科
平井　啓●大阪大学大学院人間科学研究科
松岡美樹子●東京大学医学部附属病院心療内科
山中結加里●東京大学医学部附属病院心療内科
明智龍男●名古屋市立大学大学院医学研究科精神・認知・行動医学分野
沢宮容子●筑波大学大学院人間総合科学研究科
原井宏明●原井クリニック
髙橋　徹●早稲田大学大学院人間科学研究科
熊野宏昭●早稲田大学人間科学学術院
平出麻衣子●東京大学医学部附属病院心療内科
波夛伴和●九州大学病院心療内科
野崎剛弘●九州大学大学院医学研究院心身医学分野
小牧　元●国際医療福祉大学福岡保健医療学部
山中　学●東京女子医科大学東医療センター内科（心療内科）
庄司知隆●東北大学病院心療内科
福土　審●東北大学大学院医学系研究科行動医学
松田能宣●国立病院機構近畿中央呼吸器センター心療内科
大武陽一●堺市立総合医療センター総合内科・心療内科
松岡弘道●近畿大学医学部内科学教室心療内科部門
高橋昌稔●産業医科大学神経内科・心療内科
兒玉直樹●産業医科大学神経内科・心療内科
足立弘明●産業医科大学神経内科・心療内科
野原伸展●東京大学医学部附属病院心療内科
作田亮一●獨協医科大学埼玉医療センター子どものこころ診療センター
小川真里子●東京歯科大学市川総合病院産婦人科
髙松　潔●東京歯科大学市川総合病院産婦人科
小川純人●東京大学大学院医学系研究科加齢医学

序
～日常臨床における"もやもや"を軽減するために～

　日常臨床で日々マネージメントする必要のある慢性疾患，とくに生活習慣病の診療において，"もやもや"したものを感じることはないであろうか．食事療法や運動療法を指導しても，一方通行になりがちで，どのように工夫すればよいか分からず，「次までには頑張りましょう」というだけになっていないであろうか．また，薬物療法においても，服薬アドヒアランスが十分でなく，どのようにアプローチすればよいか自信がもてないという経験はないであろうか．

　そのような，生活習慣病を中心とした慢性疾患患者において重要な"行動変容"に関する理論と実践が，行動医学的・心身医学的アプローチの得意とする分野である．

　本書では，【総論】で，行動医学的・心身医学的アプローチに共通する概念・考え方を紹介し，【患者の行動変容に役立つ理論・技法】で，さまざまな行動医学的・心身医学的アプローチの理論と技法を紹介している．"理論"を紹介した理由としては，"うまくいかない場合"に，どのように修正すべきかの道標として"理論"が重要になるからである．うまくいかない場合には，ぜひ，理論に基づいて修正法を検討していただきたい．後半の【日常臨床における行動医学の実践】において，疾患領域ごとに，具体的なアプローチ法を紹介している．これらは，あくまでも一例であり，【患者の行動変容に役立つ理論・技法】で学んだ，他の理論・技法を読者の先生方の日常臨床に役立てるヒントにしていただきたい．

　本書では，"日常臨床に役立つ"ことを優先し，専門外の先生方でも理解しやすくしたために，やや厳密性を欠く部分もあるが，実践することに関しては支障がない（実践しやすい）と思われるので，その点はご了解いただきたい．

　最後に，各項目とも，"日々，日常臨床で実践"されている執筆者によるものであるので，読者の先生方の日常臨床に"今日から"役立てていただければ幸いである．

2018 年 10 月

東京大学大学院医学系研究科ストレス防御・心身医学　吉内一浩

医学のあゆみBOOKS

今日から実践！
日常診療に役立つ 行動医学・心身医学アプローチ
CONTENTS

序　〜日常臨床における"もやもや"を軽減するために〜 .... 吉内一浩

総論

1　薬物療法だけで十分ですか？
行動医学的・心身医学的アプローチの日常臨床への応用 2
Keyword：ストレスモデル，心理社会的因子，心療内科，心身症

- 行動医学的・心身医学的アプローチとは？ 2
- 行動医学，心身医学とは？ 2
- 行動医学的・心身医学的評価法 3
- 行動医学的・心身医学的アプローチのエビデンス 4
- IoTを用いた行動医学的・心身医学的評価法：
  ecological momentary assessment（EMA） 5
- 行動医学的・心身医学的アプローチの実際 5

2　医師−患者関係を円滑にするコミュニケーション法とは 8
Keyword：感情への配慮，コミュニケーションスキル，共感，SHARE

- 初めての患者に接する時に大事なこと 8
- 悪い知らせについて話し合う 11
- さらに困難なコミュニケーションの場合 13

患者の行動変容に役立つ理論・技法

1　ストレスマネジメント 18
Keyword：ストレッサー，ストレス反応，ストレスモデル，リラクセーション

- ストレスとは 18
- ソーシャルサポート 19
- ストレス対処行動（コーピング） 19
- ストレスマネジメント 20
- 症例 20
- リラクセーション法 21

2 学習理論 ... 24
Keyword：古典的条件付け，オペラント条件付け，モデリング，
自己効力感（セルフ・エフィカシー）

学習理論とは ... 24
条件付け ... 24

3 変化ステージモデル（多理論統合モデル） ... 30
Keyword：変化ステージ，変化プロセス，決断バランス，自己効力感

変化ステージモデルの成り立ち ... 30
変化ステージモデルの意義 ... 32
変化ステージモデルの4つの要素 ... 33
5つの変化ステージ ... 33
各変化ステージの特徴と介入方法 ... 33
逸脱と再発 ... 36

4 意思決定理論 ... 38
Keyword：意思決定，限定合理性，損失回避，フレーミング，ナッジ

限定合理性 ... 39
損失回避 ... 39
参照点とフレーミング ... 40
医療者の意思決定に影響を与えるバイアス ... 41
ナッジを活用したコミュニケーションの方法 ... 42

5 認知行動療法 ... 45
Keyword：構造化，ケースフォーミュレーション，ABC分析，認知再構成法

認知行動療法の特徴 ... 45
認知行動療法の構成要素 ... 47
認知再構成法 ... 49
認知行動療法の限界と新世代の認知行動療法 ... 50

6 セルフモニタリング・刺激統制法・代替行動法 ... 52
Keyword：機能分析，行動変容技法，セルフコントロール，自己効力感，プライマリケア領域

行動に介入する前に ... 52
行動変容技法の有効性 ... 52
セルフモニタリング ... 53
さまざまな行動変容技法 ... 53
行動変容の実際 ... 54
セルフモニタリングを有効に行う方法 ... 55
行動変容技法を実践する際のコツ ... 56

7 問題解決療法 58
Keyword：問題解決スキル，SMART，自己コントロール感，不安・抑うつ

問題解決療法とは？ 58
問題解決療法の5つのステップ 59
問題解決療法におけるそのほか，留意点 62

8 動機づけ面接 64
Keyword：両価性，チェンジ・トーク，維持トーク，カウンセリングスキル，スピリット

両価性，チェンジ・トークと維持トーク 64
5つのカウンセリングスキル 65
4つのプロセス 68
スピリット 69
動機づけ面接とは違うこと 71

9 マインドフルネス 73
Keyword：気づき，受容（アクセプタンス），マインドフルネスストレス低減法

マインドフルネスとは 73
マインドフルネスの方法 74
マインドフルネスの効果 75
マインドフルネスのメカニズム 76

10 交流分析 79
Keyword：エゴグラム，やりとり分析，ゲーム分析，はい-でもゲーム，行動変容

症例提示 79
交流分析の技 80
交流分析的アプローチの具体例 84

日常臨床場面における行動医学の実践

1 糖尿病 88
Keyword：糖尿病エンパワーメント，動機づけ面接，コーチング，
アレキシサイミア，糖尿病を受け入れる

糖尿病診療における医療者の役割 88
信頼関係の構築 89
糖尿病診療における行動変容技法の応用 90
行動変容技法の効果を高める心身医学的アプローチ 91
● アプローチ実例
治療に消極的な期間が長かったが，感情表出の援助が行動変容につながった一例 92

2 肥満症 ... 97
Keyword：ライフスタイル改善法，認知行動療法，ストレスマネジメント，マインドフル食事法

減量治療への導入 ... 98
ライフスタイルの改善と行動医学・心身医学アプローチ ... 98
肥満治療とマインドフルネス ... 106
● アプローチ実例
抑うつ状態にあり循環器疾患を伴った男性高度肥満患者に対して
　認知行動療法に基づいた肥満治療を行った例 ... 101

3 循環器疾患 ... 108
Keyword：本態性高血圧症，冠動脈疾患，慢性心不全，心臓神経症，Psychocardiology

急性ストレスと循環器疾患 ... 108
本態性高血圧症 ... 109
冠動脈疾患 ... 112
"心臓神経症" ... 113
心不全と抑うつ，不安 ... 114
● アプローチ実例
パニック症の治療中に急性心筋梗塞を発症し，不安・抑うつの増悪をきたした例 ... 111

4 消化器疾患 ... 116
Keyword：機能性消化管障害（FGID），機能性ディスペプシア（FD），過敏性腸症候群（IBS），認知行動療法（CBT），行動療法（BT）

行動の問題を呈するFGID（機能性胃腸障害）モデル ... 116
機能性胃腸障害（FGID）の病態・特性と心身医学的診療 ... 119
機能性胃腸障害（FGID）の行動療法（BT）と認知行動療法（CBT） ... 124
● アプローチ実例
機能性ディスペプシア（FD）に行動療法（BT）が奏功した一例 ... 122
下痢型過敏性腸症候群（IBS）に認知行動療法（CBT）が奏功した一例 ... 123

5 呼吸器疾患 ... 128
Keyword：気管支喘息，COPD，心身症，呼吸困難，パニック症

喘息 ... 128
COPD ... 131
● アプローチ実例
時間をかけて心身相関への気づきを促した喘息（心身症）の一例 ... 130

6 慢性腎疾患 134
Keyword：サイコネフロロジー，腎代替療法（透析），自己効力感，喪失体験

慢性腎臓病(CKD)の定義と疫学 134
CKDとサイコネフロロジー 135
CKDの心身症としての側面 136
CKD患者の心理的変化と精神疾患の併存 136
●アプローチ実例
支持的対処を中心とする心身医学療法と適切な情報提供により
　腎代替療法（透析）に至った一例 137

7 緩和ケアとサイコオンコロジー 140
Keyword：筋膜性疼痛症候群，ケミカルコーピング，アレキシサイミア，
　　　　　プラセボ効果と意識の志向性，サイコオンコロジー（精神腫瘍学）

緩和ケアにおける心身医学，行動医学的視点 141
サイコオンコロジーにおける心身医学，行動医学的視点 142
●アプローチ実例
心理社会的背景のある症例への行動療法により疼痛コントロールに成功した一例 144

8 神経疾患 150
Keyword：頭痛，脳卒中，Parkinson病，慢性疾患，心身症，心理社会的背景

頭痛(Headache) 150
脳卒中(Stroke) 152
Parkinson病(Parkinson's Disease) 155
●アプローチ実例
心理社会的背景への配慮が奏功した一例 154

9 摂食障害 158
Keyword：食事記録（セルフモニタリング），スモールステップ，刺激統制法，代替行動

治療開始まで 158
エビデンスのある心理療法 160
プライマリケアでの外来治療 161
●アプローチ実例
患者主体の食行動改善の提案をサポートすることで，
　体重回復に結びついた外来症例 162
行動療法の導入が体重回復に結びついた一例 163

10 不登校児の診療
Keyword：応用行動分析学，認知行動療法，神経発達症，小児心身症

不登校状態で受診する子どもを取り巻く因子 170
応用行動分析学に基づいた神経発達症児への支援
　（ソーシャルスキル・トレーニング） 174
　●アプローチ実例
概日リズム睡眠障害を呈する不登校児への認知行動療法の適用 172

11 女性領域
Keyword：周産期，産後うつ病，更年期障害，血管運動神経症状，心理社会的要因

妊婦および産後女性における抑うつ 176
更年期女性における不安と抑うつ 179
　●アプローチ実例
更年期に発症した不安障害に対する認知行動療法的アプローチ 182

12 老年医学領域
Keyword：認知症，フレイル，骨格筋，サルコペニア，ガイドライン

認知症・うつの関連性とその対策 184
フレイルと認知機能低下・うつ 186
　●アプローチ実例
フレイルの進行が危惧された患者への対応例 187

総論

1 薬物療法だけで十分ですか？
行動医学的・心身医学的アプローチの日常臨床への応用

2 医師-患者関係を円滑にするコミュニケーション法とは

総論

1 薬物療法だけで十分ですか？ 行動医学的・心身医学的アプローチの日常臨床への応用

Keyword
ストレスモデル
心理社会的因子
心療内科
心身症

POINT

- 薬物療法だけでは十分でない場合には，行動医学的・心身医学的アプローチが奏功する可能性がある．
- 行動医学，心身医学ともに，心理社会面を含めた学際的・全人的な医療を行うことを目標とする．
- より専門的なアプローチが必要な場合には，心療内科への紹介を考慮する．

行動医学的・心身医学的アプローチとは？

日常臨床で日々マネージメントする必要のある慢性疾患，とくに生活習慣病の診療における食事療法や運動療法は，患者の"行動変容"を促すものである．また，薬物療法においても，患者の服薬アドヒアランスが十分でない場合，"服薬行動のアドヒアランス"を改善するという"行動変容"を促すことになる．このように，日常臨床においては，単なる薬物処方だけでは十分ではなく，患者の"行動変容"を促すアプローチが必要になる場面を多々経験する．行動医学的・心身医学的アプローチは，このような"行動変容"に関する理論と実践を得意とする分野である．

行動医学，心身医学とは？

行動医学という言葉に馴染みのない読者もいるかもしれない．1990年に設立された国際行動医学会によると，行動医学は，「健康と疾病に関する心理社会科学的，行動科学的および医学生物学的知見と技術を集積統合し，これらの知識と技術を病因の解明と疾病の予防，診断，治療およびリハビリテーションに応用していくことを目的とする学際的学術」（国際行動医学会憲章）と定義されている．このように，行動医学は，学際的な領域を臨床医学および予防医学・公衆衛生に応用しようとするものである．また，行動医学の基本的な考え方として，"心身相関"があり[1]，後述する"心身医学"と共通するため，臨床面においては"心療内科"と密接な関連を有する[2]．

【患者の行動変容に役立つ理論・技法】の章で紹介される行動論的アプローチは，行動医学の基礎となる理論・技法のひとつである．しかし，今日の行動医学では，本書でも紹介するように，行動論的アプローチ以外のさまざまな心理学・行動科学，さらには社会科学の理論や知見を応用しており，"行動"のみに着目した医学が行動医学ではない点に留意が

吉内一浩 Kazuhiro YOSHIUCHI 東京大学大学院医学系研究科ストレス防御・心身医学

表 1 心身症の定義と例

```
定義
・身体疾患である(精神疾患に伴う身体症状は除外する)
・発症，あるいは経過(増悪)に心理・社会的因子が密接に関与
  している

例：過敏性腸症候群，糖尿病，本態性高血圧，冠動脈疾患，気
    管支喘息，緊張型頭痛，片頭痛　などの一部
```

必要である．また，行動医学の基礎的な側面をもつ行動科学が医学部のコアカリキュラムの必須事項として取り入れられ，今後ますます重要となると思われる．

　他方，心身医学とは，日本心身医学会によると，「患者を身体面だけでなく，心理面，社会面をも含めて，総合的・統合的にみていこうとする医学」と定義されている[3]．"患者"を対象の中心としている点は行動医学の定義と異なるが，"全人的なアプローチ"を行うという理念は共通する．また，心身医学の主要な概念として"心身相関"があり，その点も行動医学と共通する．

　ちなみに，心身医学を学問背景にもつ"心療内科"は，"心身症"を主たる対象として，わが国で誕生した診療科である．"心身症"とは，「身体疾患のなかで，その発症や経過に心理社会的因子が密接に関与し，器質的ないし機能的障害が認められる病態をいう．ただし神経症やうつ病など，他の精神障害に伴う身体症状は除外する」と定義される病態である[3]（表 1）．つまり，心身症とは，まず"身体疾患（精神疾患による身体症状ではない）"であることが必要条件で，しかも，その発症や経過に"心理社会的因子の密接な関与"が認められる"病態"である．つまりある身体疾患のなかで，この定義にあてはまる症例のみが心身症であるという意味で"病態"という表現が用いられている．心身症が含まれる代表的な身体疾患としては，過敏性腸症候群，緊張型頭痛や片頭痛などの一次性頭痛，気管支喘息，消化性潰瘍，糖尿病，本態性高血圧や冠動脈疾患など，生活習慣病が含まれ，"行動変容"が必要な疾患が多く含まれる．ちなみに，保険病名は，"身体疾患名（心身症）"（例：本態性高血圧（心身症））のように記載する．

行動医学的・心身医学的評価法

　評価法は，病歴，現症，検査所見に基づく身体面からの情報と，問診による生活史や心理社会的因子（ストレッサー，ストレス対処法，ソーシャルサポート（家族や友人などの支え）など）の聴取を行う[4]（表 2）．心理テストなどの評価も用いられるが，あくまでも補助的な位置づけである．これらの情報を総合して多面的に行う．身体面のみに焦点を当てるのではなく，患者を取り巻く環境をも含めて全人的に診療していく姿勢が重要である．問診

---

column　心療内科とは？

"病気をみるより，病人をみる"という全人的医療を実践するために，心身相関も評価しながら，心と体の両面から評価と治療を行う診療科である．"心療内科"という名称は，"心理療法を併用する内科"という意味で，心の病気を治療するという意味ではなく，内科の一部であるという点が重要である．

表 2　心理社会的因子に関する情報を得るための問診例[4]

```
心身のエネルギーレベルはどの程度ですか？
睡眠の状態はいかがですか？
食欲はいかがですか？
最近の感情の状態はいかがですか？
職場や家庭でのプレッシャーはどのような感じですか？
仕事の後や一日の終わりに，リラックスするために何をなさい
　ますか？　リラックスすることが難しいですか？
誰にサポートを求めますか？
個人的な事柄で，まだお聞きしていないことで，何かお話され
　たいことはありますか？
```

(文献 JACC 45：637-51, 2005) を改変

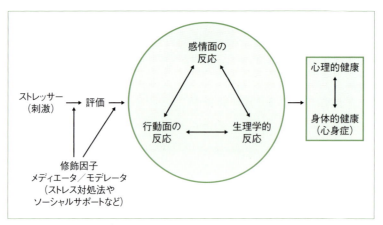

図 1　ストレスモデル[5]

の際は，受容的態度による傾聴が重要である．つまり，患者の話に価値判断を含むような反応をせず，患者の内的事実として"受容"する．そして，評価の際には，行動医学で用いられている"ストレスモデル"[5]を用いると病態の理解を行いやすい(**図1**)．

ストレッサーは，反応を惹起する外的な刺激で，ライフイベントのような急性のものや，職場や家庭の問題などのような慢性的なものが含まれる．ストレッサーによる刺激を受けた場合に，個人内で評価(appraisal)が行われ，ストレス反応として，感情面，行動面，生理学的な面の反応が起こるが，これらは独立したものではなく，たがいに影響しあうものであり，結果的に健康面への影響が出た場合に"疾病"となる．さらに，ストレス反応に対する"修飾因子"として，メディエータ(mediator)やモデレータ(moderator)が存在し，これらの因子の影響も評価する必要がある．メディエータとは，ストレッサーによる反応を仲介する要因と定義され，モデレータとは，ストレッサーと反応の関係を変化させる要因と定義されるが，これらを厳密に区別することは実際には困難である．メディエータ/モデレータのなかでも，ストレス対処やソーシャルサポートが重要な因子であると考えられている．

行動医学的・心身医学的アプローチのエビデンス

心理社会的因子が，生活習慣病のような慢性の身体疾患に影響するのかという点に関し

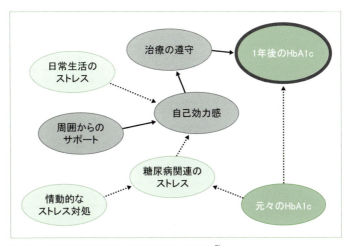

図2 心理社会的因子の2型糖尿病への影響[7]
点線の矢印は糖尿病のコントロールに悪影響を与え，実線の矢印は好影響を与える作用を示す．n=250．

ても近年エビデンスが蓄積されつつある[6]．著者らのグループによる前向き研究でも，2型糖尿病患者において，心理社会的因子が1年後のHbA1cに影響を与えるということを見出した[7]（図2）．さらに，生活習慣病に対する心理社会的因子への介入の効果も報告されており，エビデンスが集積されつつある[6,8-10]．

IoTを用いた行動医学的・心身医学的評価法：ecological momentary assessment(EMA)

従来，日常生活下におけるストレスなど心理社会的因子の関与等に関しては，診察時の問診や質問紙法を用いる方法がおもに使用されてきた．しかし，この方法では，過去の出来事に関して，患者の記憶に頼らざるをえず，記憶によるバイアスが存在するために信頼性の高い情報が得られないという問題が指摘されている[11]．さらに，心理社会的因子と身体疾患の変化の時間的な前後関係や，心理社会的因子の強さに関する情報が重要であるが，従来の方法では，記憶によるバイアスのために評価が困難であった．

記憶によるバイアスの問題を克服するために，1994年にStoneら[11]が"ecological momentary assessment(EMA)"いう概念を提唱した．EMAとは，"現象を日常生活下で，その瞬間に評価・記録する方法のことで，記憶によるバイアスを避けることによって，妥当性を最大にする方法"と定義される．

著者らのグループも，腕時計型コンピュータを用いて，緊張型頭痛の患者を対象として，日常生活下における心理的ストレスが強くなるほど，その後に頭痛が強くなることを報告した[12]（図3）．

行動医学的・心身医学的アプローチの実際

前述のとおり，日常臨床において，薬物療法だけでは不十分で，患者の行動変容など，非薬物療法によるアプローチが必要になる場面に多々遭遇する．そのような場合に，行動医学的・心身医学的アプローチが有力な選択肢のひとつとなり，どのように評価を行い，

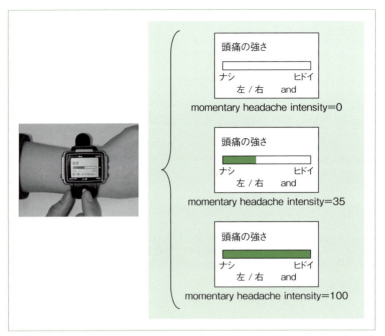

図3 EMAを用いた日常生活下における心理社会的因子が頭痛に与える影響の評価

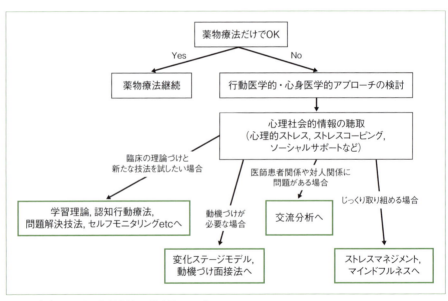

図4 本書における心理療法のガイドマップ

アプローチを行えばよいかに関して，本書では実践的な内容を紹介する．すべての章に"今日から役立つ"情報が紹介されているが，時間のない場合には，興味のある章から読み始めても問題ない．その際に，**図4**を参考に，選択していただきたい．さらに専門的なアプローチが必要な場合には，心療内科にご相談いただければ幸いである．

文献

1) 川上憲人. 行動医学とは. 行動医学テキスト. 日本行動医学会編. 中外医学社；2015. p.2-7.
2) Yoshiuchi K. How can psychosomatic physicians contribute to behavioral medicine? Biopsychosoc Med 2016;10:8.
3) 日本心身医学会教育研修委員会編. 心身医学の新しい診療指針. 心身医学 1991；31：537-573
4) Rozanski A et al. The epidemiology, pathophysiology, and management of psychosocial risk factors in cardiac practice:the emerging field of behavioral cardiology. J Am Coll Cardiol 2005;45(5):637-51.
5) Ice GH and James GD. Conducting a field study of stress:general principles. In:Measuring stress in humans. A practical guide for the field. Cambridge University Press;2007. p.3-24.
6) Rozanski A. Behavioral cardiology:current advances and future directions. J Am Coll Cardiol 2014;64(1):100-10.
7) Nakahara R et al. Prospective study on influence of psychosocial factors on glycemic control in Japanese patients with type 2 diabetes. Psychosomatics 2006;47(3):240-6.
8) Chamberlain C et al. Psychosocial interventions for supporting women to stop smoking in pregnancy. Cochrane Database Syst Rev 2013;(10):CD001055.
9) van Eerd EA et al. Smoking cessation for people with chronic obstructive pulmonary disease. Cochrane Database Syst Rev 2016;(8):CD010744.
10) Shaw K et al. Psychological interventions for overweight or obesity. Cochrane Database Syst Rev 2005;(2):CD003818.
11) Stone AA and Shiffman SS. Ecological momentary assessment(EMA) in behavioral medicine. Ann Behav Med 1994;16:199-202.
12) Kikuchi H et al. Influence of psychological factors on acute exacerbation of tension-type headache:investigation by ecological momentary assessment. J Psychosom Res 2015;79(3):239-42.

総論

2 医師−患者関係を円滑にする コミュニケーション法とは

Keyword
感情への配慮
コミュニケーションスキル
共感
SHARE

POINT

- 初めての患者に接するときに大事な点は，①面談への十分な準備，②まず患者の思い，考えを聞く，③感情面も配慮する，ことである．

- 悪い知らせについて話し合う際には，患者の感情に十分配慮する必要がある．がん患者の意向に基づくコミュニケーションスキル SHARE プロトコルが日本で開発され，それに基づいたコミュニケーションスキル研修会が日本全国で開催されている．

- 共感とは，思いやりである．患者・家族を自分や自分の家族のことにように思いやるこころを育むことが医療者にとって不可欠である．

はじめに

　たまたま検診で肝臓に腫瘤が見つかりそれがすい臓がんの転移であった54歳男性．呼吸不全となり人工呼吸器を付ける必要に迫られた ALS の45歳女性．息子がバイク事故で即死状態となった父親．彼らを目の前にして，あなたがこれらの事実を告げる必要があるとしたらどうであろう．平静でいられる人は少ないであろう．とても不安に駆られる人もいるかもしれない．

　本稿では，こうした緊張感のある臨床場面で，できるだけ自信を持って臨み，なおかつ患者にも益をもたらすにはどうしたらよいか，について学んでいきたいと思う．

 初めての患者に接する時に大事なこと

1. ある診察場面で

　吉田恵子さん(56歳，女性)は2週間前，近医で子宮がんの疑いがあると言われ，A 大学病院産婦人科を紹介され本日受診した．受付してから1時間以上待たされている．

　担当医の鈴木医師は，今朝入院患者が急変し，対応に追われていた．

医師：吉田さんお入りください．何か変わったことはありませんか．紹介状，CD は持ってこられましたか．（ややイライラした口調で）

患者：あ，はい，受付にお渡ししてると思いますが．

医師：えっ．あーこれか．うーんと，ちょっと待ってね．ふんふん．はいはい．子宮頸がんですね．CT だけじゃあちょっとねえ．明日 MRI 撮りますから．

患者：治療はどうなるんですか．手術はできますよねえ．（心配そうな表情）

医師：手術は難しいです．おそらく抗がん剤治療とかになると思いますよ．荒井先生（紹

四宮敏章 Toshiaki SHINOMIYA　奈良県立医科大学附属病院緩和ケアセンター

介医)からは聞いていませんでしたか．

患者：荒井先生からはがんとは言われましたが，手術ができないとは聞いていません・・・・．私どうなるんでしょうか．（思いつめたような表情）

医師：うーん，もう少し詳しい検査をしてみないとなんともねえ．明日もう一度来てください．それじゃあ，お大事に．

患者：・・・・

2．この面談での問題とは

このやり取りを読まれて皆さんはどう感じるだろうか．患者は近医から紹介され，治療を受けるために受診された．その初回面談である．問題は何であろうか．

医師はその日は外来担当で，大勢の患者の診察が控えていた．ところが朝から病棟患者の急変の対応に追われ診察が大幅に遅れていた．予定よりも1時間以上遅れ，そのなかでの初診診察である．外来患者は大勢待っており，診察を急ぐ必要はあったであろうが，まず問題であったことは紹介状や検査結果などを見ずに患者を診察室に入れてしまったことである．もし事前にしっかりとした準備ができておれば，もう少し患者のおかれた状況が把握できたかもしれない．

次に問題なのは，患者が聞きたいこと，心配なことに配慮せず，自分の要件だけを患者に伝えている点である．さらに患者は不安な表情を示しているが，患者の感情にもまったく関心を払っていない点も大きな問題である．このままでは，患者は医師に対して信頼感を持てず治療に向けて進んでいかなければならないことになるであろう．

3．あらたな診察場面

この面談場面におけるポイントをまとめてみよう．それは，①面談への十分な準備，②まず患者の思い，考えを聞く，③感情面も配慮する，ことである．以上を踏まえ，面談を修正してみる．

鈴木医師は，面談時間はかなり過ぎていたが，紹介状をしっかりと読み，検査データも把握した．

医師：吉田恵子さんお入りください．たいへんお待たせしました．本当に申し訳ありませんでした．**（待たせたことをまず詫びる）**
私は担当する産婦人科医，鈴木正則と申します．はじめまして，よろしくお願いします．

患者：吉田恵子です．こちらこそよろしくお願いします．

医師：今日は蒸し暑いですね．体調はいかがですが．

患者：大丈夫です．とくに気になるところはありません．

医師：そうですか．さきほど荒井先生からの紹介状を読ませていただきました．今後こちらで治療をご希望されておられるのですね．

患者：はい，そうです．

医師：わかりました．それでは治療のことをお話する前に，何かご心配なことがあればお聞きしたいのですが，いかがですか．**（患者の思いを聴く）**

患者：荒井先生から子宮がんであることは聞いています．どんな治療になるかはまだ聞いていません．治るんであれば，手術をして子宮を取ってもらってもよいと思って来まし

た．先生，手術してもらえますよね．

医師：治療法のことがご心配なのですね．**（感情への配慮）**

患者：はい，そうです．心配です．私はこの年になるまで大きな病気になったことがないんです．がんと聞いてびっくりしたけど，治るんであれば頑張って治療しようと思います．先生，治りますよね．**（患者の思い，気持ちを語ってもらう）**

医師：がんと聞いてびっくりされたんですね．**（反復）**今までご経験がないのであれば，なおさら不安になりますよね．**（感情への配慮）**でも不安になられるのはあなただけではないですよ，皆さん不安になられます．**（保証）**

それでは，今から治療法など今後のことについて相談していきたいのですが，よろしいでしょうか．**（一方的なものではなく，双方向性であるというメッセージ）**

患者：はい．

医師：子宮頸がんの治療法は手術だけではなく，抗がん剤や放射線治療が有効なことが多いんです．ただし，これらの治療法を決める際，がんの広がりが問題になってきます．吉田さんの治療法を決めるためには，もう少し検査が必要です．いかがですか．

患者：はいわかりました．

医師：具体的には・・・・・（検査内容の説明）．よろしいですか．

患者：はい，よくわかりました．まずは明日MRIを受ければいいのですね．

医師：何か他に気になることはありませんか．

患者：実は私，家で英会話教室をやってまして，生徒たちの都合を聞いてからでないとすぐには入院できないんです．

医師：わかりました．そのことも配慮いたします．検査がすべて終わった時点で，治療法も含めた今後のことを相談したいと思います．来週でご来院できる都合のよい日を教えていただけませんか．またその日はご主人など家族の方の同席もしていただければありがたいのですが．

患者：ありがとうございます．主人と相談してまたご連絡いたします．

医師：これから長いお付き合いになると思います．よろしくお願いします．

4．よりよい関係性を持つためのコミュニケーションマップ

上のコミュニケーションの重要なポイントを以下にまとめてみる．

①歓迎のあいさつ，自身を名乗り，患者の名前を確認する．
②目線や，ボディーランゲージなどのノンバーバルなコミュニケーションにも留意する．
③本題に入る前に気候のことや体の状態のことなど，患者の気持ちを和らげることを話す．
④患者の心配に思っていることを尋ねる．（こちらが話し合いたいことの前にかならず聞くことが重要）
⑤感情が表出されたらまず受け取り，受け取ったことを言葉で表現する（**表1**）．
⑥こちらが話し合いたい事柄を説明する．（説明の前に，よろしいですか，といった許可をかならずもらう）
⑦話は患者とともに，一歩一歩進めていく．話し終わったときには患者の理解度を確認する．（紙に書いて渡すことも有効）
⑧最後に患者の気がかりを再度尋ねる．

表 1 （感情に関する）基本的コミュニケーションスキル

1. 反復
相手の言ったことを自分の言葉で反復する．
例　患者：抗がん剤で毛が抜けることは聞いていてわかっていたのですが，実際に抜けるのをみるととてもびっくりして・・・．
　　医師：抗がん剤で毛が抜けることはわかっていても，実際に抜けるのをみるととてもびっくりしたのですね．
　　患者：はい．
・反復のスキルを使うことで，患者の言葉を理解している（受け取っている）ことを示すことができる．
・相手が，「はい」とかうなずきを返してもらうことで，相手にも伝わったことが確認できる．

2. 相槌，誠実な沈黙
患者の反応に足して言語的に返すのではなく，非言語的に対応することも時には有効である．
例　患者：こんな病気を抱えながら，私この先どうやって暮らしていけばいいのか・・・（涙）
　　医師：・・・（患者の表情を見ながら，黙ってティッシュケースを差し出す．）

3. 保証
患者の考え，感情が妥当なものであることを示すことで，安心感を与えられる．
例　医師：髪が抜けるのを実際にみてびっくりされたんですね．でも，多くの方がそのように感じられるようですよ．

4. 感情表出を促し，受け取る
例　医師：（バッドニュースを伝えたあと）いまどんなお気持ちですか．よければ教えてください．
　　患者：・・・ただ頭が真っ白になって，何も考えられません．
　　医師：（頷きながら）そうですよね．
・患者の心の苦痛・怒り・愚痴・弱音・泣き言・涙などの胸にたまっているものを，医療者には容易に出せないものである．
・それゆえ患者に感情を表出された医療者は，すでに患者に信頼されている存在と考えてもいいかもしれない．
・感情を"表出する"だけで，自らの気持ちを整理できることも多い（感情の言語化による扁桃体の興奮の鎮静化）．
・患者・家族にとって，涙が（笑い以上に）癒しになることも多い（自助・自浄作用）．
・良い悪いの判断，解釈をせずにただ受け取ることが良い．

⑨大事な面談には家族の同席などを勧める．

悪い知らせについて話し合う

　医療における悪い知らせとはどんなものであろう．難治疾患を伝えること，がんの再発，抗がん治療の中止を告げること等，患者・家族にとって将来のへの見通しを根底から否定的に変えてしまうもの[1]である．

　従来，日本ではこのプロセスを"告知"とよんできた．しかし，これはパターナリスティックに医師から一方的な情報を伝えるものというニュアンスがあり，今は"悪い知らせについて話し合う"という言葉に変えて使われることが多い．双方向性のコミュニケーションであるということを重視している．

　この"悪い知らせについて話し合う"ことは，冒頭にも書いたように非常に緊張する診療場面であり，場合によっては関係性が悪化する可能性も秘めている．実際に医師-患者間のコミュニケーションが良好でないと，がん患者の精神的苦痛は増し[2]，医療に対する満足感は低下し[3]，苦情も増す[4]．また治療アドヒアランスも低下し[5]，最終的にはがん治療医の燃えつきに影響を及ぼす[6]と言われている．医療者にとっては，通常の診察場面より以上に患者の感情に配慮する必要があるであろう．

1. がん患者の意向に基づくコミュニケーションスキル SHARE とは

　いかにストレスなく患者・家族と悪い知らせを話し合うか，について以前より多くの研究がなされ，アメリカでは，Baileらによって SPIKES（Setup, Perception, Invitation, Knowledge, EmotionSummerize）という 6 つの枠組みが提唱されている．そしてそのコ

表2 がん医療における悪い知らせを話し合う際のコミュニケーションスキル(SHARE)[8]

S：Supportive Environment(支持的な環境設定)
・プライバシーが保たれた落ち着いた環境設定.
・面談が中断しないよう十分な時間をとる.
・家族の同席を勧める.

H：How to deriver the Bad News(悪い知らせの伝え方)
・正直に, わかりやすく, 丁寧に伝える.
・がんという言葉をはっきりと伝えるが, 繰り返しは用いない.
・患者の理解度を確認しながら話す.
・質問を促し, その質問に答える.

A：Aditional Information(付加的な情報)
・今後の治療方針を伝える.
・患者の日常生活への影響について話し合う.
・希望があれば, 代替医療や, セカンドオピニオンについても話し合う.

R & E：Reassurance and Emotional Support(安心感と情緒的サポート)
・感情表出を促し, 受け止める.
・家族に対しても患者同様に配慮する.
・患者の希望を維持する.
・「一緒に頑張りましょう」などと言葉かけをする.

ミュニケーションスキルはトレーニングによって上達効果があることが証明されている[7].

日本においても内富らによって, 日本人に適した方法が開発された. それが SHARE である(表2). がん治療医とがん患者を対象に悪い知らせを話し合う際の意向調査を行った結果, 悪い知らせを話し合う際の必要な因子が, "サポーティブな環境設定" "悪い知らせの伝え方" "付加的情報の提供" "安心感と情緒的サポート"の4つであることを見出した. その結果をもとにコミュニケーションスキルトレーニングプログラムが開発され, 平成19年より日本各地で開催されるようになった. 2日間のこのトレーニングではとりわけ, "安心感と情緒的サポート"を重視する. すなわちいかに患者の感情に配慮できるかが, 悪い知らせを話し合う際に重要である点であると考えられている.

このトレーニングの有効性は, がん治療医を対象とした Randomized Controlled Trial にて, 患者の医師への信頼感の増大, 患者の抑うつの減少として確認された[9]. いまでもこのコミュニケーションスキルトレーニング(CST)は実施されており(平成30年現在), 詳細はサイコオンコロジー学会ホームページ(http://jpos-society.org/activities/cst.php)などで確認できる.

2. 共感とは何か

感情に対して適切に対処するにはどうしたらいいだろう. それは一言で言えば, 相手が感情を表出したときに, それを認識して適切な反応を示すことである. 人は相手が感情を表出した際, なんらかの反応をしている. しかし多くの場合相手は無意識で行っていることが多く, こちらも無意識で行うと不適切なコミュニケーションになることも多い. たとえば, 相手が攻撃的に何かを言ってきたとき, 思わず同じように言い返すときなどである. そうではなく, 「怒っているな」と認識できれば, 次に「この怒っている相手にどう話せばいいのだろう」と考えることができ, お互いを攻撃し続けるというコミュニケーションからは逃れることができるかもしれない. 我々は患者の話す内容を, 既往歴, 現病歴や現症

といった臨床データとして使ってきた．"感情"もそのひとつとして捉えてみてもよいかもしれない．そしてそれを意識できると，多職種で関わる場合強力な武器になることも付け加えておく．

"共感"とは，感情を認識するためのプロセスである，と考えてみてはどうであろう．それは"相手が自分や家族だったらどう感じるであろうかと想像する"ことではないであろうか．日本語には人を"思いやる"という美しい言葉がある．私は人を自分や自分の家族のことにように思いやる，"思いやり"こそが"共感"ではないか，と思っている．

3．共感のコミュニケーションマップ

①感情はデータである(かもしれない)と思う．
②患者の感情に気づく．
③(自分のなかで)感情に名前を付ける．(たとえば痛みで辛そうな表情に気づいたとき，辛い感情の患者など)
④反射的になんとかしようと思わないこと．
⑤理解する，あるいは想像する．(がん性疼痛が悪化していれば，気持ちが辛くなるのも当然であるなど)
⑥(その感情に)気づいているということをなんらかの形で伝える．(非言語，あるいは言語化して)
⑦敬意を示す．(痛みがあるにも拘わらず治療を頑張っているなど)
⑧支持する．(痛みをやわらげることは協力できますなど)
⑨さらに探索する．(痛みのせいで，生活に支障がでていることはありませんかなど)

さらに困難なコミュニケーションの場合

1．家族が「患者には言わないでほしい」と言ってきたら

　診断の結果など患者本人の情報を本人に伝えることは，倫理的な観点からも医療者にとって必要なことである．しかし，日本では，本人に伝えるよりも先に家族に伝えることがあることも現実である．その結果，家族が「患者には言わないでほしい」と言ってくることがままある．これは，昔「患者にがんとは言わないで治療をしていた」名残りとも思えるが，このやり方がいまだに受け入れられていることも事実であり，どう対応するかを考える必要がある．「私たちは患者さんに事実を言う責任があります」などと言ってしまいたくなる前に考えることがある．

　家族がそのように言ってくる際，多くの場合，①患者のためと心の底から思っている，②家族自身がまだ病気を受け入れられていない心理状態である，という2点が考えられる．

　それゆえまずなすべきことは，何を心配しているか，を聞くことである．すると「父は気が小さいので受け入れられないと思います」「告知して自殺したら困ります」などと家族は言ってくるかもしれない．そうすれば前述した"共感"のスキルを使い，その人に寄り添う．十分共感ができれば，告知しないことのデメリットを伝えたり，どのように本人に伝えるかの方策を共有するといった段階に入れるであろう．さらに家族本人の感情を聞いて，共感することも場合によっては必要であり，効果的でもある．

2. 予後について話し合う

　予後を患者に伝えるべきか，そうしないほうがよいのか，難しい問題である．医師にとっては伝えることが患者に死刑宣告を言い渡すような気持ちになり，躊躇することもあるであろう．一方で伝えないことで，残された時間でどのようなケアを受けたり，どのようにすごすのかといった自己決定の機会を奪ってしまう可能性もある．

　予後を伝えるとは，医師も患者・家族も残された時間，すなわち余命を伝えると思いがちである．しかし，正確に余命を医学的な観点から予見することは困難である．また，患者にとっても"正確な時間"を知ることだけが重要なことではないはずである．残された期間で，自分がどれくらい元気でいられるのか，自身にとって大事なことができるのか，あるいは悪くなったときどのようなケアが受けられるのか，最期をどこですごすのか，等が重要な関心事であろう．"予後について話し合う"ことはそのような話し合いでなければならない．

　それでは，どのような時期に，どのように切り出せばよいのであろうか．時期としてはたとえば疾患ががんとして，2nd Line の抗がん剤の効果がなくなり 3rd Line の抗がん剤の提示をしたり，疼痛など身体症状が悪化し入院をしたりといった，治療の切り替え時期が適していると思える．そのようなときには，今の病状認識の確認や今後の治療の目標の共有が必要となってくるが，その際「この治療が効果を示し病状が好転することを信じていますし，そのためにともに頑張っていきたいと思っております．しかし，残念ながら現在病状は進行しており，この治療が奏功しない可能性もあります．そうなったときのことも今から相談しておきたいのですが，いかがでしょうか」などと切りだすのはどうであろうか．

　"思いやり"の心を持って，患者さんの感情に寄り添うことが重要であることはいうまでもない．

3. エンドオブライフケアへの移行（積極的な治療を差し控えることを話し合う）

　がんに限らずどのような疾患であろうとも，積極的治療を差し控える話をすることは医師，患者-家族双方にとってとてもつらいことである．患者-家族にとってはしたくない選択をせざるを得ないつらさ，失望，悲嘆，怒りなどネガティブな感情を引き起こすことになる．そして医師にとっては医療，さらには自分に対する無力感，失望感に直面せざるをえない．したがって医師は，無意識にこうした話し合いを避けたり，あるいはあえて淡々と伝えたりする場面も多い．しかしその結果，患者側にとっては見放され感を抱いたり，不信感を抱くことも少なくない．

　積極的治療を差し控える話をする際に重要なことは何であろう．ひとつには，双方にとってつらい話なのだから，あえてこちらの感情も隠す必要はないということである．自分の感情に直面し，率直に気持ちを伝えることがむしろ患者のつらい感情を癒す働きもあるのである．私は泣きながら伝えている医師の姿を見たことがあるが，そのときは同席していた全員が（医療者も含め）泣いていた．もうひとつは，患者-家族とともに"次なる最善の目標"をともに考えることである．すなわち，「もう打つ手がない」のではなく，「積極的治療をしない選択のほうが，○○するためには最善である」こと，この○○をともに考えるのである．そうなるとそのためにできるあらたな治療法を提案することもできるよ

うになるかもしれない．（たとえば，大好きな娘と最期まで家で元気に暮らしたい希望をかなえるため，在宅緩和ケアを勧めるなど）

おわりに

医師-患者関係を円滑にするためにすべきことについて述べてきた．我々医療者は人の命を扱う非常に責任のある仕事，それゆえたいへん尊い仕事をさせていただいている．患者とともに苦闘し，苦労を分かち合うことのなかに医療の醍醐味があり，その結果我々も成長させてもらっているのではないのだろうか．この章が少しでも皆様のお役に立てれば幸いである．

文献

1) Buckman R. Breaking bad news;why is still so difificult? Br Med J(Clin Res Ed). 1984;288(6430):1597-9.
2) Mager WM, Andrykowski MA. Communication in the cancer 'bad news' consultation;Patient perceptions and psychological adjustment. Psychooncology 2002;11(1):35-46.
3) Ishikawa H et al. Physician-patien communication and patient satisfaction in Japanese cancer consultations. Soc Sci Med 2002;55(2):301-11.
4) Tamblyn R et al. Physician scores on a national clinical skills examination as predictors of complaints to medical regulatory authorities. JAMA 2007;289(9):993-1001.
5) 中川 薫．患者アウトカムとの関連からみた医師患者間のコミュニケーションに関する文献的検討．保健医療社会学論集 2001；12：32-46.
6) Ramiresz AJ et al. Burnout and psychiatric disorder amang cancer clinicians. BrJ Cancer 1995;71(6):1263-9.
7) Fallowfield L et al. Communicating sad bad, and difficult news in medicine. Lancet 2004;363(9405):312-9.
8) 内富庸介・他（編）．がん患者におけるコミュニケーションスキル．医学書院；2007.
9) Fujimori M et al. Effect of communication skills training program for oncologists based on patient preferences for communication we receiving bad news;a randomized controlled trial. J Clin Oncol 2014;32(20):2166-72.

患者の行動変容に役立つ理論・技法

1 ストレスマネジメント
2 学習理論
3 変化ステージモデル（多理論統合モデル）
4 意思決定理論
5 認知行動療法
6 セルフモニタリング・刺激統制法・代替行動法
7 問題解決療法
8 動機付け面接
9 マインドフルネス
10 交流分析

患者の行動変容に役立つ理論・技法

1 ストレスマネジメント

Keyword
ストレッサー
ストレス反応
ストレスモデル
リラクセーション

POINT

- ストレッサーやストレス反応への気づきを促し，アプローチ法を考えていく手段として，ストレスモデルが有用である．

- ソーシャルサポートやストレスコーピングは，ストレッサーとストレス反応を介在する因子であり，これらは豊富であるほうが有利である．

- リラクセーション法は，身体的な緊張を緩和していくことを通じて，心身のリラックス状態を得るための技法である．

ストレスとは

　ストレスとはなにか．一般的には，自分たちにとって望ましくない状態を引き起こす要因をさすこともあれば，それによって引き起こされた望ましくない状態をさすこともあり，原因と結果の2つの意味合いで使用される．"ストレス"は，元来は物理学や工学の分野の用語で"物体に圧力を加えることで生じるゆがみ"を意味したが，カナダの生理学者のSelye[1]が"生体に影響を及ぼす外的刺激によって引き起こされる生体が示す反応"に対して用い，現在のストレスに対する概念が確立された．Selyeは，外的刺激をストレッサーとよび，それに対する生体の反応をストレスとよんだ．ただし，曖昧さを避けるために，ストレスをストレス反応とよぶことが多い．ストレス反応には，心理面(感情面)の反応，身体面(生理面)の反応，行動面の反応がある(**表1**)．ストレス反応に十分に対処できないでいると，メンタルヘルスの不調や，心身症につながる．

　我々が経験するストレッサーはさまざまに存在する．寒冷や高温，騒音などの物理的ストレッサー，酸素欠乏や有害な化学物質などの化学的ストレッサー，そして次にあげるよ

表1　ストレス反応の例

心理面	身体面	行動面
気分の落ち込み	動悸	怒りの爆発
不安	息切れ	引きこもり
興味・関心の低下	頭痛	場当たり的な反応
イライラ	肩こり	拒食または過食
無気力	体の節々の痛み	飲酒量や喫煙量の増加
否定的な考え	食欲低下	服薬行動の悪化
罪悪感	便秘・下痢	ストレス場面の回避行動
孤独感	不眠	ミスや事故の増加

堀江　武 Takeshi HORIE　東京大学医学部附属病院心療内科

うな心理・社会的ストレッサーである．HolmesとRahe[2]は，生活に大きな変化をもたらす出来事(life events：ライフイベント)がストレス性疾患の罹患率を予測できることを見出した．ライフイベントの例としては，家族の死，離婚，失業などがある．彼らは，これらライフイベントについてのマグニチュード(強度)を得点化した"社会的再適応評価尺度"を作成した．ここには一見肯定的に見える，結婚や進学もあげられている．

一方，LazarusとFolkman[3]は，多くの人が普段から経験する些細な出来事(daily hassles：日常の苛立ち事)が重要なストレッサーだと主張した．たとえば，満員電車での通勤，家事の負担，近所づきあいなどが含まれる．また，彼らは，ストレス反応に影響を与える要因として，出来事の個人的な意味合いに注目し，認知的評価やコーピング(対処行動)といった，個人差要因が大きいことを示した．ストレッサーに対し，その出来事が自分にとってどの程度脅威となるかの評価がなされ(一次的評価)，その状況下で，何ができるか，対処できるかといった対処可能性の評価がなされる(二次的評価)．つまり，個人がストレッサーをどのように理解し，どのように対処できると考えるかという認知的な要素がストレス反応に大きく関与している．そして，ストレッサーを解決するために，あるいはストレス反応を軽減させるために行われる，個人の認知的および行動上の努力のことをストレスコーピングとよぶ．また，これらの認知的評価やコーピングを支える資源として，ソーシャルサポートや社会的状況がある．これらの考えを総合的に理解するときに，ストレスモデル[4,5]が役立つ．

ソーシャルサポート

ソーシャルサポートとは，"個人を取り巻く人間関係から得られる，有形・無形の支援"[6]のことである．たとえば，家族や友人，職場の同僚などからのサポートのことであるが，具体的に援助してもらうことだけではなく，House[7]によれば次のようなものが含まれる．共感，安心，愛着，尊敬の提供といった情緒的サポート，サービスの提供や仕事の援助といった道具的サポート，問題解決の手助けや情報の提供といった情報的サポート，肯定的な評価の提供といった評価的サポートである．ソーシャルサポートの効果としては，高いストレスに対して健康度の低下を軽減すること(緩衝効果)と，ストレスの高さに関係なくストレスの影響を軽減すること(直接効果)が確認されている[8]．

ストレス対処行動(コーピング)

LazarusとFolkman[3]は，コーピングを，問題焦点型コーピング(problem-focused coping)と情動焦点型コーピング(emotion-focused coping)の2つに大きく分けている．前者は，ストレッサーとなっている状況や問題に働きかけ，それを直接解決する対処法であり，後者は，実際の状況を変化させるのではなく，ストレッサーがもたらす不快な感情を軽減させる対処法である．たとえば，問題の所在を明確化し情報収集を行い，解決策を考案・実行することは問題焦点型コーピングであるが，これがうまくいってストレッサーが根本的に解決すれば得られる効果も大きい．しかし現実的にはストレッサーが解決されるのは困難なことが多い．そのようなときに，リラクセーション法を試みたり，ストレス解消法をもっていたり，またはその状況をストレスと捉えるのではなく，自分の可能性を試す

チャンスと捉えるといった認知的な試みで，情動焦点型コーピングを用いる方が有効なことも多い．さまざまな状況に適応するためには，偏った対処様式に頼るのではなく，コーピングのレパートリーが豊富であることが重要である．

ストレスマネジメント

ストレスマネジメントには，ストレスへの備えと，ストレスを受けたときの対処の2段階がある．ストレスへの備えとしては，個人のレベルでは，普段から健康行動をとっておく[9]こと，レジリエンスを高めておく[10]こと，ソーシャルサポートおよびコーピングスキルを充実させておくことなどがあり，職場などの集団のレベルでは，職場環境の改善，メンタルヘルスに関する情報提供や予防プログラムの実施，相談窓口の設置などがある．平成27年12月から義務化されたストレスチェック制度は，労働者自身のストレスの状況への気づきを促し，メンタルヘルス不調になることを未然に防止すること（一次予防）をおもな目的としている．

次に，ストレスを受けたときの対処についてであるが，まず，その人自身がストレッサーやストレス反応に気づくことが重要である．そしてそれを軽減・解消していく手段を講じていく．ストレス反応を軽減させる方法はさまざまである[11,12]が，代表的なものとしては後述するリラクセーション法[13]がある．近年では，マインドフルネスやインターネットあるいはコンピュータを用いたプログラムも注目されている[12]．

臨床場面においては，医療者がストレスモデルを用いて病態仮説を作ることで，病態仮説を患者あるいは家族も含めて共有することができ，問題点を洗い出し，どこにアプローチしていけばよいかなどを整理することができる．以下に症例を提示して，評価・介入例を示す．これまでの診療経験をもとにしているが，本質を損なわない程度に脚色した架空の症例である．

症例

主訴：動悸，下痢．

職業：商社で営業職に携わる入社2年目の社員．同期社員のなかでも売上成績はよい方で，さらに成績を伸ばそうと，日々頑張っていた．ある日，課長から企画書の作成を頼まれた．期間は4週間．すばらしい企画書を作成して評価を上げようと，意気込んで取り掛かったものの，通常の業務を終えてからの企画書の作成は，容易なことではなく，作業は毎晩22時をまわり，終電で帰ることもあった．2週間目に入り，期日が迫るにつれて，間に合わないかもしれないという思いが出現し，しだいに焦りはじめた．やがて，出社前になると，動悸が現れるようになった．また，通勤途中に下痢の症状も現れるようになったため，朝食を抜くようになった．疲労感が強いものの，寝つくまで時間がかかり，ついには休暇が目立つようになってきた．

生育歴：九州のK県で出生．同胞2人中第1子（6つ下の妹がいる）．発達はとくに問題なし．中学から大学まで運動部に所属し，学業成績は上位にいた．明るい性格で友人も多かった．大学までK県ですごし，就職をきっかけに上京した．

生活歴：会社の寮で一人暮らし．通勤時間は片道45分．

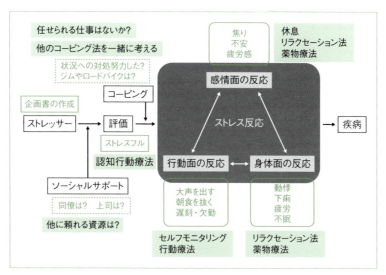

図1 ストレスマネジメントへのアプローチ法

飲酒：機会飲酒．
喫煙：非喫煙者．
趣味：ジム通い（週2回程度），ロードバイク（週末）．
既往歴：特記事項なし．

　これらをストレスモデルにあてはめていく．企画書の作成がストレッサーとなり，ストレスフル，"間に合わない！"といった認知的評価がなされている．ソーシャルサポートに関しては，一人暮らしということであるが，利用可能なサポートはないであろうか．家族との関係はどうであろうか．両親は距離が遠く，妹の大学受験で余裕のない状況である可能性もある．では，相談できる同僚や上司はどうであろうか．コーピングについてもまだまだ聴取すべき点が残されている．上司に相談したり同僚に手伝ってもらうなど，状況への対処努力はしたか．趣味であるジム通いやロードバイクは忙しさのためにできていないようだが，他にストレス解消法はないのであろうか．ストレス反応としては，心理面においては焦り，不安，疲労感が，身体面においては頭痛，疲労，不眠が，行動面においては大声を出す，朝食を抜く，遅刻・欠勤といったことが生じているのがわかる．このように整理していくことで，さらに聴取すべき点もはっきりしてくるし，アプローチ法の検討が可能となる（**図1**）．

　この症例のその後であるが，課題提出は今回は見送ることとし，有給休暇を使用し，2週間休暇をとることにした．休暇に入ってからは，下痢や不眠の症状は改善していき，規則正しい生活を送ることができた．2週間後，職場に復帰し，同じ部署でとくに問題なくすごしている．上司も，コミュニケーションをさらに取るようになった．また，今後の予防策として，ストレスマネジメントの心理教育を行い，リラクセーション法を指導した．

 リラクセーション法

　広い意味では，ソファーに座って心地いい音楽を聴いたり，温泉に浸かったりしてリ

表2 自律訓練法（標準練習）の言語公式

背景公式	安静練習	「気持ちが落ち着いている」
第1公式	四肢重感練習	「両腕・両脚が重たい」
第2公式	四肢温感練習	「両腕・両脚が温かい」

ラックスすることも含まれるであろうが，ここでは，身体的な緊張を緩和していくことを通じて，心身のリラックス状態を得るための技法について述べる．おもな技法としては，呼吸法，漸進的筋弛緩法[14]，自律訓練法[15]，バイオフィードバック法[16]などがある．ここでは，漸進的筋弛緩法と自律訓練法について簡単に紹介する．

1. 漸進的筋弛緩法

アメリカの生理心理学者Jacobsonにより体系化された技法で，ひとつひとつの部位の筋肉群の緊張と弛緩を繰り返し行い，それができれば次の筋肉群に移っていき，漸進的に全身の筋肉を弛緩させることにより身体のリラックスを導く．現在の実際の臨床場面においては，簡略化した方法で用いられている．著者の場合は，まず両手を5秒間強く握って緊張させた後，一気に手を開いて脱力させて，10秒間筋肉が弛緩する感覚を味わうということを，腕・肩・顔・肩甲骨周囲・脚全体の骨格筋でも順に行っていき，心身のリラックスを導いていくという方法を指導している．また，漸進的筋弛緩法は，さまざまな認知行動療法のモジュールとしても用いられている．

2. 自律訓練法

ドイツの精神科医Schultzが1932年に体系化した治療法で，わが国には1950年代に紹介された．心身医学の3本柱と位置づけられ，心身症の治療や再発防止に用いられている．セルフコントロール技法であり，リラクセーション反応が生じてくると，筋弛緩や皮膚温の上昇といった生理的変化が生じるという特徴をもつ．その効果は，①不安−緊張感，抑うつ気分，怒りの感情を低下させる，②自己受容や自己効力感を高め，自己認知を否定的なものから肯定的なものへ変化させる，③疲労感を軽減させる，④痛みに対する感受性を低下させる[17]などが報告されている．また，健常人の健康増進のためにも広く用いられており，学校教育における教育効果の促進，産業界におけるメンタルヘルス活動，創造性の開発などに活用されている[18]．"標準練習"（**表2**）が臨床場面でよく用いられるが，そのうち背景公式（安静練習），第1公式（重感練習），第2公式（温感練習）までを習得することで，十分なリラクセーション効果を得られるため，東大病院心療内科では，第2公式までを治療に取り入れている．これらの，言語公式とよばれる語句を心のなかで繰り返しながら公式に関連する身体部位にさりげなく注意を向ける（受動的注意集中）．練習の最後にはかならず"消去動作"といわれる動作を行う．すなわち，両手の開閉を繰り返し，次に両肘の屈伸を繰り返す．その後，大きく背伸びをして深呼吸をして，眼を開ける．これらを1日に2～3回行っていくことが重要である．自律訓練法は，それぞれの症例に応じて，薬物療法や他の心理療法と組み合わせて用いることができる．

文献

1) Selye H. The stress of life. McGraw-Hill;1956.

2) Holmes TH, Rahe RH. The social readjustment rating scale. J Psychosom Res 1967;11(2):213-8.
3) Lazarus RS, Folkman S. Stress, Appraisal, and Coping. Springer Pub Co;1984.
4) Hurrell JJ Jr, McLaney MA. Exposure to job stress--a new psychometric instrument. Scand J Work Environ Health 1988;14 Suppl 1:27-8.
5) Ice GH, James GD. Measuring Stress in Humans A Practical Guide for the Field. Cambridge University Press;2007.
6) Caplan G. Support Systems and Community Mental Health:Lectures on Concept Development. Behavioral Publications;1974.
7) House JS. Work stress and social support. Addison-Wesley Pub Co;1981.
8) Cohen S, Wills TA. Stress, social support, and the buffering hypothesis. Psychol Bull 1985;98(2):310-57.
9) Park CL, Iacocca MO. A stress and coping perspective on health behaviors:theoretical and methodological considerations. Anxiety Stress Coping 2014;27(2):123-37.
10) Bonanno GA. Loss, trauma, and human resilience:have we underestimated the human capacity to thrive after extremely aversive events? Am Psychol 2004;59(1):20-8.
11) Worthen M, Cash E. Stress Management. StatPearls Publishing;2018.
12) 土屋政雄．職場のストレス教育の利点とエビデンス．産業精神保健 2017；25(3)：155-9.
13) 富岡光直．リラクセーション法．心身医学 2017；57(10)：1025-31.
14) Jacobson E. Progressive relaxation. University of Chicago Press;1929.
15) Schutz JH. Das autogene Training(konzentrative Selbstentspannung)Versuch einer klinisch-praktischen Darstellung. G. Thieme;1932.
16) 端詰勝敬・他．バイオフォードバック療法の臨床応用．心身医学 2012；52(2)：126-33.
17) 岡　孝和, 小山　央．自律訓練法の心理生理的効果と，心身症に対する奏効機序．心身医学 2012；52(1)：25-31.
18) 佐々木雄二・他．自律訓練法．心身医学 1988；28(3)：229-36.

患者の行動変容に役立つ理論・技法

2 学習理論

Keyword
古典的条件付け
オペラント条件付け
モデリング
自己効力感(セルフ・エフィカシー)

POINT

- 学習とは, "経験によって生じる比較的永続的な行動の変化"である. 学習のメカニズムは学習理論として発展し, 今日の行動医学や精神医学の治療技法に応用されている.

- 代表的な学習理論として, 古典的条件付け, オペラント条件付け, モデリングがあり, さまざまな治療技法の理論的基盤となっている.

- ある結果を生み出すために必要な行動をどの程度うまく行うことができるかを認知することを自己効力感(セルフ・エフィカシー)といい, 慢性疾患のセルフケアにおいて重要性が報告されている.

学習理論とは

学習とは, "経験によって生じる比較的永続的な行動の変化"と定義される[1]. 動物や人間が学習を行うメカニズムは学習理論として発展し, 今日の行動医学や精神医学の治療技法に応用されている. 本稿では, 代表的な学習理論である古典的条件付け, オペラント条件付け, 社会的学習のうちモデリングと自己効力感(セルフ・エフィカシー)について概説する.

条件付け

1. 古典的条件付け[1]

我々はしばしば, "梅干を見ただけで唾液がでる"などのような経験をする. こういった現象を説明する学習理論が古典的条件付けである.

古典的条件付けは, 1900年代にロシアの生理学者 Ivan Pavlov がイヌの唾液腺の研究の過程で発見した学習であり, **図1**のようなモデルで説明される. 実際のパブロフの実験では, イヌにエサを与える前にメトロノームの音を聞かせることを繰り返した結果, イヌはメトロノームの音を聞いただけで唾液がでるようになった. すなわち, 生体に"無条件反応"(unconditioned response:UR)(唾液がでる)を引き起こすような刺激である"無条件刺激"(unconditioned stimulus:US)(エサ)と, もともとは反応を引き起こさない"中性刺激"(neutral stimulus:NS)(メトロノームの音)を何度も一緒に提示する(これを"対提示"とよぶ)と, NS を提示するだけでも UR が引き起こされるようになる. このときに誘発された反応を, "条件反応"(conditioned response:CR)(メトロノームの音を聞くだけで唾

山崎允宏 Tadahiro YAMAZAKI 東京大学医学部附属病院心療内科

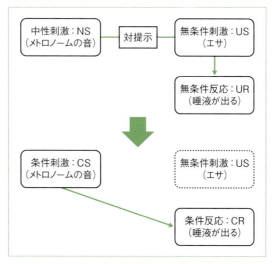

図1 古典的条件付け

液がでる)とよび，それを引き起こすようになった刺激を"条件刺激"(conditioned stimulus：CS)とよぶ．

古典的条件付けは，不安や恐怖などの情動反応に対しても形成されるため，パニック症や心的外傷後ストレス障害(post traumatic stress disorder：PTSD)，恐怖症等の病態の一部もこの条件付けによって説明できる．たとえば，パニック症において予期しないパニック発作が起きた場合，"また発作が起こるのではないか"という不安(予期不安)が生じることがある．このような場合，発作が起きた外的状況(例：混雑した電車やバス)や発作の初期の徴候(例：めまいや突然の動悸)によって形成された内的な状況によって，不安の条件付けが起こっていると考えられる[2]．

条件付けによって形成された反応や行動を消失または減弱させることを"消去"とよび，その手続きを"消去手続き"とよぶ．古典的条件付けの場合は，USの非存在下でCSが繰り返し提示された場合には，CRは消去される．この繰り返しCSを提示することを治療に応用したものが恐怖症に対する"曝露療法"である．また，もうひとつの消去手続きとして"逆条件付け"がある．この手続きでは，CSをまったく異なるUS/URと組み合わせ

---

column 系統的脱感作法[13,14]

系統的脱感作法は，南アフリカ共和国の精神科医Joseph Wolpeによって開発された古典的条件付けの逆条件付けの原理に基づいた心理療法である．この治療法は，人は不安を心理的・生理学的に抑制する弛緩(リラクセーション)の状態を獲得したうえで，不安や恐怖を引き起こす状況に徐々に接近することで，不適応的な不安を克服することができるという考えに基づいている．

系統的脱感作法は，不安階層表の作成，弛緩訓練，イメージ脱感作の3つの段階からなる．まず，患者は治療者と共同して通常10〜15項目からなる不安階層表を作成する．不安階層表とは，不安が増す順序に従って状況を階層的に記載した一覧表である．次に，不安の心理的・生理学的効果と反対の効果をもたらす漸進的筋弛緩法等のリラクセーション法の訓練を行う(リラクセーション法に関しては【患者の行動変容に役立つ理論・技法】「3．ストレスマネジメント(リラクセーション法を含む)」の項を参照)．そのうえで，不安階層表の不安の低い項目よりイメージ想起を段階的に行い，脱感作を行っていく．

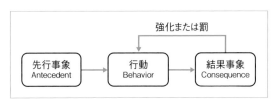

図 2　オペラント条件付け[3]

る．逆条件付けは，不安の対象(CS)への曝露にリラクセーション法(US/UR)を併用する系統的脱感作法の理論的基礎となっている[2](column 参照).

2. オペラント条件付け[1,3-5]

　オペラント条件付けは，Burrhus Skinner が発展させた学習のプロセスであり，古典的条件付けとは異なり自発的な行動を伴うものである．オペラント条件付けは図2のようなモデルで示される．行動が生起する前の環境条件を"先行事象"，行動の後に起こった環境条件の変化を"結果事象"という．学習者が行動に続いてどのような結果事象を経験するかによって，自発的な行動の頻度が変化するのである．このオペラント条件付けの基本的な3つの要素を"三項随伴性"という．

　行動に続く結果事象によって，その後の行動の頻度が変化(増加または減少)するとき，その結果事象を"強化子"という．ある結果事象により行動の発生頻度が増大するとき，その結果事象は学習者にとって"好ましい環境変化"だと考えられる．好ましい環境変化には二種類が考えられ，ひとつは好ましい環境変化が出現する場合，もうひとつは好ましくない環境変化が消失する場合である．前者のようにある結果事象が提示されることによって行動の出現頻度が増大するとき，その結果事象を"正の強化子"という．また後者のようにある結果事象が除去されることによって，その後の行動の出現頻度が増大するとき，その結果事象を"負の強化子"という．強化子が行動の発生頻度を増大する機能を"強化"というが，正の強化子を提示することを"正の強化"，負の強化子を提示することを"負の強化"という．また，結果事象が行動の発生頻度を減少させる場合，その結果事象は"好ましくない環境変化"と考えられる．好ましくない環境変化も二種類考えられ，ひとつは好ましくない環境変化が出現すること，もうひとつは好ましい環境変化が消失することである．このように，負の強化子を提示することを"正の罰"，正の強化子を除去することを"負の罰"という．オペラント条件付けにおいても消去手続きが存在する．オペラント条件付けにおいて，正の強化子を呈示しないと，自発的な行動がしだいに減少し条件付け前の水準に戻る．ただし，消去手続きを行うと，一時的にその行動の生起頻度と強度が増大する現象が生じる．この現象を"消去バースト"という．

　強化子はその性質から，"物理的強化子""心理的強化子""社会的強化子"に分類することができる．物理的強化子は，食物や金銭などの物質的な強化子である．心理的強化子には，治療に対する達成感や満足感，快感などがある．社会的強化子には，周囲からの賞賛や承認などがあげられる．臨床の場面では，治療者は患者の努力を認めたり，一緒に喜んだりすることで，患者に社会的強化子を与えることができる．

　Skinner[6]は，レバーを押すとエサがでる仕組みの装置を設置した箱のなかに，空腹の

表 1 神経性やせ症患者に対する行動療法プログラムの一例

体重	安静度	胃管	面会	入浴	パソコン	電話	メール(携帯)	その他
31.0 kg 未満	床上安静	あり	不可	洗髪不可	不可	不可	不可	食後1時間 ベッド上安静
31.0 kg 以上 31.5 kg 未満	室内フリー	原則なし	不可	洗髪フリー	1日30分	不可	不可	室外洗髪台 洗濯可能
31.5 kg 以上 32.0 kg 未満	室内フリー	原則なし	不可	シャワー (木)	1日1時間	不可	1日30分	室外洗髪台 洗濯可能
32.0 kg 以上 32.5 kg 未満	棟内制限	原則なし	不可	シャワー (火)(金)	1日2時間	不可	1日1時間	室外洗髪台 洗濯可能
32.5 kg 以上 33.0 kg 未満	棟内フリー	原則なし	家族のみ	シャワー (月)(水)(金)	1日3時間	1日1回	1日1時間半	室外洗髪台 洗濯可能
33.0 kg 以上 33.5 kg 未満	棟内フリー	原則なし	家族のみ	シャワー (月)(水) (金)(日)	1日4時間	1日2回	1日2時間	室外洗髪台 洗濯可能 巡回売店利用可能
33.5 kg 以上 34.0 kg 未満	院内フリー	原則なし	フリー	フリー	フリー	フリー	1日3時間	1F 売店利用可能
34.0 kg 以上	外出可	原則なし	フリー	フリー	フリー	フリー	フリー	2F 売店利用可能 2週連続クリアで退院

ラットを入れ，その行動を観察した．その結果，ラットは偶然レバーに触れエサがもらえるという経験を繰り返しているうちに，"レバーを押せばエサがもらえる"ということを学習し，レバーを押す回数が増加することを発見した．すなわち，この場合エサという"正の強化子"により，レバーを押すという"行動"の頻度が増大された"正の強化"が起こったということになる．

オペラント条件付けを利用した治療に，神経性やせ症の患者に対する行動療法がある[7]．当科で用いている行動療法プログラムの行動制限表の一例を**表1**に示す．事前にプログラムについて患者に説明し同意を得たうえで，行動制限表を患者と共同で作成する．設定された目標体重に達成すると行動制限表に示された制限が解除される．行動制限の解除を強化子とし，体重回復のための食事摂取という行動の頻度の増大という正の強化を期待する治療であるが，治療者から与えられる承認や称賛といった社会的強化子が重要であることも忘れてはならない．

3. モデリング[1,8,9]

前述したように，学習とは繰り返し経験することによって得られる行動の変容をさすが，その経験は2つに大別することができる．ひとつは，学習者自身が試行錯誤を重ね，体験することであり，これを"直接経験"という．これまで述べた古典的条件付けとオペラント条件付けでは，直接経験が重要な意味をもつ．もうひとつは，他者の行動やその結果を見ることであり，これを"代理経験"という．代理経験による学習において，この他者を"モデル"といい，学習者の行動はモデルの行動を観察したり真似したりすることで変化する．このような学習を"モデリング"という．モデルの行動を観察した結果，モデルと同じ行動をするようになることを模倣といい，このような学習を"模倣学習"という．一方モデルの行動に対する強化や罰が学習者の行動に影響を及ぼすこともあり，これを"代理強化""代理罰"という．また，モデルが罰を受けているところを観察すると，学習者の模倣行動が減少するだけではなく，罰を受けないまったく異なる行動をとることもあ

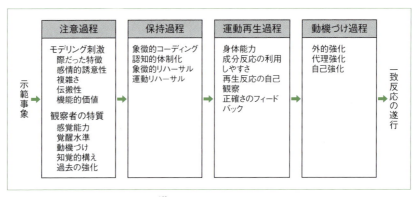

図 3 Bandura の社会的学習理論[15]

る．このように，モデルの行動と結果を観察することで，その行動を模倣したり，その行動をしなくなったり，異なる行動をしたりすることを含めて"観察学習"という．

カナダの心理学者 Albert Bandura は，観察学習の成立過程において，伝統的な刺激と反応に限定された理論ではなく，その認知過程の重要性を説いた．Bandura はその成立過程を4つのプロセスで説明し，これを"社会的学習理論"と称した（**図3**）．観察学習が成立するには，はじめに学習者がモデルの行動やその結果を見る必要があり，これを"注意過程"とよぶ．次に，学習者は観察して得た情報を記憶に保持する必要がある．これを"保持過程"という．そして，観察学習したものを実際に使用する段階では，保持されたモデルの行動が再生される必要があり，これを"運動再生過程"とよぶ．ただし，観察学習されたものがこのように再現されるのは，その行動がなんらかの強化をもたらすという予期が必要であり，これを"動機づけ過程"という．Bandura の社会的学習理論は，今日広く用いられている社会技能訓練や認知行動療法などの理論的基盤となっている．

4．自己効力感（セルフ・エフィカシー）[10]

Bandura は人間の行動を決定する要因には，先行要因，結果要因，認知要因の3つがあり，行動の先行要因として予期機能を重視した．そして，その予期機能には"結果予期"と"効力予期"の2つがあるとした（**図4**）．結果予期は，ある行動がどのような結果を生み出すかという予期である．効力予期は，ある結果を生み出すために必要な行動をどの程度うまく行うことができるかという予期である．自分がどの程度の効力予期をもっているかを認知したとき，"自己効力感（セルフ・エフィカシー）"があるという．また，Bandura によると，自己効力感は自然発生的に生じるものではなく，以下の4つの情報源を通じて個人が自ら作り出したり高めたりするものであると考えられている．具体的には，①遂行行動の達成：自分で実際に行い，成功体験をもつこと．②代理的経験：うまくやっている他人の行動を観察すること．③言語的説得：自己強化や他者からの説得的な指示を受けること．④情動的喚起：生理的な反応の変化を体験してみること，の4つである．

自己効力感はとくにセルフケアが重要な意味をもつ生活習慣病を含む慢性疾患においてその重要性が報告されている．Nakahara ら[11] が行った2型糖尿病患者におけるベースラインの心理社会的因子とHbA1cの関連に関する研究では，自己効力感はアドヒアランスを強化し，アドヒアランスはHbA1cの改善と関連していた．オーストラリアの関節リウマチ

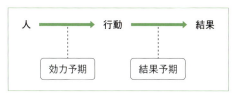

図 4　効力予期と結果予期の関係

患者を対象とした研究では，高い自己効力感が良好な健康状態と医療コストの低さと関連していたと報告されている[12]．

文献

1) 大月　友．行動心理学における学習理論．日本行動医学会編．行動医学テキスト．中外医学社；2015．p.102-6．
2) 井上令一監修．学習理論．カプラン臨床精神医学テキスト第3版．メディカル・サイエンス・インターナショナル；2016．p.114-26．
3) 山内光哉，春木　豊．第2章 オペラント条件づけの基礎．グラフィック学習心理学 行動と認知．サイエンス社；2001．p.43-92．
4) 実森正子，中島定彦．7章 オペラント条件付け2：強化・消去と罰・強化スケジュール．学習の心理―行動のメカニズムを探る．サイエンス社；2000．p.109-30．
5) 足達淑子．やる気を引き出す生活支援．理学療法学 2014；41：486-91．
6) Skinner BF. Two types of conditioned reflex and a pseudo type. J Gen Psychol 1935;12:66-77.
7) 有村達之．心身症への適用．下山晴彦編．認知行動療法を学ぶ．金剛出版；2011．p.288-303．
8) 実森正子，中島定彦．9章 概念学習・観察学習・問題解決．学習の心理―行動のメカニズムを探る．サイエンス社；2000．p.151-170．
9) 山内光哉，春木　豊．第4章 社会的学習．グラフィック学習心理学 行動と認知．サイエンス社；2001．p.125-48．
10) 坂野雄二．第5章 セルフ・エフィカシーと行動変容．認知行動療法．日本評論社；1995．p.49-60．
11) Nakahara R et al. Prospective study on influence of psychosocial factors on glycemic control in Japanese patients with type 2 diabetes. Psychosomatics 2006;47(3):240-6.
12) Cross MJ et al. Patient self-efficacy and health locus of control:relationships with health status and arthritis-related expenditure. Rheumatology(Oxford)2006;45(1):92-6.
13) 井上令一監修．28.8 行動療法 系統的脱感作．カプラン臨床精神医学テキスト第3版．メディカル・サイエンス・インターナショナル；2016．p.987．
14) 神村栄一．段階的曝露療法Ⅲ系統的脱感作．下山晴彦編．認知行動療法を学ぶ．金剛出版；2011．p.112-9．
15) アルバート・バンデュラ．原野広太郎・福島脩美訳．モデリングの心理学―観察学習の理論と方法．金子書房；1975．

3 変化ステージモデル
（多理論統合モデル）

Keyword
変化ステージ
変化プロセス
決断バランス
自己効力感

POINT

- 健康行動の獲得は，前熟考期・熟考期・準備期・行動期（実行期）・維持期という5つの変化ステージに基づき進行する．

- ステージの移動は一方向的ではなく，螺旋階段状につねに行きつ戻りつする．またステージごとに最も適切な援助・介入法がある．

- 保健指導や療養指導に際しては，食生活や運動，禁煙などそれぞれの行動に関する変化ステージを見極め，各ステージに適した介入を行うことが重要である．

はじめに

変化ステージモデルは，正式には"多理論統合モデル"（transtheoretical model：TTM）とよばれる[1,2]．わが国でも禁煙指導をはじめ，特定保健指導や糖尿病療養指導に従事する者の必修知識として紹介されている．しかし，"前熟考期"や"熟考期"などの用語は知っていても，実際の診療や栄養相談などの場面ではまだ十分に活用できていないこともあるのではないであろうか．本稿では，変化ステージモデルについて改めて概説し，患者の行動変容を支援するためにどう活用すべきか考えてみたい．

変化ステージモデルの成り立ち[3]

1. 歴史的背景

1970年代，すでにアメリカでは数百種類にのぼる心理療法の理論と技法があり，問題行動の治療が行われていた．多くの心理療法は，人がいかに変わることができるかよりも，なぜ変わらないのか，おもにパーソナリティーや精神病理に焦点を当てようとするものであった．そのような状況のなかでProchaskaら[1]は，むしろ人がどのように変わるのか，どのような支援（技法）があれば変われるのか，さまざまな理論や技法に共通する本質的な要因が何かに着目した．

2. 変化プロセスの抽出

まず彼らは，禁煙やアルコール依存症[4]の治療などに関する研究から，自ら行動を変えた人と，専門的支援を受けて行動を変えた人の行動変容の過程を比較検討した．その結果，いずれの場合も，問題行動に対する考え方や感情が変わる過程と，行動そのものが変わっていく過程があることが明らかとなった．技法としては，それぞれ認知的技法と行動学的技法に対応する．彼らはこれらを10の変化のプロセス（process of change）として抽出した（**表1**）．

大橋　健 Ken OHASHI　国立がん研究センター中央病院総合内科・歯科・がん救急科

表1 変化プロセス[1-3]

		認知的技法	
1	意識の高揚 Consciousness raising	問題を意識化すること 意識を高めること	
2	感情的体験（劇的救済） Dramatic relief	問題についての感情を明らかにする 体験する	
3	環境の再評価 Environmental reevaluation	問題が周りの人や環境に与える影響を考える	
4	自己再評価 Self-reevaluation	問題と自分との関係を見直す	
5	社会的解放 Social liberation	問題行動についての社会的基準を認識する	
		行動学的技法	
6	自己解放 Self-liberation	変化を決断する	
7	拮抗条件づけ Counterconditioning	問題行動に代わる健康行動や考え方をとる	
8	刺激制御 Stimulus control	問題行動の引き金を避ける	
9	行動強化マネジメント Reinforce management	行動できたことに報酬を与える	
10	援助関係 Helping relationship	他者の力を借りる	

3. 変化ステージの発見

変化のプロセスについて検討を重ねるなかでProchaskaらは，これらのプロセスは個々に独立したものではなく，なんらかの順序，すなわち行動が変化していく時間軸があるのではないかと推定した．これまでの理論では，どのような技法を用いれば行動変容が起こるかについて提唱されているものの，いつ変化が起こるのか，また人がどのように変化していくのかについては言及されていなかったのである．そこで彼らは時間軸を"行動を決断するまで""行動変容が起こる段階""維持の段階"の3つに分け，各段階における10のプロセスの使用頻度を調査してみた．すると，思考や感情に関する認知的技法は決断の段

---

column　"precontemplation"は"前熟考期"か"無関心期"か

変化ステージのprecontemplationとcontemplationについては，それぞれ"無関心期""関心期"と翻訳される場合がある．本モデルの普及と糖尿病診療への適用に尽力された石井　均先生（奈良県立医科大学）との対談のなかで，Prochaska博士はこの用語について次のように述べている[5]．

「最初の段階（ステージ）をなんと名づけるかについては悩みました．たとえばnot compliant（非遵守）やunmotivated（動機なし）も考えましたが，それらに対してprecontemplationは次の段階に進む可能性（pre-）を感じます．また，その段階の人を変化過程の一部に組み込む言葉だと思います．患者のなかにはやる気を失うとか，悲しくて行動開始を拒否することもあります．precontemplationという用語は，このような患者を除外するのではなく変化過程のなかに包含することができるわけです」

これらの用語は本モデルにおいてはじめて使用されたものであり，上記のような提唱者の思いとpre-という接頭辞の翻訳の正確性を踏まえ，石井先生は"前熟考期""熟考期"という用語を推奨しておられる．著者もこれに賛同し，本稿では"前熟考期""熟考期"とした．

階までによく用いられ，行動学的技法は行動変容が起こる段階から維持期に使用されていることが証明されたのである．

　彼らはこの時間軸を変化ステージ（stages of change）と命名した．健康行動には心の準備状態（readiness）や実践の程度に応じて異なる変化ステージがあり，それぞれのステージに応じた望ましい介入技法（変化プロセス）があることが明らかとなったのである．変化ステージという概念こそ，これまでのさまざまな心理療法の理論や技法を統合する重要な要素であった．原語の"transtheoretical"とは，"trans"（〜を横断する，超える）＋"theory"（理論）からなる造語で，"多理論横断的"あるいは"個々の理論の違いを超えた"という意味合いである．数多くの心理療法から健康行動獲得に有効な方法を抽出し，整理したものなので，"多理論統合モデル"と名づけられた[2]．

変化ステージモデルの意義

　現在までに本モデルは，禁煙や薬物中毒[5]の治療をはじめ，健康的な食生活[6]や運動[7]，糖尿病の自己管理[8]，がん検診の受診勧奨，性感染症予防[9]など，さまざまな健康行動に適用できることが示されている．

　本モデルがもたらした臨床的意義は，行動変容を単なるイベントではなくプロセスとして考えられるようになったことである．すなわち，"変わる"のか"変わらない"のかという二元論ではなく，変化ステージという時間的に連続したプロセスのなかで，まだスタート地点なのか，中間地点なのか，あるいはもうゴールが近いのか，のようにとらえることができる．

　たとえば，従来は食事療法を"守れる人"と"守れない人"あるいは"できる人"と"できない人"に分ける考え方が主流であった．ともすれば現在でもわれわれ医療者はそのようなとらえ方をしがちかもしれない．このような考え方は"コンプライアンス不良""病識不十分"といった患者へのレッテルにつながりやすいと同時に，"今すぐに変えさせなければ""私が変えてあげなければ"という医療者側のプレッシャーを高め，かえって患者の心に抵抗感や反発を生む要因となる．さらには医療者側の燃え尽きも助長しかねない．

　これに対して変化ステージの考え方では，ステージの違いこそあれ，すべての人が変化のプロセスのなかにあり，誰もが変われる可能性を秘めていることになる．"変われない人"ではなく，"今はまだ変わらない理由がある人"ととらえるのである．同時に，連続したプロセスだからこそ，行動変容は一方通行あるいは直線的ではなく，むしろ螺旋階段のように行きつ戻りつするものであることも教えてくれる．"言うことを聞いてくれない"と思っていた患者が，ふとしたきっかけで熱心に食事療法に取り組むようになったり，"まじめ"だったはずの患者の食事療法が急に乱れてしまったりすることは，日頃よく経験することである．

　変化ステージの考え方は，行動変容がどのように起こるか，楽観的で現実的な見方を提供してくれるものであり，患者自身の準備状態に合わせた，より患者中心のアプローチといえよう．

変化ステージモデルの4つの要素

本モデルでは，①変化ステージ，②変化プロセス，③決断バランス(decisional balance：Pros and Cons)，および④自己効力感(self-efficacy)の4つの要素が重要である．変化ステージに応じた適切な変化プロセスが起こると，決断バランスが変化し，さらに自己効力感が高くなるほど行動変容の可能性が高まる．さらに，行動変容が成功するほど自己効力感が高まる．

ステージは，人が"いつ変わるか"，プロセスは"どうすれば変わるか"，決断バランスは"なぜ変わるかという重要性"，そして自己効力感は"変わることができるという自信あるいは能力"と考えることができる．

5つの変化ステージ

本モデルでは，5段階の変化ステージがまとめられた．すなわち，①前熟考期 precontemplation(行動変容をまったく考えていない)，②熟考期 contemplation(考え方に変化はあるが，まだ行動変容はない)，③準備期 preparation(すぐにはじめるつもりがあるか，少し始めている)，④行動期(実行期) action(望ましい行動が開始されている．6カ月未満)，⑤維持期 maintenance(望ましい行動が6カ月以上続いている)の5つのステージである．

保健指導や療養指導に際しては，食生活や運動，禁煙などそれぞれの行動に関する変化ステージを見極め，各ステージに適した介入を行うことが重要である．

各変化ステージの特徴と介入方法

では，各ステージの特徴と，それぞれに対する適切な介入法について，おもに糖尿病の自己管理を例に考えてみたい．

1．前熟考期

＜特　徴＞

問題の存在や，行動変容の必要性を認識していない段階．否定的な発言が多い．医療者にとっては"病識がない患者"であり，しばしば"困難症例"とされる．

> (例)「血糖値は高いが，どこも具合は悪くない」
>   「好きなものを食べられないなら，死んだ方がましだ」

一方，問題の存在や病気を認めたくない"否認"や"逃避"，さらには"うつ状態"による意欲低下や"燃え尽き"によってもこの段階にとどまる場合がある．前熟考期には無関心だけではなく，多様な心理状態が内包されていることに注意したい(column 参照)．

> (例)「たまたま今回の血糖値が高かっただけで，まだ糖尿病ではない」
>   「あんなにがんばったのにちっともよくならない．自分にはもう無理だ」

＜対　応＞

前熟考期にある患者にいきなり食事療法の具体的な方法を説明しても，聴く耳をもたない．むしろ「そんなことはできない」「やるつもりはない」と患者の反発や抵抗を促し，その後の治療関係に悪影響をもたらす．"すぐにでも患者の行動を変えさせたい"という医療

者側の思いにブレーキをかけることが，長期的には患者の行動変容を促進することになる．

この段階では，医療者側から説得したり警告したりするのではなく，本人の率直な考えや気持ちを聴くことが有効である．食べることに対する思いや，食事を制限されることへの抵抗やつらさが語られれば，自身の発言が内省を促し，問題に対する気づきや関心につながる可能性がある．患者の語りに対して評価や非難をせずに（non-judgmental），耳を傾けることが重要である．

また，進行した糖尿病合併症を有する患者から話を聞いて心が揺さぶられるなどの感情的体験が行動変容のきっかけになることもある．ただし，これはいわゆる"医学的脅し"とは異なることに注意したい．

2. 熟考期

＜特　徴＞

問題に対する認識が高まり，行動変容を考えはじめるステージである．しかし，わかってはいるのだが，まだできない，やりたくない，迷っている，あるいは先延ばししている段階．行動変容の必要性やメリットを感じつつも，そのデメリットや，現状維持のメリットも強く感じている状態．医療者側には，"言い訳"が多いと感じられる．

> （例）「間食が悪いのはわかっています．でも，間食しないのもストレスで……」
> 「運動しなければいけないのはよくわかるのですが，時間がなくて」

＜対　応＞

迷い出したことは大きな前進である．患者が感じているアンビバレンス（両価性：やりたい気持ちとやりたくない気持ちが併存している状態）を尊重する．「いつまでも言い訳していないではじめたらどうですか？」のような関わりは避けるべきである．一方で，熟考期は慢性化しやすく，長期にわたることもしばしばである（chronic contemplator）．

この段階では，行動変容に対する肯定的側面（利益：Pros）と，否定的側面（障害・不利益：Cons）を明らかにし，それらを患者自身が比較検討できるよう支援する．大切なことは，あくまで患者自身にとっての個別的な理由であり，一般的な，あるいは医学的な理由ではない．ProsとConsを対比した決断バランスシート（表2）を一緒に作成してみるとよい．これによって患者自身の考えが整理され，漠然とした抵抗感の内容が明らかになる．

また，いわゆるスモール・ステップ法で成功体験を積み重ね自己効力感を高めることや，家族や他の患者の力を借りることも有効である．

表2　糖尿病の食事療法に関する決断バランスシートの1例

肯定的意見：Pros	否定的意見：Cons
1．血糖値が改善する	1．空腹感が強い
2．体重が減る	2．元気が出なくなる
3．症状がよくなる	3．我慢するとストレスがたまる
4．実践できたときの満足感や達成感	4．皆と同じように食べられない
5．合併症が遠のく	5．……

3. 準備期

＜特　徴＞

現在はまだ望ましい行動を行っていないが，方法を学べば，すぐにでも（1カ月以内に）はじめるつもりがある状態．行動をはじめる決心ができた状態である．不十分ながらも自分なりの行動変容がみられる場合も含まれる．行動変容の Pros が Cons を上まわった段階ではあるが，本当にできるかどうかまだ自信がなく，失敗するかもしれないという不安もある．また，実際に失敗することも多く，「やはりだめか……」と容易に後戻りしてしまう可能性がある．

> （例）「教わったとおりに，とにかくがんばってみます」
>   「週に1日だけですけど，休肝日を作ることにしました」

＜対　応＞

より望ましい本格的な行動変容に至るためには何が必要か，どのような方法があるか，具体的な課題や行動目標を明らかにしていく時期である．いきなり理想的な目標をめざすのではなく，現実的な目標設定をする．また，この時点での患者の取り組みは，医療者から見ると取るに足りないものと感じられることも少なくないが，わずかな行動変容であっても過小評価しないことがポイントである．「いつやるか？　今でしょ」のようなやりとりは準備期でこそ有効であり，具体的な開始日を一緒に設定するのもよい．

4. 行動期（実行期）

＜特　徴＞

望ましい行動に取り組むことができており，具体的な行動が話にでる．しかし，その行動を始めて6カ月以内で，まだ定着したとはいえない時期．必要な技術や知識を習得し，最も意欲が高まっている段階だが，同時にやり続けることができるかという不安も大きい．

> （例）「腹八分目を続けていますが，案外苦にならなくなってきました」
>   「毎日食事記録をつけて食べすぎないようにしています」

＜対　応＞

この時点で医療者が安心しないこと．実際に行動するようになったからこそ体験する問題や誘惑，ストレスがある．行動期こそ後戻りが起こりやすい時期でもあり，後戻り（再発）しやすい状況を想定した再発予防訓練や，勧められたおやつを断る練習（社会技術訓練）などを考慮する．

5. 維持期

＜特　徴＞

望ましい行動を6カ月以上続けることができており，習慣として定着してきた段階である．健康行動の効果が実感でき，続ける自信も高まっているが，それでも後戻りのリスクはある．

> （例）「余計なお菓子はもう買わなくなりました」
>   「食べすぎたときは次の日に調整したり，余分に歩くようにしています」

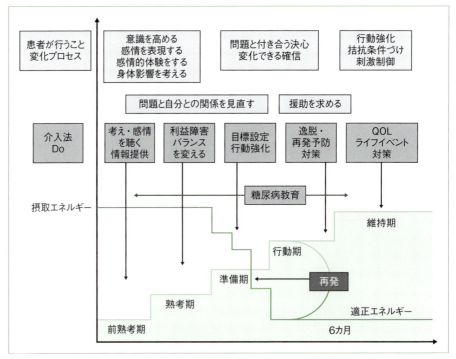

図 1 変化ステージと変化プロセスおよび介入法[1,3)]

<対 応>

患者自身も医療者も"もう大丈夫"と油断しがちであるが，マンネリに陥らない注意が必要である．なかには継続しなければいけないと思うあまり，QOLを損ねているケースもあるかもしれない．また，配偶者との死別など重大なライフイベントが後戻りのきっかけとなることもある．ねぎらいや承認の言葉で行動を強化するとともに，行動期と同様，再発を想定した再発予防訓練や，問題解決技術の訓練を継続する．他の健康行動にも目を配る．

最後に，変化ステージと対応する変化プロセスおよび介入法について，食事療法による摂取エネルギーの適正化をモデルに**図1**にまとめた．

逸脱と再発

変化ステージモデルにおいては，行動変容の過程は一方通行ではなく，前熟考期以外のすべてのステージにおいて後戻りが起こりうる．したがって，変化ステージを用いた支援においては，ステージを前に進めることだけでなく，後戻りをできるだけ防ぐことも大切で，とくに行動期においてそれが重要なことは上述のとおりである．

この後戻りについては，逸脱 lapse と再発 relapse がある．逸脱とは，一度だけ問題行動が起こること（例：禁煙中に1本だけ吸ってしまう）である．これに対して再発とは，問題行動が元のレベルに戻ってしまうこと（例：喫煙を再開してしまう）である．逸脱が起こったときは，そのまま再発に陥るか，立て直して望ましい行動の維持ができるかの大きな分岐点となる．したがって，行動変容支援においては，再発することをむしろ前提に，高危

険度状況をあらかじめ同定して対処法を訓練しておくことが重要といえる．

おわりに

わが国でも変化ステージモデルが普及する一方で，「あの患者は前熟考期だからしかたない」といったコメントも聞かれるようになった．これでは"病識がない"と決めつけているのと同じことである．本来このモデルは，"前熟考期なら前熟考期なりの関わり方がある"ことを明らかにし，医療者の対応の選択肢の幅を広げてくれるものである．同時に，患者の変化ステージにそぐわない対応は反発や抵抗につながり，医療者がいわゆる"困難症例"を作りだす可能性があるということも銘記しておきたい．

文献

1) Prochaska JO et al. In search of how people change. Application to addictive behaviors. Am Psychol 1992;47(9):1102-14.
2) Prochaska JO and Velicer WF. The transtheoretical model of health behavior change. Am J Health Promot 1997;12(1):38-48.
3) 石井 均．糖尿病医療学入門 こころと行動のガイドブック．医学書院；2011．p.92-158．
4) DiClemente CC and Hughes SO. Stages of change profiles in outpatient alcoholism treatment. J Subst Abuse 1990;2(2):217-35.
5) Carney MM and Kivlahan DR. Motivational subtypes among veterans seeking substance abuse treatment:Profiles based on stages of change. Pshychology of Addictive Behaviors 1995;9:1135-42.
6) Glanz K et al. Stages of change in adopting healthy diets:Fat, fiber, and correlates of nutrient intake. Health Educ Q 1994;21(4):499-519.
7) Marcus BH et al. The stages and processes of exercise adoption and maintenance in a worksite sample. Health Psychol 1992;11(6):386-95.
8) Jones H et al. Changes in diabetes self-care behaviors make a difference in glycemic control:the Diabetes Stages of Change(DiSC)study. Diabetes Care 2003;26(3):732-7.
9) Prochaska JO et al. Stages of change and decisional balance for 12 problem behaviors. Health Psychol 1994;13(1):39-46.
10) 石井 均，津田 彰．医療者にとって「多理論統合モデル（変化ステージモデル）」とは何か―Prochaska JO 先生に聞く．糖尿病診療マスター 2007；5(2)：181-92．

4 意思決定理論

Keyword
意思決定
限定合理性
損失回避
フレーミング
ナッジ

POINT

- 医療における意思決定においては"患者は合理的な存在であり，正しい情報を提供すれば合理的な意思決定を行うことができる"という医療者側のもつ前提を修正することが必要である．

- 患者と医療者それぞれの意思決定にはさまざまなバイアスが影響する．患者の意思決定にとくに影響するのは損失回避であり，医療者には利用可能性バイアスや現在バイアスといったバイアスが影響する．

- 患者にとって望ましい治療方針を明確に示すような"ナッジ"に基づきつつ，患者のバイアスを考慮したフレームや参照点の移動を念頭においたコミュニケーションを行う．その際，自らのバイアスを可能なかぎりコントロールする．

はじめに

　意思決定とは，人がなにをするかを決めることである．しかし，意思決定にはレベルがあり，治療方針を決めたり，終末期をどこで過ごすかを決めるといったような大きなレベルの意思決定から，夕食になにを食べるかを決めるような小さいレベルの意思決定もある．また，"○○したい"という自分自身の欲求に基づく意思決定と，提示された2つの選択肢のうち一つを選ぶような意思決定もある．また，意思決定は，個人により異なる"決める力"の影響を大きく受ける．"意思決定能力"というと，狭義では認知機能障害の影響などの意思決定能力を指すことが多いが，実際の意思決定には，社会的・職業的背景のなかで育まれた心理社会的スキルを含むものである．たとえば，組織のなかで物事を決める仕事をしてきた人は，意思決定の過程を言語したり，他人からのチェックを受ける機会を多くもつために，比較的合理的な意思決定が可能である．しかし，そのような経験をもっていても，自分が病気になったときに，仕事に関してできていた合理的な意思決定の方法を自分の病気の治療の意思決定に応用できるとは限らない．

　現在の医療における意思決定は，生命倫理の4原則のひとつである自律の尊重[1]に基づき，自己決定が尊重される．そのため正しい医療情報のインプットと患者の自己決定によるインフォームドコンセントが必要とされるが，日々の臨床においては，医療者が"正しい情報"を患者に繰り返し伝えたのにもかかわらず，患者がそれを理解できないために決められなかったり，医療者から見ると合理的でない意思決定をする患者と出会ったりすることがしばしばある．これは意思決定に関する心理学と経済学の融合領域である行動経済学における限定合理性という概念から説明することができる．

平井　啓　Kei HIRAI　大阪大学大学院人間科学研究科

限定合理性

　伝統的経済学では，人びとは得られる情報をすべて用いて合理的な意思決定をすると考えられた．しかし実際には，人びとは目の前の問題に対して，直感やその場の感情に影響された非合理的な意思決定をしてしまう．そのような"人が判断を下す際の，非合理的な思考の枠組み"を解き明かしてきたのが行動経済学である．行動経済学における限定合理性とは，合理性は一定の条件が整ったときにのみしか働かないと考える．医療現場における合理的な意思決定のための条件とは，前述のように患者の"決める力"が高く，意思決定に影響を与える患者側のバイアスと医療者側のバイアスが存在しないことであると考えられる．現実的には，患者に決める力が十分にあったとしても，患者にも医療者側にもまったくバイアスがかからないことはほとんど考えられないため，ほとんどの意思決定は限定合理性を前提として考えたほうがよいと考えられる．患者と医療者双方に生じる典型的なバイアスをあらかじめ理解しておくことが重要である．とくに医療者は，正確な医学情報さえ与えられれば，患者は合理的な意思決定ができるという前提で患者に情報を与えていると考えられる[2]．まずは，医療者それぞれが日々の臨床でこのような合理性を前提としたコミュニケーションを行っていないかを確認することが重要である．

 損失回避

　医療における意思決定に関して，患者と医療者の双方に強いバイアスを生じさせる行動経済学的概念として，KahnemanとTverskyのプロスペクト理論[3]における"損失回避"とよばれるものがある(**図1**)．たとえば，利得状況である"コインを投げて表が出たら2万円もらい，裏が出たら何ももらえない"という選択肢と，"確実に1万円もらう"という選択肢を比較した場合，多くの人は"確実に1万円もらう"を選択するのに対して，損失状

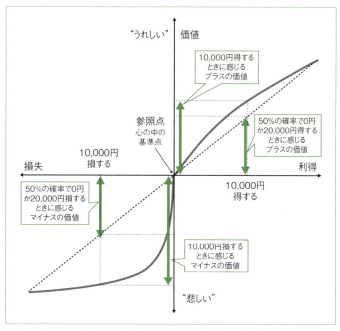

図1　プロスペクト理論による利得と損失に感じる価値の大きさの違い

況である"コインを投げて表が出たら2万円支払い,裏が出たら何も支払わない"という選択肢と"確実に1万円支払う"という選択肢を比較した場合,多くの人は,"確実に1万円支払う"を選択する.これは,"合理的でない"人が**図1**のSカーブのような曲線を使って価値判断を行っているからである.また,"1万円得る"という利益を得るときの満足感(プラスの価値)よりも,"1万円失う"という損失を被るときの不満足感(マイナスの価値)のほうを約2.5倍大きく感じる損失回避性があるためといわれている.

　この"損失回避"は,医療におけるさまざまな場面においても現れる現象である.たとえば,「積極的抗がん治療に効果がみられなくなったので,抗がん治療を中止し,QOLの向上を目的とするサポーティブケアを受けながら残された時間を有意義に使ったほうがいい」と主治医から提案された患者が,それを断り,自らに適応があるかわからない高額な最先端医療や民間療法に挑戦するという話はしばしば聞かれるものである.これも患者にとっては抗がん治療を中止するということは自らの死,すなわち損失を確定してしまうことを意味するので,損失が確定されることを避けようとして,自らの利得として少しでも可能性があることに挑戦してしまう心理状態であると解釈される.

　このとき,自らに関する意思決定ではないので,患者に比べて医療者は,利得状況であっても,損失状況であっても,比較的合理的な価値判断を行うことができる.一方で患者やその家族は,上記のような実際に自らの損失の判断をしなければいけない主体であり,その場合上記のような損失回避というバイアスを伴う"合理的でない"判断をしてしまう(**図2**).つまりこのような損失状況においてはすべての患者が"合理的でない"判断をするということはないが,その多くは合理的な判断をすることが難しい存在であると認識したほうがよい.とくに,治療をやめるという意思決定は,損失を確定させる作業となり,すぐに行うことは難しい.十分に時間をかけたコミュニケーションが必要である.

参照点とフレーミング

　フレーミングとは,前述の"コインを投げて表が出たら2万円もらい,裏が出たら何ももらえない"という利得を示した場合と,"コインを投げて表が出たら2万円支払い,裏が出たら何も支払わない"という損失を示した場合でその選択が参照点からの損得によって非対称になることから,その選択の基準となる参照点の設定をフレーミングといい,それによってもたらされる変化をフレーミング効果という[4].たとえば患者に同じ成功率の治療を受けてもらうときに"治療を受ければ600人中200人が助かります"と表現するのが利得フレームで,"治療を受けても600人中400人は助かりません"が損失フレームである.

　著者らは,乳がん検診の受診勧奨を行う地域介入研究において,受診意図のない対象者をがん脅威性の高い群(がんが見つかるのが心配)と低い群(がんが見つかることを心配していない)に分け,受診の再勧奨時に,がん脅威性の高い群には利得フレームのメッセージ(受診することで早期発見が可能になる)を,がん脅威の低い群には損失フレームのメッセージ(受診しないと発見されたときには手遅れとなることもある)を送付した.この結果,両群ともに検診の重要性に関するメッセージを含むコントロールメッセージを送付した群と比べて受診率が高かった[5].がん脅威性の高い人は,"ひょっとしたら自分はがんに

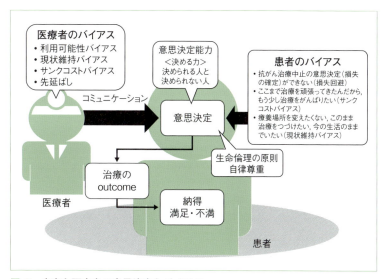

図 2 患者と医療者の意思決定とバイアス

罹患しているかもしれない"という自分の健康に関する参照点が損失方向にあるため，さらに損失のフレームを提示することは，より否定的な感情をもたらし，そのためがんに関連する医療情報から回避的になると考えられる．一方で，がん脅威性の低い人は，"自分ががんに罹患しているはずがない"というように自分の健康に関する参照点が利得方向にあるため，がん検診によるがんの予防効果のような利得フレームの情報を提示しても，利得に対するインパクトをあまり与えられないと考えられる．

　たとえば，がん治療の意思決定を行う場面において，現状を維持したいという参照点をもつ患者が，現状を脅かすことになる手術や化学療法などの治療法に対して極端な恐怖心を抱き，治療を拒否するようなことがある．これを現状維持バイアスとよぶ．このような場合には，このままだと今の生活を維持できないかもしれないといった，将来どのような状態になる可能性があるのかについて丁寧な情報提供を中心としたコミュニケーションを行いながら，参照点の移動（現状維持バイアスの修正）を行ったうえで，治療がもたらすメリットなどについての情報を利得フレームを使って伝えていく必要がある．このように，患者の参照点を踏まえてフレームを使い分けることは他の医療のコミュニケーション全般において応用可能なものである．

 ## 医療者の意思決定に影響を与えるバイアス

　患者の意思決定に影響を与えるものとして，損失回避や参照点に対するフレーミング（現状維持バイアス）について見てきたが，患者とのコミュニケーションの場面において，医療者の意思決定にもさまざまなバイアスが影響を与える[2]．とくに，医療者は，利用可能性バイアス，現状維持バイアス，サンクコストバイアス，現在バイアス（先延ばし）の影響を受けやすいと考えられる（図 2）．

　利用可能性バイアスとは，意思決定において身近で目立つ情報を優先して用いてしまうことである．たとえば，ある治療法がうまくいかなかった患者を経験すると，別の患者に

はその治療法が最もふさわしいものであったとしても，その患者への適応をためらってしまうことが生じる．医療者に多い現状維持バイアスは，自分の得意とする方法を変えることに大きな抵抗を感じることである．新しい治療法が標準となった場合は，これまで行っていた治療法を変えていく必要があるが，その新しい治療法をなかなか取り入れなかったりする．

　サンクコストバイアスは，すでに払ってしまったコストのうち，将来に生み出されるあらたなコストに影響を与えないコストに意思決定が影響を受けることである．たとえばギャンブルの場合，"今までに2万円つぎ込んできたから"と，さらに勝負にでることがある．次の賭けの勝敗に対して今までいくら使ったかは関係ないが，多くの投資をしていたことで，次の勝負に勝てる確率が上がっているかのように思うことがある．医療においても，治癒を目的とした積極的な治療をしていた患者に対して，QOLの維持向上を目的とした治療に移ることが望ましいにもかかわらず，「せっかくここまで続けてきたのだから，もう少し続けてみましょう」というように，積極的な治療を継続してしまう場面が考えられる．

　現在バイアス（先延ばし）とは，たとえば，夏休みの宿題を夏休みの前半に片づけてからレジャーに行くか，前半にレジャーに行って後半ぎりぎりになってから片づけるかというときに，多くの人は，宿題を今やるよりも後でやるほうが面倒くささ（心理的負担）が割り引かれて評価されるために，夏休みの宿題を先延ばしにしてしまうというような現象である．この後でやることで心理的負担がどれくらい割り引かれるかの割合を"時間割引率"といい，それがあることで，本来同じであるはずの現在の価値が高く評価されることになるため，現在バイアスとよばれる．医療者にとって，患者に対して"悪い知らせ"を伝えるのは心理的負担の大きい作業であるため，"今の状態では患者はこの話を理解できないであろう"というように，今日はその話をするのはふさわしくない理由を探して（現在バイアスが生じ），悪い知らせの話を切りだすことを先延ばしにしてしまうことがある．

　これらの医療者自身のバイアスをコントロールする方法は，まず自分自身のバイアスに気づくことである．そのためには，認知行動療法の技法のひとつであるセルフ・モニタリング[6]が有効である．セルフ・モニタリングとは，自分の行動や他者に与えている印象を客観的に観察して，それを適切な状態にコントロールしようとする技術のことである．自らの診療場面での行動を振り返り，記録することで自分の意思決定のくせに気づくことが重要である．これにより，自分のくせをあらかじめ考慮したセリフを決めておくといった内的なコミットメント[7]を高めることができる．次に，自分自身にバイアスが生じることをあらかじめ自分の周囲の人に伝えておいて，フィードバックをもらうようにルール化しておくといった，自分の行動を取り巻く環境の構造化を行うことで，外的なコミットメント[7]を高めることができる．

ナッジを活用したコミュニケーションの方法

　行動経済学にはナッジ（NUDGE）とよばれる概念がある[8]．ナッジ（NUDGE）とは，たとえば学校のカフェテリアレストランで，健康によい野菜や果物を手の届きやすいところに配置して，それらがとられやすいようにするというように，あらかじめバイアスなどの行

動経済学的特性を踏まえて，人びとに特定の望ましい選択や行動を促すというものである[2]．このような設計には対象となる人のさまざまな特性を事前に調べ，それに基づき，選択のデフォルト（野菜をとる）を設定し，複雑な選択肢を体系化（手の届くところに配置）するという全体のシステム化が必要となる．このシステムを設計する主体を選択アーキテクトとよぶ．医療においては，患者が利用できる治療方法の選択肢を提示する医師が選択アーキテクトに該当する．よって，医師が患者にどのような情報を，どのような順番で，どのような言い方で提供するかを，患者の自律を最大限尊重しながら個々の患者について全体的に設計することが求められる．

このナッジは，リバタリアン・パターナリズム（libertarian paternalism）という考え方をその前提としている．リバタリアン・パターナリズムとは，"個々人の自由意思を尊重する人びとの"というリバタリアンと，"家父長的な干渉主義"であるパターナリズムを組み合わせた概念で，"緩やかな干渉主義"とよばれる[8]．多くの保健政策，公衆衛生の政策は，人びとの完全な自由選択に任せるリバタリアンの考えにだけ基づくとその目的が達成されない．そのために一定のエビデンスとコンセンサスが得られた政策については，パターナリズムによってデフォルトの方向性を定められている．たとえば，臓器移植のためのドナーを増やすために，すべての市民は臓器移植に同意しているとみなす推定同意とよばれる政策を採用している国（ベルギー，フランスなど）もある．この制度のもとで臓器移植に不同意な場合は，その意思表示を示したカードを携帯しておくなどの方法で簡単に行うことができる[8]．

Halpernら[9]は，終末期医療の場面におけるデフォルト設定の効果を無作為化比較試験で検討している．対象となった患者には，症状緩和を中心としたケア（comfort care）と延命治療の２つのオプションのいずれかにあらかじめチェックを入れられた事前指示書が提示された２つの群と，いずれにもチェックが入らず自らチェックを入れる事前指示群の３群で，実際の症状緩和を中心としたケアの実施率が比較された．その割合は，症状緩和中心のデフォルト群で77％，延命治療がデフォルト群で43％，事前指示群で61％であった．この結果から，症状緩和を中心とするケアは，どのような群であっても好まれる選択肢であり，かつそれをデフォルトとした群ではさらに多くの患者からえらばれることが明らかになった．当然ながらすべての群においてこの選択肢を選ばない患者もおり，その意思決定は実現されている．

これを踏まえると，患者にとって望ましい選択肢を伝える際には，その選択肢が患者の現在の状態において，一般的に行われる方法であることを明確に説明し，それがデフォルトであると患者が十分に理解できるようにすることが重要である．さらに，選択アーキテクトである医療者が「それが望ましいと考えている」ことを明確に患者に伝えたうえで，それを実際に患者が選択するかどうかを話し合っていくことになる．

おわりに

本稿で見てきた意思決定に関する理論に基づく実践についてまとめる．まずは，"患者は合理的な存在であり，正しい情報を提供すれば合理的な意思決定を行うことができる"という医療者側のもつ前提を修正する．そして，医療者自身が患者に対する選択アーキテク

トであるという自覚のもとに，明確な治療方針などの一定の方向性をデフォルトとして明示する．その上で，損失回避や現在バイアスなどのさまざまなバイアスが患者に影響を与えていることを理解し，その影響を考慮し，十分な時間をかけてコミュニケーションをとって，患者の価値の基準点である参照点を移動させたり，患者の参照点に対応した利得フレーム・損失フレームを利用したコミュニケーションを工夫する．その際，医療者側の意思決定にも影響を与えるバイアスに自ら気づくことで，内的・外的コミットメントを高める工夫をし，自身のバイアスを可能なかぎり修正することに努めることが必要である．これらの工夫により，可能なかぎり患者にとって望ましい意思決定の実現に努めるべきであるが，最終的には生命倫理の原則に基づき，患者の自律を尊重し，どのような意思決定を患者が行ったとしてもその患者の自己決定を尊重した医療を提供しなければいけない．

文献

1) Beauchamp TL and Childress JF. Principles of Biomedical Ethics. 6th ed. Oxford University Press;2009.
2) 大竹文雄・平井啓編著．医療現場の行動経済学．東洋経済新報社．2018．
3) Kahneman D and Tversky A. Prospect Theory:An Analysis of Decision under Risk. Econometrica 1979;47:263-92.
4) ダニエル・カーネマン著．村井章子訳．ファスト＆スロー　あなたの意思はどのように決まるか？（下）早川書房；2014．
5) Ishikawa Y et al. Cost-effectiveness of a tailored intervention designed to increase breast cancer screening among a non-adherent population:a randomized controlled trial. BMC Public Health 2012;12:760.
6) 下山晴彦．認知行動療法―理論から実践的活用まで．金剛出版；2007．
7) 池田新介．自滅する選択―先延ばしで後悔しないための新しい経済学．東洋経済新報社；2012．
8) リチャード・セイラー，キャス・サンスティーン著．遠藤真美訳．実践 行動経済学―健康，富，幸福への聡明な選択．日経BP社；2009．
9) Halpern SD et al. Default options in advance directives influence how patients set goals for end-of-life care. Health Aff(Millwood)2013;32(2):408-17.

患者の行動変容に役立つ理論・技法

5 認知行動療法

Keyword
構造化
ケースフォーミュレーション
ABC分析
認知再構成法

POINT

- 認知行動療法は，行動療法や認知療法が融合した治療体系の総称である．エビデンスに基づく精神療法として，幅広い疾患に対する実証研究が進められており，様々な領域で活用されている．

- 認知行動療法では，患者と協同で，問題の悪循環を定式化し，適切な介入技法を組み合わせて問題解決をはかる．また，治療の過程でセルフコントロール力を向上させ再発防止をめざす．

- 近年では，従来の知見を踏まえ，認知の機能に注目した治療法が発展してきており，効果に関する研究が進んでいる．

はじめに

認知行動療法は，「情動(気分や感情)，行動(ふるまいや態度)，認知(ものごとのとらえ方，考え方)の問題に焦点を当て，技法としてこれまで実証的にその効果が確認されている行動技法，認知的技法を効果的に組み合わせて用いることによって問題の解決をはかろうとする治療アプローチ」[1]と定義されている．学習理論を基盤とする行動療法や情報処理理論を基盤とする認知療法など，複数の理論的背景が含まれ，現在においても多くの研究によって示されたあらたな知見をもとに，理論や技法が更新されている(column参照)．

認知行動療法は，エビデンスに基づく精神療法として，医療，福祉，教育，産業など，様々な領域で活用されており，アメリカ精神医学会，イギリスのNICE(National institute for Health and Care Excellence)のガイドラインでは，薬物療法と並んで，治療選択のひとつとして推奨されている．日本においても，2010年度の診療報酬改定により，医師が行う気分障害患者への認知療法・認知行動療法が保険点数化された．2018年現在では，うつ病等の気分障害，パニック障害(パニック症)，強迫性障害(強迫症)，心的外傷後ストレス障害，神経性過食症に対して，各治療マニュアルに沿って実施した場合に保険点数が算定されている．そのほかにも，不眠症や過敏性腸症候群，慢性疼痛などの疾患や心理的問題での効果が示されている[2,3]．

認知行動療法の特徴

1．患者と治療者は，チームとなって問題解決に向けて協同作業を行う

認知行動療法では，協同的実証主義という理念[2]をもとに，治療者はチームの仲間として，信頼関係を築きながら，患者の目標や課題に実証的に取り組んでいく．治療者の役割は，患者と一緒に具体的な行動，客観的なデータに基づいて問題を整理したり，問題解決

松岡美樹子 Mikiko MATSUOKA 東京大学医学部附属病院心療内科

の工夫について話し合ったりすることである．また，患者のあらたな取組みやできている部分に対し，積極的にポジティブなフィードバックをすることも重要である．

2. 生活場面で今現在起こっている問題に対して，問題解決に向けた具体的戦略を立てる

認知行動療法では，今現在の生活場面にどのような困難が生じているのかという具体的な問題を扱う．これは，過去や未来については扱わないということではなく，"それがどのように今現在の問題に影響を与えているのか"といった視点から扱う[4]．患者が問題解決に向けた対処法を治療者と一緒に体験的に学び，患者自身が問題を乗り越える力をつけることをめざしている[5]．そのため，面接と面接の間の期間に実際の生活場面でも治療が実施できるよう，ホームワークを活用する．

3. 当面の問題に効果的に対処していくことをめざす

患者が抱えている生活場面の問題には，時間をかけて取り組む必要のある大きな問題もあれば，日常的で短期的な問題も存在する．認知行動療法では，まず日常的な問題に対処できるようになることをめざす．日常的な問題に対処していく方法を身につけることで，ポジティブな体験を経験しやすくなり，徐々に長期的で大きな問題にも影響を与えることをねらいとしている．

4. 患者自身のセルフコントロール能力を高めることで再発予防をめざす

多くの心理療法で重視されているのが，患者自身が自らの問題を乗り越えていけるようになる自律性を回復することである[6]．認知行動療法では，現在問題になっている事柄について，心理教育をして理解を深める．また，患者と一緒に問題に取り組むという治療の過程から，自分の問題をどのように理解し，対処法を考え実行し，どのように結果を振り返るとよいかという方法を体験的に理解していけるよう援助する．その結果，治療終了後も再発を予防したり，症状が再び現れても患者自身ですぐに対処できるようにしたりすることを目指している．

5. 問題の維持に関連する悪循環に着目する

認知行動療法では，問題が起きた原因やその意味よりも，その問題が維持されてきたプロセスや悪循環に注目している．多くの場合，問題が生じた際には，原因を探せば解決策がわかり，対応できるというパターンを考えやすい．しかし，心理的な問題については，原因がはっきりしなかったり，複数の要因が関わっていたりする場合も存在する．また，

---

column　認知行動療法の歴史

認知行動療法は，学習理論をもとにした行動療法や，情報処理理論をもとにした認知療法などが，実証的研究をもとにそれぞれの課題を補い合う形で1つの治療体系として発展していった．多くの技法があるが，それぞれ基盤とする理論が同じものや，部分的に共通するものも多い．

1950年代：学習理論をもとに行動療法が発展　＜第一世代＞

1960年代：情報処理理論をもとに認知療法が発展　＜第二世代＞

論理情動行動療法やストレス免疫訓練などの技法が考案された

1970年代：認知行動療法として治療体系が発展

1980年代：日本に認知行動療法が導入された

1990年代以降：弁証法的行動療法，アクセプタンス＆コミットメントセラピー，行動活性化療法等が発展＜第三世代＞

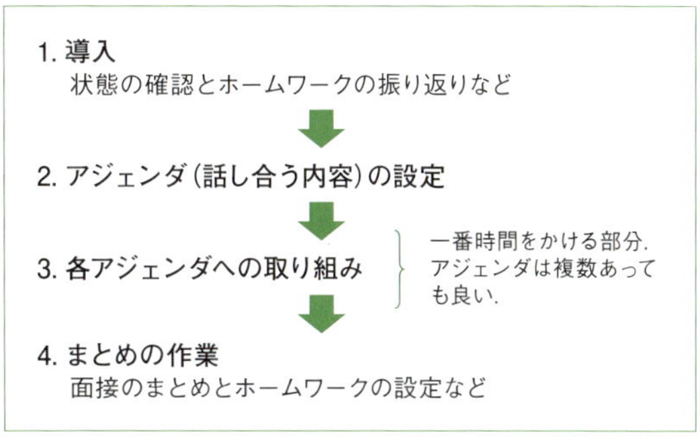

図1 標準的構造化面接の流れ[4]
文献[4] p.76をもとに作成.

原因がわかったからといって，必ずしも問題が解決できるとは限らない．そこで，認知行動療法では，環境と人間の相互作用において，長期間維持されている悪循環に着目し，より短期間で，効果を得やすい具体的な解決策を検討していく．

認知行動療法の構成要素

1. 構造化

認知行動療法では，治療の流れを構造化して進める．構造化は，どの時期に何をして，どのように終結するかという治療全体の構造化と，決まった面接時間内のどの時間帯に何をしてどう面接を終えるかという毎回の面接の構造化がある（**図1**）．構造化を行うことで，治療者にとって各面接における課題を具体的に設定しやすくなり，患者に対して，面接のねらいを明確に示すとともに，その面接で設定したアジェンダ（話す内容）に効率的に取り組んでもらいやすくなる．患者自身も構造化された面接を繰り返し行うことで，問題整理の手順や目標設定の仕方，課題の実行と評価といった一連の問題解決テクニックを学んでいくことができる[6]．

2. 心理教育

心理教育の目的は患者が自己治療できるようになることであり，それによって再発予防できると考えられている[4]．とくに治療の初期には患者の抱える症状や問題についての心理学的・医学的な情報，認知行動療法についての理論的根拠やエビデンスを明確にする．つまり，構造化する意義や，この技法には実証的研究でどのような効果があるといわれているかといった内容を患者の理解度に合わせて説明していく．心理教育は，繰り返し継続して行っていくことが重要である．

3. 具体的な目標設定

認知行動療法を進めていくためには，治療のゴールとなる目標と，短期，中期，長期と経過に応じた段階的目標を設定し，目標を念頭におきながら各回の面接を構造化していく．認知行動療法には，多くの技法や治療パッケージがある一方で，形式的に技法を行うだけの治療になってしまう可能性もある．"なんのためにその技法を使うのか"[4]という具体的な目標を立てたうえで，治療技法を選択することが重要である．また，患者により多くの成功体験を経験してもらうために，段階的に適切な目標設定を行う必要がある．目標

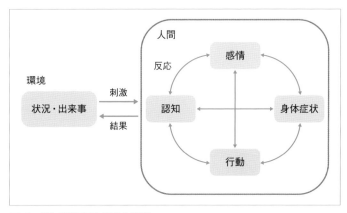

図2　認知行動療法の基本構造

設定のポイントは，①身近であること，②実現可能であること，③具体的であることが挙げられる．たとえば，運動量の増加を目的とした場合，"毎日ジムに通う""なるべく運動する"といった目標ではなく，"駅では階段を使う""1日7,000歩をめざす"のような目標設定を行う．治療者は，患者自身の言葉で目標が設定できるように援助する．そして，結果ではなく目標に向けた行動の増加や維持を評価のポイントとし，目標の設定が適切であったかを検証していく．

4．アセスメント

アセスメントはどの精神療法においても実施されており，患者自身や抱えている問題についての情報を収集する．認知行動療法では，とくに身体的要因や発達的要因，生活習慣など背景要因も含め，様々な角度から多元的に収集していく．情報収集には患者からの言語報告だけでなく，観察情報，生理的変化の検査，心理検査の情報など，できるかぎり客観的なデータもあわせて収集していく．

5．ケースフォーミュレーション

ケースフォーミュレーションは，「問題がどのように発現し，維持されているかを説明する仮説」[5]と定義される．収集した情報を整理し，問題を発現・維持させている悪循環を具体的・多面的に把握していく．治療者は患者とともに意見を出し合い，悪循環を図式化・定式化し，何が起こっているかを共有して，解決の方向性を考えていく．この作業は，問題の外在化といい，患者が自分の問題を冷静に客観的に見ることができ，自己理解が深まることが期待される．

認知行動療法では，基本構造として，図2に示すような刺激−反応−結果の循環という図式で問題を把握する．環境からの刺激とそれに対する人間の反応"認知""感情""身体""行動"，そしてその結果の相互作用を整理していく．これまでの研究から，うつ病やパニック障害（パニック症）などの特定の問題に対して，共通の悪循環があることが示されている．共通の悪循環は，認知行動モデルとしてまとめられ，ケースフォーミュレーションの雛形として活用することができる[6]．しかし，同じ問題を抱えていても，個別のパターンも存在するため，共通部分と個別で対応する部分の両方の視点から理解していくことが必要である．今現在生じている個別の悪循環のパターンを把握する方法として，ABC分析

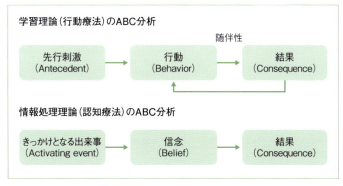

図3 2つのABC分析
文献5) p.192をもとに作成.

が活用できる．ABC分析は，基礎理論の違いによって2種類に分けられる(**図3**)．学習理論(オペラント条件付け)を基盤としたABC分析は，きっかけである先行刺激(Antecedent)，行動(Behavior)，その行動の結果(Consequence)という枠組みで問題をとらえる．自分にとってよい結果が得られると，行動が維持されるという随伴性に着目して，介入を行っていく．一方，情報処理理論を基盤としたABC分析は，きっかけとなる出来事(Activating event)，に対する信念(Belief)によって，気分や行動といった結果(Consequence)が変わるという枠組みとなっており，信念(思考)に介入していく．これらの分析は，それぞれ行動療法，認知療法で活用されてきており，患者の問題に合わせて使い分けていく．

ケースフォーミュレーションは，技法を効果的に使うための作業仮説であるため，実際に治療を進めていくなかで，検証を繰り返しながら適宜修正されていく．

認知再構成法

認知行動療法には，セルフモニタリング法，問題解決技法，曝露反応妨害法，リラクセーション法などの様々な技法が存在する[6)]．本稿では，そのうちの主要な技法のひとつである認知再構成法を紹介する．

認知再構成法は，情報処理理論に基づき，気分・感情や行動に及ぼす価値観や信念といった思考(認知)の影響性に焦点を当てた技法である．とくに，否定的で柔軟性がない思考によって，問題を解決するための自発的な行動が妨げられている場合に使われることが多い．このような思考には共通するパターンがあり，"推論のあやまり"あるいは"非機能的思考"と呼ばれ，**表1**のようにまとめられている[6)]．

実際の介入手続きとして，まず，状況や思考，気分・感情，行動がどのように関連しているか，セルフモニタリングを用いて確認する．"どのような状況でどのような行動をしていたか""そのときどんな考えが浮かんだか(自動思考)"などについて非機能的思考記録表(**表2**)を使用しながら整理していく．記録表は，患者の理解度に合わせて項目数を調整することができる．治療者は，質問や要約，提案をしながら，患者自ら推論のあやまりに気づき，問題となっている気分・感情や行動にそれらが大きく関与していることを理解できるよう援助する．そして，状況に即した新しい考え方(適応的思考)について検討し，現実場面で実行(行動実験)して，その結果，気分・感情や行動にどのような変化が起こったの

表 1 推論のあやまり

【破局的推論】 現実的な可能性を検討せずに否定的な予測をエスカレートさせる 例）治療をしても上手くいくはずがない	【読心術推論】 他者が考えていることを確認せずに，自分はわかっていると思い込む 例）私のことをだめな人だと思っているに違いない	【個人化の推論】 否定的な出来事の結果を全て自分のせいだと思い込むこと 例）あの人が不機嫌なのは自分が何か失礼なことをしたからだ
【選択的抽出推論】 ある特定の事実だけを取り上げてそれが全ての証拠だと思い込むこと 例）指摘されたということはこの仕事は評価されていない	【トンネル視】 出来事の否定的な側面のみを見ること 例）薬を飲んでも，太りやすくなるだけだ	【レッテル張り】 自分や他者に固定的なラベリングをすること 例）私はだめな人間だ
【全か無か推論】 少しの失敗や例外を認めることなく二分法的に結論づけること 例）資料にミスがあったので，この仕事は失敗だ．	【自己と他者のダブルスタンダード】 自己にだけ他者と異なる厳しい基準を持つこと 例）他者は 70 点で合格，私は 95 点以上でなければ不合格	【「すべし」評価】 自己や他者に対して，常に高い水準の成果を要求すること 例）たとえ熱があっても，仕事には行くべきだ

文献[6] p.102 をもとに作成．

表 2 非機能的思考記録表の例

出来事・状況	道でスーツを着て歩いている人を見かけた
気分・感情（%）	落ち込み（90），不安（80）
自動思考	他の人が働いている時に，病気で休んでいるなんて，私は役に立たない人間だ．職場も辞めさせられてしまうに違いない
根拠	病気で休職している
反証	通院して病気を治すための治療を続けている 職場と復帰についての相談を行っている
適応的思考	確かに今は病気で仕事ができておらず，迷惑をかけてしまっているかもしれない．しかし，治すために通院も続けているし，職場と復帰に向けての話し合いもできている．今は治療を続けながら，復職するための準備を進めよう
結果（%）	落ち込み（60），不安（50）

かを体験的に理解し結果を整理する．この作業を繰り返し，徐々に推論のあやまりを変容していく．

　認知再構成法は，"マイナス思考"を"プラス思考"に変容したり，あらたな考えを植え付けたりするわけではない．状況にそぐわない思考から離れられなくなっている状態から，思考の柔軟性や多様性を回復させることを目指している．そして，患者の取り組みを積極的に賞賛しながら，気づく，再検討，実践というプロセスを治療者がいなくても実施できるように促していくことが重要である．

認知行動療法の限界と新世代の認知行動療法

　認知行動療法では，行動療法や認知療法といった，異なる基礎理論が融合しているため，両方を全体として説明する基礎理論がないとされている[5]．そのため，認知を扱うか行動を扱うかの基準がなく，場合によっては治療の進み方の効率が悪くなってしまう懸念がある．また，人生の節目で選択を迫られるような非連続的な問題を扱うことは難しいとされている[5]．

　そのような限界を踏まえ，2000 年前後に登場してきたのが，新世代の認知行動療法とし

て位置づけられる治療法である．これらの治療法は従来の認知行動療法の実証的な知見や技法を活用しながら，人生の節目のような問題も積極的に扱うことを特徴としている．

具体的には，弁証法的行動療法，アクセプタンス＆コミットメントセラピー，マインドフルネス認知療法，メタ認知療法などが挙げられる．いずれの治療法も異なる起源をもつが，"認知の内容"よりも"認知の機能（認知の影響力）"に注目し，マインドフルネスやアクセプタンスといった介入技法を使用する点が共通している．それによって，前述の限界に対処していくことを目指しており，効果に対する研究も進んできている[7]．

文献

1) 中島義明・他，編．心理学辞典．有斐閣；1999．p.663．
2) ジュディス・S・ベック．伊藤絵美・他，訳．認知行動療法実践がイド：基礎から応用まで 第2版—ジュディス・ベックの認知行動療法テキスト—．星和書店；2015．
3) Butler AC et al. The empirical status of cognitive-behavioral therapy:a review of meta-analysis. Clin Psychol Rev 2006;26(1):17-31.
4) 伊藤絵美．認知療法・認知行動療法カウンセリング 初級ワークショップ．星和書店；2005．
5) 熊野宏昭・他．下山晴彦編監．臨床心理フロンティアシリーズ 認知行動療法入門．講談社；2017．
6) 鈴木伸一，神村栄一．坂野雄二監．実践家のための認知行動療法テクニックガイド—行動変容と認知変容のためのキーポイント．北大路書房；2005．
7) A-Tjak JG et al. A meta-Analysis of the efficacy of acceptance and commitment therapy for clinically relevant mental and physical health problems. Psychother Pstchosom 2015;84(1):30-6.

患者の行動変容に役立つ理論・技法

6 セルフモニタリング・刺激統制法・代替行動法

Keyword
機能分析
行動変容技法
セルフコントロール
自己効力感
プライマリケア領域

POINT

- 行動変容に取り組むために，問題行動を先行刺激→行動→結果という連鎖反応として捉え，発生・持続メカニズムについての機能分析を行うことが重要である．

- セルフモニタリングはプライマリケア領域で広く実践可能な最も基本的な行動変容技法であり，患者が自分自身で自己の状態を把握し管理することで行動や認知に介入するために用いられる．

- 刺激統制法・代替行動法は機能分析をもとにした主要な行動変容技法である．刺激統制法は先行刺激に介入するものであり，代替行動法は行動そのものに介入するものである．そのほかにも，強化マネジメントや維持要因の除去などの技法が有効である．

はじめに

患者が自分自身で行動変容に取り組むための技法として，認知に介入する方法と，行動に介入する方法の2種類が存在する．認知に介入する方法は「認知行動療法」の項で述べられており，本稿では行動に介入する方法を具体例を用いながら紹介する．

行動に介入する前に

行動変容に取り組むためには，問題行動がどのように形成・維持されているのかを分析することが必要である．分析結果に基づいて問題行動のメカニズムを定式化し，介入のための方針を立てていく．具体的には，①どのような状況によって（先行刺激），②どのような行動が生じ（行動），③どのようなことが起きたか（結果）に分類して情報収集を行う．この"先行刺激→行動→結果"という連鎖反応を三項随伴性の反応といい，問題行動が持続するための基本構造を形成する．また，先行刺激の状況や結果の内容がその後の行動の増加/減少にどのように関与しているのかや，この3つのカテゴリとは独立した維持要因が存在しないかを検討し図式化していくことを機能分析[4]という（**図1**）[5]．

行動変容技法の有効性

問題の分析・定式化の後に，目標を設定し行動介入を行う．行動変容の技法はMichieらが16分野93テクニックに分類し，Behavior Change Technique Taxonomy v1（BCTTv1）として発表している[6]．ロンドン大学は，BCTTv1について学習したい専門家・学生向けにインターネット上で無料オンライン講座（http://www.bct-taxonomy.com）を公開しているため，詳しく学びたい読者はそちらを参照してほしい．

山中結加里 Yukari YAMANAKA　東京大学医学部附属病院心療内科

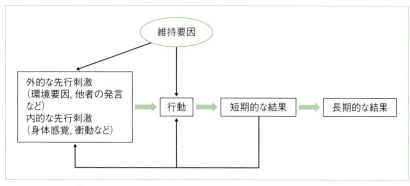

図1 機能分析[5]

さらに，Michieらは，健康的な食生活と身体活動を得るために効果的な行動変容技法のメタ解析を行い，過去に行われた122の介入研究のメタ回帰分析を行った結果，もっとも効果的な行動変容技法は"prompt self-monitoring of behavior（行動のセルフモニタリング）"であったと報告している．それに"prompt intention formation（意図の形成）""prompt specific goal setting（具体的な目標設定）""provide feedback on performance（行動へのフィードバック）""prompt review of behavioral goals（行動目標のレビュー）"を組み合わせることでさらに効果が高まると述べている[7]．

セルフモニタリング

もっとも基本的な行動分析・変容技法として，セルフモニタリングがあげられる．Kanferらはセルフモニタリングを「行動を被験者自身が記録し，統合的に観察することで，行動を目的の様態に近づけること」と定義[8]しており，Wildeらはその構成要素として，"身体症状，感情，日々の行動，認知のプロセスへ意識を向けること""記録や測定を通して自分で変化のための行動を起こしたり，治療者に相談できるようになること"の2点をあげている[9]．

有害事象を発生させず，どのような患者でも今すぐにはじめることのできる簡便さから，肥満症・糖尿病などの生活習慣病，気管支喘息・本態性高血圧などの心理社会的要因と関連しやすい内科疾患，摂食障害，うつ病，不安障害，緩和ケア領域，禁煙外来などさまざまな分野で古くから用いられている．上記Michieらの報告にあるように，セルフモニタリングは問題の定式化を行うための評価手法として有用であるのみならず，モニタリング自体にも治療効果があることが判明している．要因として，セルフモニタリングで自分の行動を意識することにより，不適切な行動を行ったときに不快な体験をするためその後の抑止力として働くこと，不適切な行動の頻度が減少したときに自己効力感が上昇することなどがあげられる．

さまざまな行動変容技法

わが国の実臨床で具体的にどのような行動変容技法が多く行われており，どのような技法がとくに効果を示しているかを調べた先行研究はないものの，自己管理能力を高めるよ

うな技法が治療効果を示すことは自明であり，糖尿病や肥満症など，プライマリケア領域で扱うことの多い疾患の診療ガイドラインでは，心理・行動医学的アプローチを併用することが推奨されている．

以下で，経験的に多く扱われている技法を紹介する[10]．

1．セルフコントロール

目標設定を行ったうえでセルフモニタリングを実施すること．毎日の生活のなかでの行動実践の程度を記録表に記入することで適切な行動に対する拘束力を高めるとともに，行動変容を障害する要因を見極めることに有効に働く．

2．刺激統制法

先行刺激の制御により，行動発生率に影響を与えようとする試み．たとえば，運動習慣を会得したい患者の部屋にウォーキングを想起させるようなポスターを貼る，生活習慣病患者の家族の協力のもと，お菓子を家の目につくところに置かないようにしてもらう，などである．

3．代替行動法

不適切な行動を実施したくなったとき，別の行動に置き換える試み．たとえば，肥満症患者に対し，間食したくなったときに歯を磨くよう指導する，飲酒量の多い患者に対し，アルコールを摂取したくなったときに友人に電話するよう勧める，などである．不適切な行動と同時に遂行することのできない行動を代替行動として設定し，不適切な行動を取りたいという衝動が発生した際にやりすごす術を身につけてもらうことを目的とする．

4．強化マネジメント

望ましい行動・結果に報酬を伴わせることで，適切な行動を強化するとともに自己効力感を増大させる技法．これは「学習理論」の項で紹介されているオペラント条件付けという学習理論を用いた手法である．報酬には，物理的強化子（お金・買い物などの物理的なご褒美），社会的強化子（賞賛・愛情などの他者から与えられる社会的な報酬），心理的強化子（達成感・満足感などの幸福感を感じることのできる心理的な変化）の3種類が存在する．治療者は社会的強化子として重要であり，診療の場で望ましい行動の実践を取りあげ，十分に賞賛することが望ましい．また，行動・結果と強化子の間隔は短いほど効力が高いことが判明しており，家族にも患者を褒めるという形の治療協力をしてもらうことで，社会的強化をより有効に実施することができる．

5．維持要因の除去

適切な行動を妨げている，あるいは先行刺激を発生させている維持要因を見極め，その問題を解決する技法．たとえば，汗をかくことへの嫌悪感から運動療法を実施できない患者に対し，入浴時間の前に運動することを勧める，などである．

 行動変容の実際

疾患ごとの実践法は本書の後半に掲載されているため，本稿では禁煙を例にとり，プライマリケア領域で行動変容技法を実践する際の具体例を示す．

①機能分析を行う．どのような刺激で喫煙したくなるか，喫煙後にどのような結果が起こるかなどを患者と話し合いながら作成する．これは最初から完璧に作成する必要はな

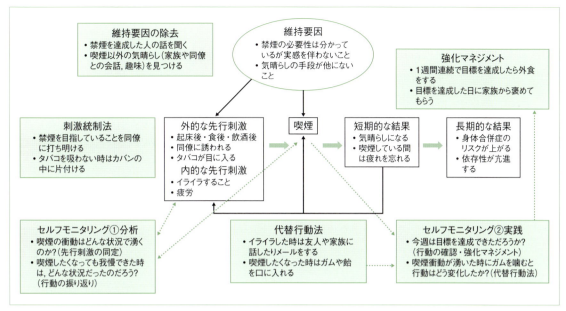

図 2 機能分析と行動変容技法の実践

表 1 禁煙治療患者のセルフモニタリング例

日付：8月8日(水)　　　　　　　　　　　　　　　　今週の目標：喫煙1日**5本**以下

時刻	状況	喫煙や代替行動	行動後の気分などコメント
7:00	起床後の習慣で喫煙したくなった．	喫煙1本	少し罪悪感を感じる．これから頑張ろう．
10:00	デスクワークで疲れたので気分転換したい．	喫煙室には行かず，同僚と立ち話	すっきりした．
13:30	昼食後の一服がしたい．	同僚と喫煙1本	同僚もいると誘惑に負ける．
16:15	書類でミスが見つかり，残業が決定．	喫煙2本	タバコを吸ってもイライラは収まらない．
19:00	イライラしてきたので休憩したい．	甘いものを食べる	忙しいのでデスクで休憩．
20:00	仕事が終わった．	喫煙1本	これは自分へのご褒美．
23:00	晩酌をしたら吸いたくなった．	妻に止められた．	まあいいか．もう寝よう．

合計喫煙数：**5本**

く，その後の過程で発見された因子があれば適宜書き加えていく．

②分析結果をもとにどのような行動変容技法が実施可能かを話し合う(**図2**)．

③実現可能な行動目標を立てる．

④行動変容に取り組む．また，実際の喫煙状況を把握する目的にセルフモニタリングを実施する(**表1**)．外来では，患者が実行できた点をポジティブフィードバックするとともに，うまくいかなかった点の改善のために何ができるかを主体的に考えるよう促す．

⑤経過を見ながら行動目標を徐々にステップアップする．

 セルフモニタリングを有効に行う方法

　セルフモニタリングは，行動変容技法の有効性を判断したり，目標が達成できたかどうかを確認したりするためのツールであり，継続して実施することはもちろん，適切に行うことが重要である．ポイントは"正確に記載すること""なるべくその場で書くこと"の2

点である.

 1点目について，その重要性に関して議論の余地はないと思われるが，患者は行動変容がうまくいかなかった際に医療者に対し，"申し訳ない""恥ずかしい"などの気持ちから記録をごまかす可能性がある．これを防ぐために，治療の初期段階において，セルフモニタリングは患者自身のためにしているものであり，結果について医療者に罪悪感を抱く必要はないということを伝え，医療者の中立な立場を明確にすることが有用である．さらに，最初はうまくいかなくて当然であり，記録をもとに試行錯誤していくこと自体が治療であると伝えることで，患者の自責感を緩和することができる.

 2点目はいわゆる"まとめ書き"の問題である．まとめ書きにより想起バイアスが生まれると，記載内容の正確性が損なわれるのみならず，行動変容に取り組んだ際の患者の認知面の情報が欠損し，適切な行動変容の方法を探る手がかりが失われることにつながるため，行動・認知を扱う治療の場面で大きな問題が生じる．Stoneら[11]は慢性疼痛患者を対象に，患者本人には分からない形で記載時刻が記録されるセルフモニタリング日誌を使用してまとめ書きの問題を検証している．この結果，患者の自己申告では90％を所定の時刻に行ったとされていたが，実際には所定時刻に記載を行うことができたケースは11％だったということが判明している．また，Burkeら[12]が肥満症患者を対象に行った研究では，食後15分以内にセルフモニタリングを行った患者群では，モニタリング開始までの時間が15分以上かかった患者群と比較して有意に体重減少を認めたことを報告している．このように，セルフモニタリングを適切に行うことは難しい反面，なるべくon timeに記録を行うことが治療効果につながる．そのため，持ち歩きやすい形のセルフモニタリング用紙を用意したり，スマートフォンなど携帯しやすい形で記録したりするなど，患者それぞれに合ったやり方で行うことが望ましい.

 行動変容技法を実践する際のコツ

 行動変容に取り組む際，最も重要なことは患者主体で実施することである．時間の限られた日常診療では，医療者が治療方法を提案し，患者にその実践を求める形を取りがちである．ただ，患者が"やらされている"という認識のままではモチベーションが低く行動

---

column　これからのセルフモニタリング—EMA—

「セルフモニタリングを有効に行う方法」で述べたように，セルフモニタリングを正確にon timeで行うことが重要であり，このような概念をEcological Momentary Assessment（EMA）という．近年ではITデバイスの特徴をいかしたさまざまなセルフモニタリング用アプリケーションが開発されており，一般向けに公開されているダイエットアプリやGPS機能と連動したランニングアプリを目にしたことのある読者も多いのではないであろうか．実臨床に応用するため，アプリを用いた食事記録で正確なカロリー評価が可能かどうかの検証[1]や，2型糖尿病患者に食事・体重・血圧記録アプリを使用してもらい，現実的に使用可能かどうかを調査する研究[2]などが行われてきた．さらに，情報を送受信できる特徴をいかし，セルフモニタリングが実施されたタイミングで喫煙欲求の強度や状況に応じたメッセージを送信することで，禁煙を促進することを目的としたアプリの作成・有効性の検証[3]なども行われており，セルフモニタリングのあり方は近年大きく変貌してきている．

変容が進まないだけでなく，適切な行動を実施できた場合でも達成感を感じにくく自己効力感が高まらないため，その後の行動強化につながりにくい．そのため，治療者と患者は1つのチームとして問題解決に取り組む関係であるというスタンスを示し，患者自身に，何が問題となっておりどのような形なら取り組むことができそうなのかを考え言語化するよう促してほしい．"何も思い浮かばない"という患者の場合でも，医療者が一方的に提案するのではなく，いくつかの選択肢を提案して患者自身に選ばせるなど，なんらかの形で患者の意志を反映させることが重要である．

さらに，目標は長期的・短期的両方で具体的に設定することが望ましい．"体重を○kg以下にする""HbA1cを○％以下にする"などの最終的な治療目標を立てるとともに，"間食を1日○回までにする""週に○日運動する"など，到達可能性がより高い短期的な目標を設定することで，患者の治療意欲を保ち，社会的・心理的強化子を得る頻度を高めることが可能となる．行動変容の難しい患者の場合，セルフモニタリングそのものを短期目標としてもよいであろう．

おわりに

行動変容を行うための行動医学・心身医学的な手法とその実践の仕方を紹介してきた．臨床での使用を目的として話を進めてきたが，実際には普段の生活のなかで意識的・無意識的に行っているものもあったのではないであろうか．ひとつひとつの手法はとくに難しいものではなく明日にでも取り入れることのできる簡便なものばかりである．しかし，技法をどのように具体化するかについて万人に適応できる正解はなく，どのような項目をモニタリングするか，どのように刺激を統制するか，代替行動として何を用いるか，さらには患者の褒め方も自由である．患者とのコミュニケーションの過程でその性格傾向・思考パターンを把握し，創造力を存分に発揮して，患者それぞれに合った行動変容方法を，患者とともに見つけていってほしい．

文献

1) Fukuo W et al. J Am Diet Assoc 2009;109(7):1232-6.
2) Inada S et al. Int J Behav Med 2016;23(3):295-9.
3) Hébert ET et al. Addict Behave 2018;78:30-5.
4) 武井優子，鈴木伸一．第3章d行動の心理学的測定法（心理行動アセスメント）．日本行動医学会編．行動医学テキスト．中外医学社；2015．p.57-9.
5) 安達淑子．禁煙支援の心理的アプローチ―行動療法の実際と女性における課題―．日本禁煙学会雑誌 2010；5(6)：179-85.
6) Michie S et al. Ann Behave Med 2013;46(1):81-95.
7) Michie S et al. Health Psychol 2009;28(6):690-701.
8) Kanfer FH. J Consult Clin Psychol 1970;35:148-52.
9) Wilde MH and Garvin S. J Adv Nurs 2007;57(3):339-50.
10) 鈴木伸一，神村栄一．第1章行動のコントロール．坂野雄二監．実践家のための認知行動療法テクニックガイド：行動変容と認知変容のためのキーポイント．北大路書房；2005．p.35-50.
11) Stone AA et al. BMJ 2002;324:1193-4.
12) Burke LE et al. Contemp Clin Trials 2008;29(2):182-93.

7 問題解決療法

Keyword
問題解決スキル
SMART
自己コントロール感
不安・抑うつ

POINT

- 問題解決療法は，認知行動療法の中のひとつの治療技法と位置づけられている簡便な心理療法のひとつであり，日常生活における問題を解決することを通して，不安，抑うつをはじめとした精神症状緩和をはかることを意図している．

- 問題解決療法の構造は，一連の5つのステップから構成されている．そのステップとは，ステップ1：問題を整理し明らかにする，ステップ2：目標を具体的にする，ステップ3：解決方法を考える，ステップ4：よりよい解決方法を選ぶ，ステップ5：解決方法を実行し結果を評価する，である．

- 問題解決療法の目標は，個々の患者には問題を解決する力があり，そのスキルとして問題解決療法があるということを理解してもらい，それを実践できるようになってもらうことにある．何より大切なのは，患者が自分の生活に対する自己コントロール感を持つことができるようになることである．

問題解決療法とは？

　問題解決療法は，認知行動療法の中のひとつの治療技法と位置づけられている簡便な心理療法のひとつであり，日常生活における問題を解決することを通して，不安，抑うつをはじめとした精神症状緩和をはかることを意図している．問題解決療法の有効性に関しては，精神科や心療内科の一般診療におけるうつ病をはじめとしたうつ状態のみならず，がん患者など身体疾患患者の不安，抑うつへの有効性も示されている[1-3]．実際に著者らのグループもがん患者を対象として問題解決療法を取り入れた介入研究を行っており，有用であることを示唆してきた[4-6]．

　問題解決療法の作業仮説は，抑うつや不安といった多頻度精神症状は，人びとが日常生活で直面する実際の心理社会的問題によって発現するという単純なものである[7]．実際に多くの患者が，不安や抑うつの背景に日常生活における問題があることを認識しているため，患者にとって受け入れやすい治療法である．著者らは，図1のような資料を用いて問題解決療法を紹介している．

　問題解決療法は，複雑な精神力動や過去の人間関係をはじめとした対象関係を扱うのではなく，"今ここで(here & now)" を扱う治療技法であり，患者が直面している日常生活において，今，経験しているストレス状況と将来の目標設定に焦点を当てる．加えて本法は，構造化されたスキルを用いるため，適切なトレーニングを受ければ，精神科医や心療

明智龍男 Tatsuo AKECHI　名古屋市立大学大学院医学研究科精神・認知・行動医学分野

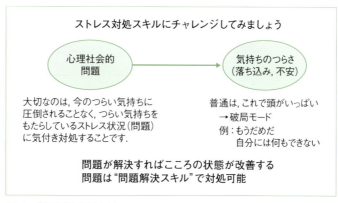

図1 問題解決療法とは

表1 問題解決療法の5つのステップ

ステップ1　問題を整理し明らかにする
ステップ2　目標を具体的にする
ステップ3　解決方法を考える
ステップ4　よりよい解決方法を選ぶ
ステップ5　解決方法を実行し，結果を評価する

内科医，心理士など精神保健の専門家のみならず，看護師やソーシャルワーカーをはじめとしたさまざまな医療スタッフにより提供可能であるという利点を有する[2]．

 問題解決療法の5つのステップ

　問題解決療法の構造は，一連の5つのステップから構成されている（成書によっては6つや7つとして記載しているものもあるが，本質的にはいずれも同様のステップである）[5]．5つのステップとは，ステップ1：問題を整理し明らかにする，ステップ2：目標を具体的にする，ステップ3：解決方法を考える，ステップ4：よりよい解決方法を選ぶ，ステップ5：解決方法を実行し結果を評価する，である（**表1**）．これらステップをひとつずつ進めていくことで，ともすれば患者を圧倒してしまうような問題をコントロールすることを試みる．以下に問題解決療法の5つのステップについて解説した．適宜，ワークシート（**図2**）を参照しながらお読みいただきたい．

ステップ1：問題を整理し明らかにする

　一般的には，まず患者との協働作業で，精神症状の背景にある問題点をあげ，そのなかから治療で扱う問題を選択する．ここでの重要なポイントは，これから扱う問題が，患者の精神症状の軽減につながるという意味で重要であることに加え，変化させることができる問題を選択すること，あるいは変化させうる問題に形を変えることである．たとえば，がん患者にとって，がんと診断されたという問題は変えることができないが，よりよい治療を選択するとか，治療を受ける際の仕事の負担を減らすという形に問題を再構築することができる．

　次いで，明確かつ具体的にその問題を明らかにする．たとえば，"私の主人は私のことを

```
1. 問題

2. SMARTな目標 (Specific：明確、Measurable：測定可能、Achievable：達成可能、
   Relevant：重要、Timed：期限)

3. 解決方法をできるだけたくさん挙げる (数・判断後回し・バラエティーのルール)
   1)
   2)
   3)
   4)
   5)
   6)
   7)
   8)

4. 解決方法の選択
5. (重要性を+1〜+3で評価)
```

	良い点	悪い点
1)	良い点	悪い点
2)	良い点	悪い点
3)	良い点	悪い点
4)	良い点	悪い点
5)	良い点	悪い点
6)	良い点	悪い点
7)	良い点	悪い点
8)	良い点	悪い点

```
6. 解決方法を達成するためのステップ
   a)
   b)
   c)
   d)
```

図2　問題解決ワークシート

理解してくれない"と表現される問題は曖昧であり，どこをどのように変化させればよいのかが明確ではない．一方，"私の主人は私が病気の治療について相談をしたいといっても，疲れたと言って耳をかしてくれない"といった形で問題を定義づけると，変化させたい問題を浮き彫りにすることができる．このように，治療で扱う問題を明らかにする際には，曖昧になりがちな態度や感情に焦点をあてるのではなく，問題となっている人の行動を特定することが有用である．

興味深いことに，問題解決療法においては，患者の直面している問題が整理され，明確になるだけでも，患者の気分が改善することがある．多くの患者は，複雑かつ複数存在することの多い問題に圧倒されているため，問題点が整理され，優先順位が明確になるだけでも，気持ちの負担が緩和されるのである．このステップを進める際のもうひとつのコツは，重要な事実に関する情報をできるだけたくさん収集する(例：何が問題か？　いつ問題が起こるのか？　どこで問題は起こるのか？　誰が問題に関係しているのか？)，推測や仮説と事実を区別する，曖昧な表現は避け問題を表す客観的な行動で定義する，といった点にある．

ステップ2：目標を具体的にする

扱う問題が明らかになれば，次のステップでは達成可能な目標を決めることになる．このステップで重要なことは，患者は何を達成したいのか？　何が目標なのか？　何が達成可能か？　といった視点から目標を定める点にある．患者が何を達成したいのかについて

表 2 達成可能な目標：SMART

Specific：明確	何が目標か，はっきりと定義されている
Measurable：測定可能	目標が達成されたかどうかを明確に判断できる
Achievable：達成可能	達成できる目標である
Relevant：重要	目標は問題と関連しており，目標が達成されると症状が改善する
Timed：期限	目標が達成されるまでの時間設定がされている

理解することは，とくに患者が問題について変化させたいと思っている側面を明確にすることを含んでいる．たとえば，夫婦間の問題を抱える患者にとって，配偶者の欠点とそれに起因するストレスについて話すことは簡単である．しかし，それについて自分が何を望んでいるのか，あるいはどのような行動を変えたいのかについて明確にすることはかならずしも単純ではない．

目標を決める際には，**表2**に示したようなSMART(Specific：明確，Measurable：測定可能，Achievable：達成可能，Relevant：重要，Timed：期限)という5つの要素をもつようにすることが推奨されている[7]．SMARTな目標を設定できるかどうかは，最終的に問題解決過程が成功するかどうかに密接に関連している．そのため，いったん患者が目標を設定した際には，目標がSMARTに沿ったものであるかどうかを確認するとよい．

ステップ3：解決方法を考える

目標が設定されれば，次のステップは解決方法の産出である．ここでの重要なポイントは"産み出した行動の選択肢が多ければ多いほど，効果的な解決方法を見つけることができる"という点である(数のルール)．したがって，患者に強調すべきことは，"ブレイン・ストーミング"の手法を通して，できるかぎり多くの解決方法を生み出してもらうことである．他のコツとしては，最初は判断を控え，不可能である，ばかげている，あるいは役に立たないように思える解決方法であっても，まずはあげておくという点にある(判断後回しのルール)．また，あえてばかげた方法を考えてみるように勧めることもある．そのほか，あげられた考えを組み合わせたり，他の人びとであればどのような方法を考えるか，といった問いかけをすることも有用である(バラエティーのルール)．

---

column　ワークシートの活用

著者の場合には，個々の患者に問題解決療法をフルパッケージで提供することは現実的に困難なため，患者の状況に応じて，普段の診療のなかで技法の一部を応用することが多い．さらに実際の現場では，時間の制約があるため，問題解決療法の概念を説明し(**図1**)，ワークシート(**図2**)を用いながら，個々の技法を患者の状態に応じて適宜用いている．なかでも，多忙な診療のなかで問題解決療法を有効に行うためには，問題解決ワークシートを有効に活用したい．ワークシートはセッションの内容の記録と同様に，問題解決療法のステージや構造に関する備忘録としても役立つ．

ステップ4：よりよい解決方法を選ぶ

患者がさまざまな解決方法をあげたら，次のステップでは，これらの解決方法を吟味し，実行するものをひとつ(場合によっては複数)選ぶ．この際，それぞれの解決方法についてのメリットとデメリットを個人の価値観という視点を含めて数値化するとよい(たとえば個々の重要性を+1〜+3で表す)．もちろん，患者が想定していないデメリットに医療者側が気づいた場合は，ヒントを提供するなどすることもある．最終的に，メリットを最大化し，デメリットを最小限にしたうえで，設定した目標を達成できるような解決方法を選択する．

ステップ5：解決方法を実行し，結果を評価する

患者が解決方法を選択したら，問題解決療法の最後のステップでは，その解決方法の実行計画を立てることになる．実行計画については，詳細な行動に加えて具体的な日時，方法などについても計画を立てることが重要である．また想定される障壁についても考えておくことが有用である．また，実行するうえで苦痛を感じることがないようなやり方を選択することも重要である．

多くの場合，計画を立てた次のセッションで，結果を評価することになる．一般的には，解決方法の実行状況に関して尋ね，少しでも実行できていれば，それをねぎらいながら，患者の気分にどのような変化をもたらしたかを尋ねる．治療の初期のセッションにおいては，患者は計画を実行することに成功しても，まったく気分は改善されないと言うかもしれない．このさい重要な点は，気分の変化がもたらされるには少しタイムラグがある可能性があることを伝えることである．なかでも重要なことは，患者の動機付けを高め，それを持続できるように促すことである．患者から気分の改善が報告された時は，効果的な問題解決と気分の改善に関連があることを指摘するとよい．

問題解決療法におけるそのほか，留意点

問題解決療法の目標は，患者の抱える問題すべてを解決することにあるのではなく，個々の患者には問題を解決する力があり，そのスキルとして問題解決療法があるということを理解してもらい，それを実践できるようになってもらうことにある．何より大切なのは，患者が自分の生活に対する自己コントロール感を持つことができるようになることである．実際，セッションのなかで問題が解決されるかどうかはさほど重要ではなく，著者も問題解決スキルを普段の診療のなかで応用し，そのスキルを身につけただけで気分が改善した例を数多く経験している．

状態や臨床状況によって，治療セッションの回数は異なるが，イギリスのプライマリケアで用いられているモデルでは，うつ病に対して6回(成書によると初回から2回目までのセッションに60〜90分，その後は30分程度)で行われる[7]．

おわりに

最後に，他の心理療法と同様，問題解決療法においても，治療者の重要な役割のひとつとして，患者との間に，支持的・援助的で，信頼できる関係を築くことの重要性を強調し

ておきたい．このような関係は，問題解決療法を効果的な治療にするうえでの基盤となるものであり，必須ともいえる．当然のことではあるが，問題解決技法のみで治療が進むわけではなく，支持的な患者-医療者関係を基礎として行われてはじめて効果をもたらすのである．

　本稿では，わが国の医療現場に応じた形で，著者の実践を交えて問題解決療法を紹介した．より詳しくは，成書を参照されたい[7-9]．

文献

1) Nezu AM et al. Project Genesis:assessing the efficacy of problem-solving therapy for distressed adult cancer patients. J Consult Clin Psychol 2003;71(6):1036-48.
2) Patel V et al. The Healthy Activity Program(HAP), a lay counsellor-delivered brief psychological treatment for severe depression, in primary care in India:a randomised controlled trial. Lancet 2017;389(10065):176-85.
3) Strong V et al. Management of depression for people with cancer(SMaRT oncology 1):a randomised trial. Lancet 2008;372(9632):40-8.
4) Akechi T et al. Problem-solving therapy for psychological distress in Japanese cancer patients:preliminary clinical experience from psychiatric consultations. Jpn J Clin Oncol 2008;38(12):867-70.
5) Hirai K et al. Problem-solving therapy for psychological distress in Japanese early-stage breast cancer patients. Jpn J Clin Oncol 2012;42(12):1168-74.
6) Momino K et al. Collaborative care intervention for the perceived care needs of women with breast cancer undergoing adjuvant therapy after surgery:a feasibility study. Jpn J Clin Oncol 2017;47(3):213-20.
7) ローレンス・マイナーズ-ウォリス．不安と抑うつに対する問題解決療法．金剛出版；2009．
8) トーマス・J．ズリラ．問題解決療法．金剛出版；1995．
9) 大野裕．こころが晴れるノート．うつと不安の認知療法自習長．創元社；2007．

8 動機づけ面接 (Motivational Interviewing)

Keyword
両価性
チェンジ・トーク
維持トーク
カウンセリングスキル
スピリット

POINT

- 動機づけ面接(MI)は，協働的なスタイルの会話によってクライエント自身が変わるための動機づけを高め，行動変容を促す方法である．クライエントの両価性を明確にしたうえでチェンジ・トークを引き出すことが，その目標となる．

- 臨床家はクライエントが変化の方向に動くよう手助けするために，開かれた質問，是認，聞き返し，サマライズ，許可を得ての情報提供と助言，という5つのカウンセリングスキルを用いる．これらのスキルはMIのプロセス全体に通底するものである．

- MIを実践する際に基盤となる態度であるスピリットはパートナーシップと受容，思いやり，引き出すという4つの要素から成り立っている．この4つの要素が交わるところにMIのスピリットは体現されるのである．

はじめに

動機づけ面接(motivational interviewing: MI)は，協働的なスタイルの会話によってその人自身が変わるための動機づけを高め，行動変容を促す方法である[1,2]．行動療法の専門家であるアメリカのミラー(Miller WR)とイギリスのロルニック(Rollnick S)によって，1980年代に開発された(column 参照)．

両価性，チェンジ・トークと維持トーク

変わる必要がある人びとの大半は，変わることについて"両価的"である．変わりたい．同時に，変わりたくない，今のままでいたい．変わるべき理由はわかっている．同時に，今のままでいる理由も見えている．このような膠着状態に陥り，行動変容に結びつかないクライエントは多い．

クライエントが両価的になっているときには，二種類の話が混ざり合って聞こえることがよくある．ひとつは変化へ向かおうとする言葉で，"チェンジ・トーク(change talk)"とよぶ．もうひとつは現状維持をよしとする言葉で，"維持トーク(sustain talk)"とよぶ．MIの目標は，クライエントの"両価性(ambivalence)"を明確にしたうえで，チェンジ・トークを引き出すことだといってもよい．

チェンジ・トークと維持トークは，1センテンスのなかで自然に混ざり合っていることがしばしばある．たとえば，「食事制限をしないといけない(チェンジ・トーク)けれど，長

沢宮容子　原井宏明　Yoko SAWAMIYA[1] and Hiroaki HARAI[2]
筑波大学大学院人間総合科学研究科[1]，原井クリニック[2]

```
OARS:
    Open questions（開かれた質問）
    Affirming（是認）
    Reflecting（聞き返し）
    Summarizing（サマライズ）
Informing and Advising（許可を得ての情報提供と助言）
```

図1　MIのコアなカウンセリングスキル[1]

続きしないんだ（維持トーク）」のような言い方である．臨床家には，クライエントの変化の兆しであるチェンジ・トークを認識したうえで，それを強化していくことが求められる．

そこで，ポイントになるのが，以下に述べるカウンセリングスキルである．

5つのカウンセリングスキル

MIで用いられるコアなカウンセリングスキルには，"開かれた質問（Open questions）""是認（Affirming）""聞き返し（Reflective listening）""サマライズ（Summarizing）""許可を得ての情報提供と助言（Informing and advising）"の5つがある[1,2]（図1）．前者4つのスキルは，開かれた質問（O），是認（A），聞き返し（R），サマライズ（S）の頭文字をとって，OARS（オールス）とよばれる．ボートを漕ぐ"オール"のように，MIにおける舵取りの重要なツールであり，また推進力でもある．これらのスキルは，MIのすべてのプロセスで用いられる．

1．開かれた質問

開かれた質問（Open questions）とは，"はい""いいえ"で答えられない質問である．ただし，"はい""いいえ"では答えられない質問であっても，「自信の度合いは0から10のうちどれですか？」のように限られた選択肢から選ばせる質問，あるいは「睡眠時間は？」のように特定の情報を尋ねるだけの質問も，MIでは開かれた質問とは考えない．

開かれた質問とは，以下の例のように，クライエントが自由に答え方を選ぶことができる質問だ．

---

column　動機づけ面接はエビデンスから生まれた

1980年代，飲酒問題を抱える患者を対象とした行動療法に関する研究がアメリカで行われた．行動療法の枠組みに基づいた自己管理マニュアル配付群と，カウンセラーによる行動療法セッション群の介入効果を比較した結果，飲酒量の変化に有意な差はなかった[10]．しかし，行動療法セッション群のデータは介入するカウンセラーによってかなりばらつきがあり，カウンセラーの共感度が高いほど，対象者の飲酒量は減ることが明らかになった[11]．この共感度が高いカウンセラーが行った面談を詳細に観察・分析した特徴をもとに，動機づけ面接（MI）の原型が構成された．MI誕生の瞬間である．その後も実証的なエビデンスが集積され，複数のメタアナリシス[12]によっても，MIの有効性は明らかとなっている．アルコール，薬物，喫煙，病的ギャンブル，ダイエット，運動，治療アドヒアランス，DVなどのさまざまな問題をはじめ，犯罪者の矯正[13]などの司法分野まで，MIの適用範囲は多岐にわたる．

「この問題は日々のあなたの生活にどのように影響してきましたか？」
「5年後にはご自身の人生がどんなふうに変わっていたらいいなと思いますか？」
「今のままのやり方を続けていくと，どんなふうになっていくと思いますか？」

これに対し，閉じられた質問は，典型的には"はい""いいえ"のように短い具体的な回答を求めるものであり，クライエントの反応の選択肢を制限してしまう質問だ．特定の情報を形式的に収集するのが，閉じられた質問ともいえる．

一方，開かれた質問をしていくと，さまざまな情報とともに，チェックリストにはないような重要な事柄も聞き取れる．時間がないときはつい閉じられた質問に頼りがちになるが，時間がなければないほど，開かれた質問を使うほうがクライエントの変化を促す点ではよい結果につながる．

2．是認

是認(Affirming)とは，クライエントがもっている強みやリソースといった面に目を向け，ポジティブなコメントを発信することである．それは，クライエントを支え，勇気づけ，リスペクトすることでもある．是認の対象は，次のようにクライエントの行動など特定の事柄でもかまわない．

「今週は仕事探しの電話を3回もなさったんですね」

クライエントはあなたの言葉にどのように反応するのか？ 反応が表情に現れたのが見て取れれば，聞き返したり質問したりすることができる．MI全体がそうであるように，クライエントはあなたのガイドである．是認は治療の継続を容易にするであろうし[3]，クライエントの防衛的態度もやわらげるであろう．

3．聞き返し

聞き返し(Reflective listening)はクライエントの言葉をそのまま，あるいは別の表現に言い換えて返すことである．聞き返しは，MIの全プロセスにおける要であり，臨床家が最初に学ぶべきスキルである．

質問の後は，聞き返しで応答するのが原則だ．質問を1つしたら，平均2〜3の聞き返しで対応することを目標とする．よい聞き返しは，クライエントの防衛的態度をやわらげ，クライエントが自分の思考と感情などを探るのに役立つ．

質問と聞き返しが音声面でどう違うかを，以下の2つの文章を，声に出して読んで確認していただきたい．

(a)「あなたは問題だとは思わないのですか？」
(b)「あなたは問題だとは思わないのですね」

(a)のような質問の最後は，語尾が上がり(トーンが上がり調子になり)，(b)のような文の最後は，語尾が下がる(トーンが下がり調子になる)場合が多いだろう．質問はクライエントに答えを求めている．つまり，クライエントに"答えろ"と要求しているのだ．

聞き返しには，①単純な聞き返しと，②複雑な聞き返しとがある．

①単純な聞き返しとは，クライエントの言ったことにほとんど，あるいはまったく何も付け加えず，発言内容を単に繰り返すか，少しだけ言い換えたものである．

②複雑な聞き返しとは，クライエントが言ったことに対して，なんらかの意味を付け加えたり，一部を強調したり，まだ述べられていないが，このまま話が続けば次はこのような話になるであろうと推測したりするものである．

以下の例で比べていただきたい．

クライエント「今日はひどく落ち込んでいる感じです」
①単純な聞き返し「気分が沈んでいるような感じなのですね」
②複雑な聞き返し「この2，3週間，気分がよくなったり，悪くなったり，波がある感じなのですね」

聞き返しの神髄はクライエントの言葉の意味を推測することにある．複雑な聞き返しを増やすと会話は先に進みやすくなる．もちろん，臨床家の推測は真実から外れていることも多いのだが，このことにはメリットがある．臨床家の誤解に気づいたクライエントが修正してくれる．たいていの人は他人の間違いを正すのが好きだ．間違いが連続したら不快感を生じさせるであろうが，そのときには開かれた質問「では詳しく話してください」をすればよい．

時間の余裕がないから聞き返しができない，という臨床家は多い．しかし，クライエントに修正させるチャンスを与えず，臨床家が間違った推測のままで先を急いだとしたら，それは時間を節約したことになるであろうか？

4．サマライズ

サマライズ(Summarizing)は，クライエントが今までに話したことを臨床家が簡潔にまとめたものである．サマライズの本質は聞き返しであり，"あなたが私に話してくれたことを，このように記憶し，理解している"ことの表明という意味で，是認にもなる．クライエントが話したことのなかから，何を，どのような順序で，いかにサマライズするかが，MIでは重要となる．

クライエントの口からはチェンジ・トークも維持トークも飛び出すであろう．臨床家はチェンジ・トークも維持トークも取りあげつつ，自然とチェンジ・トークにフォーカスが当たるようにしていく．サマライズの際の順序も大切で，維持トークから始めてチェンジ・トークで終わるようにする．チェンジ・トークで終わると，近接性による強調が効いて，クライエントは変化の方向に反応するようになるからである．また，維持トークとチェンジ・トークをつなぐ接続詞は，逆説を示す"しかし"などを用いず，臨床家が双方を対等に並べていることを示す"一方で""そして"などを用いた方がよい．

よいサマライズには"全体像"が示されていなければならない．クライエントから発信されたバラバラの要素をサマライズしなおして組み合わせ，順序を変えると，新しいものが生まれるのだ．自分が述べたチェンジ・トークのすべてを，このような戦略的に注意深く変化の方向へとまとめられたサマリー(要約)として改めて聞かされることによって，変

化への強いモチベーションが生じる．

　また，サマライズの最後に「他には？」という開かれた質問を加えれば，臨床家が取りこぼしてしまったことをクライエントが補うことができるであろう．

　チェンジ・トークの小さなかけらひとつひとつは一輪の花のようなものだ．臨床家はその花を集めてひとつの大きな花束に育て上げていくのである．

5．許可を得ての情報提供と助言

　MI では臨床家がクライエントに情報提供やアドバイスを行う場合は，許可を得てからするようにする．さらに EPE（elicit-provide-elicit，引き出し-与え-引き出す）という枠組みを用いる．他にも情報は小分けして理解しやすくする，治療の選択肢の情報の場合は一つだけにせず，複数にしてクライエントが自分で選ぶようにする，などの工夫を行う．与えられた情報をどう使うかをクライエントが自分で考え，自分で選択することを大切にする．

　以上，5 つのコアなカウンセリングスキルは，MI を効率的に実践するための前提条件である．MI では，クライエントが変化の方向に動くよう手助けするために，これらのスキルを戦略的に使用することが求められる．

　これらのスキルは以下に述べる 4 つのプロセス全体に通底する．

4 つのプロセス

　MI では，"関わる（engaging）""フォーカスする（focusing）""引き出す（evoking）""計画する（planning）"という 4 つのプロセスを考えている[1,2]．後に続くプロセスは，その前のプロセスの土台の上に構築される（図 2）．また，必要が生じれば，前のプロセスに戻ることもある．

1．関わる

　関わる（engaging）とは，臨床家とクライエントの間に信頼関係に基づいた作業同盟が確立する段階である．関わることができて，はじめて次のフォーカスするプロセスに入ることができる．また，関わることはフォーカスするプロセスが始まれば終わり，というものではない．関わることの重要性は，フォーカスする，引き出す，計画するというプロセスの間中，ずっと変わらない．したがって，途中，何か折りあるごとに，関わることを再確認する必要がでてくるのである．

2．フォーカスする

　フォーカスする（focusing）とは，クライエントの話そうとしている話題を特定し，焦点

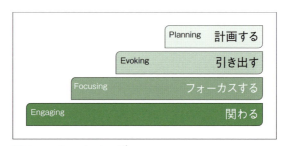

図 2　MI の 4 プロセス[1,2]

表1 4つのプロセスに関する質問例[1]

```
1. 関わる (engaging)
   ・私と話すときにクライエントはどの程度の快適さを感じているのか？
   ・私はどのくらいクライエントの助けになり，役に立っているのか？
   ・この会話で協働的なパートナーシップが感じられるか？
2. フォーカスする (focusing)
   ・クライエントの変化のゴールは何か？
   ・クライエントと私は共通の目的をもって協働作業をしているだろうか？
   ・クライエントと私の会話は別々の方向ではなく，同じ方向に向かって進んでいる感じがするか？
3. 引き出す (evoking)
   ・クライエント自身にとっての変化の理由は何か？
   ・どのようなチェンジ・トークが聞こえてくるか？
   ・私は1つの方向に引っ張りすぎたり，急がせすぎたりしていないだろうか？
4. 計画する (planning)
   ・変化に向かう次のステップとして何が実行可能か？
   ・どんな助けがあれば，クライエントが前に進めるようになるだろうか？
   ・私は計画を処方するのではなく，クライエントから引き出すことを忘れていないだろうか？
```

を絞っていくことである．変化についての会話が，特定の方向に向かって進み続けるようにするプロセスである．

3. 引き出す

引き出す(evoking)とは，変化を支持する意見を，クライエント自身の口から引き出すことである．クライエントの変化への動機づけを確認することであり，MIの中核となるプロセスである．引き出すことは，フォーカスすることによって変化のゴールが明確になったときにはじめて可能となる．

4. 計画する

計画する(planning)とは，クライエントが変化の方向に動き出した段階で，具体的な行動計画を立てることである．他の3つのプロセスと同じく，計画することも変化が進むにつれて，見直しを必要とする継続的なプロセスである．

変化に向かうプロセスは，直線的よりも，螺旋状で進むことの方が多いため，途中で，関わる，フォーカスする，引き出す，計画するという4つのプロセスを出たり入ったりしていることに気づくことがある．一方，4つのプロセスには性質の違いがある．**表1**は，各プロセスを認識するために役立つ質問例である．治療の過程について，臨床家自身が自問自答する際に利用できるが，クライエントに対して投げかける質問として利用できるものも含まれている．

 ## スピリット

MIはやる気のない人を操作し，その人がやりたくないこともさせることが可能となる，トリックのようなテクニックなのであろうか？ その問いに答えるのが，"スピリット"という考え方である．

スピリットとは，MIを実践する際に基盤となる態度であり，"パートナーシップ(partnership)"，"受容(acceptance)"，"思いやり(compassion)"，"引き出す(evocation)"という4つの要素から成り立つ[1,2]．MIのスピリットはこの4つの要素が交わるところに体現される(**図3**)．

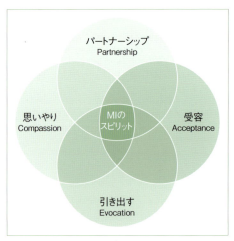

図3 MIのスピリット[2]

1. パートナーシップ

パートナーシップ(partnership)とは，専門家同士の間で行われる能動的な協働関係である．臨床家は各分野の専門家だが，クライエントはその人のことを誰よりも知っている自分自身に関する専門家である．スピリットにおけるパートナーシップは，クライエントおよびクライエントの人生に対する敬意の念が欠かせない．

MIは，クライエントの"ために(for)"，クライエントと"ともに(with)"行われる．MIは，格闘技ではなく，社交ダンスのようなものなのだ．その人に抗って動くのではなく，その人とともに動くのである．勝ち負けはない．

2. 受容

受容(acceptance)とは，クライエントが体験しているすべての側面を受け入れる態度である．このMIの考え方は，クライエント中心療法(client-centered approach)を唱えたC. R. ロジャーズの仕事に源流がある．かならずしもその人の行動を承認する，あるいは現状を黙認するという意味ではない．臨床家がクライエントを個人的に承認(あるいは不承認)するかどうかはこの場合，無関係である．

3. 思いやり

思いやり(compassion, 慈悲心)とは，クライエントの福祉を積極的に増進することである．つまるところ，私たちのサービスはクライエントに益するためであり，私たち自身に益することは二の次である．このように他人の幸せを願うことは，いうまでもなく，人が対人援助職に就こうとする動機づけのひとつである．

4. 引き出す

引き出す(evocation)とは，クライエント自身の強みやリソース(資源)にフォーカスを当て，それを活性化させることである．

MIにおいて臨床家の役割は，クライエントの内部にある深い井戸から水を汲み上げるように引き出すということである．けっしてクライエントの空のカップに，臨床家が水を注いで与えるということではない．したがって，クライエントが本来もっている強みとリソースにフォーカスを当て，理解することが重要となる．

動機づけ面接とは違うこと

　ミラーとロルニックは「動機づけ面接に関する 10 の"not"(Ten things that motivational interviewing is not)」を示すことで，動機づけ面接の特徴をわかりやすく伝えている[4]．

1．多理論統合モデルに基づかない

　広く知られている多理論統合モデル(transtheoretical model：TTM)[5,6]の変化のステージ(前熟考期，熟考期，準備期，実行期，維持期)は，MI とは本来，無関係な存在である．MI はクライエントに合わせて行うが，ステージに合わせるわけではない．MI では前熟考期にあるようなクライエントがいきなり実行期に移ることも想定するし，実行期のクライエントにも両価性が潜んでいることを考慮する．MI と TTM は同時期に嗜癖に対する新しい治療モデルとして広まった．たがいに両立可能かつ相補的なものであり，いわば"けっして結婚はしないが，仲のよいいとこ同士のような関係"[1]だが，混同してはならない．

2．希望しない行動へクライエントを誘導するトリックではない

　臨床家がやらせたいことをクライエントにやらせたり，操作したりする方法ではない．動機がまったくないクライエントに対し，動機を創造するために MI を使うことはできない．クライエントに固有の動機がまったくない行動には無効である．

3．テクニックではない

　MI は単なるテクニックではない．重要なのは，MI を実践する際に基盤となる態度，スピリットである．スピリットのない MI は，"音楽のない歌詞だけの歌"のようなものである．

4．意思決定バランスではない

　意思決定バランス(decisional balance)とは異なるものである．意思決定バランスでは変化のメリット・デメリットの両面を探るが，MI では原則として変化のデメリット(現状維持の要素)よりも変化のメリットにフォーカスを当てる．

5．評価のフィードバックは必要でない

　クライエントに臨床家の評価をフィードバックすることは必須ではない．評価のフィードバックは変わるための準備ができていないクライエントの場合，動機づけ強化に役立つことはあるが，MI の必要条件でも十分条件でもない．

6．認知行動療法の一形態ではない

　MI は，クライエントが本来もっているものを引き出すアプローチであり，クライエントに欠けていると思われるもの(コーピングスキル，適応的思考など)を補うアプローチではない．

7．クライエント中心療法ではない

　MI のプロセスには明確な方向性があり，変化を指向しゴールに向かっていく．チェンジ・トークを選択的に強化するという，意図的で戦略的な動きがある．

8．簡単ではない

　シンプルだが，簡単ではない．MI の練習は，スポーツをしたり楽器を演奏したりするのと同じだ．うまくなるには繰り返しが必要なのである．

9．あなたが今までやっていたものではない

　熟達した臨床家のスキルをさらに洗練させたものである．したがって，臨床家が MI の

訓練を受けないで，その奥義を自然に身につけることは困難である．

10. 万能薬ではない

あらゆる問題に効能をもつ万能薬ではない．MIは両価性を解決し，変化の動機を強められるよう援助することをめざして開発されてきた．したがって，すでにクライエントが明確なゴールに向かっていく準備ができているのであれば，MIを用いる必要はない．たとえば，アルコールや薬物依存の患者の家族たちなど，ゴールが明確で変わるための準備が十分できている場合にはMIを用いる必要はない．またMIを用いることによって，クライエントに害を与えそうな場合，あるいは有益な結果をもたらされる可能性が低い場合にも，MIは用いられるべきでない．たとえば，すでに変わると決断した実行段階にあるクライエントに対してMIを用いると，クライエントの前進を妨げてしまう[7]．

MIは他のアプローチとの併用も有効である．MIはエビデンスの蓄積から成立しており，特定の理論や体系からスタートしたものではない．特有の動機づけ理論をもたないことは欠点に見えるが，だからこそ，他の認知行動療法や薬物療法，栄養指導などのアプローチともよく馴染むという利点が生じている[8,9]．

文献

1) Miller WR and Rollnick S. Motivational interviewing:Helping people change. 3rd ed. Guilford Press;2012.
2) ミラーWR，ロルニックS. 原井宏明(監訳)．動機づけ面接 人が変わることを援助する第3版．星和書店；(印刷中)．
3) Linehan MM et al. Dialectical behavior therapy versus comprehensive validation therapy plus 12-step for the treatment of opioid dependent women meeting criteria for borderline personality disorder. Drug Alcohol Depend 2002;67(1):13-26.
4) Miller WR and Rollnick S. Ten things that motivational interviewing is not. Behav Cogn Psychother 2009;37(2):129-40.
5) Prochaska JO et al. Changing for good:a revolutionary six-stage program for overcoming bad habits and moving your life positively forward. William Morrow and Company;1994.
6) プロチャスカJO・他．中村正和(監訳)．チェンジング・フォー・グッド―ステージ変容理論で上手に行動を変える．法研；2005.
7) Ashton M. The motivational hallo. Drug and Alcohol Findings 2005;13:23-30.
8) 原井宏明．方法としての動機づけ面接：面接によって人と関わるすべての人のために．岩崎学術出版社；2012.
9) 原井宏明．動機づけ面接．心と社会 2015；46(3)：99-104.
10) Miller WR et al. Focused versus broad-spectrum behavior therapy for problem drinkers. J Consult Clin Psychol 1980;48(5):590-601.
11) Miller WR. Motivational interviewing with problem drinkers. Behav Cogn Psychother 1983;11(2):147-72.
12) Lundahl BW et al. A meta-analysis of motivational interviewing:Twenty-five years of empirical studies. Research on Social Work Practice 2010;20(2):137-60.
13) Clark MD. Motivational Interviewing for Probation Staff:Increasing the Readiness to Change(Part I). Federal Probation 2005;69(2):22-8.

患者の行動変容に役立つ理論・技法

9 マインドフルネス

Keyword
気づき
受容（アクセプタンス）
マインドフルネスストレス低減法

POINT

- マインドフルネスは，今この瞬間の体験に気づくという要素と，体験を評価判断したりコントロールしたりしないという受容の2つの要素からなっている．

- マインドフルネスに基づいた介入は，うつ病，不安障害，慢性疼痛，がん，さまざまな心身症などに対して，疾患に伴う心理的苦痛を低減させ，QOLを向上させることが示されている．

- マインドフルネスが多様な問題に効果を示すメカニズムのひとつは，習慣化された自動的な反応を生起させにくくし，より適応的な対応を選択できるようになることで，身体症状や精神症状を増悪させる悪循環を断ち切ることであると考えられる．

マインドフルネスとは

　マインドフルネスとは，"意図的に，瞬間瞬間の体験に対して，評価判断することなく，注意を向けることによって得られる気づき"とKabat-Zinn[1]によって定義されている．この定義には，"意図的に，瞬間瞬間の体験に対して……注意を向けることによって得られる気づき"という能動的な注意制御の要素と，"評価判断することなく"という平静な心理的態度の2つの要素が含まれている[2]．心理学の研究において，マインドフルネスがどのような構成要素からなっているか検討が重ねられ，"気づき"と"受容（アクセプタンス）"（研究によって表現は異なる）の2つの構成要素からなっているという意見に収束してきているといえるであろう（**図1**）．

　マインドフルネスは，仏教に由来する概念であり，テーラワーダ仏教の経典言語であるパーリ語でサティ（Sati）とよばれる[3]．そのサティを養う訓練が，仏教伝統において脈々と受け継がれ，それを学んだKabat-Zinnが1979年にマサチューセッツ大学で臨床応用した

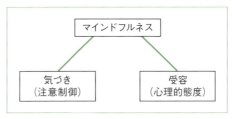
図1　マインドフルネスの2つの要素

髙橋　徹　熊野宏昭 Toru TAKAHASHI[1] and Hiroaki KUMANO[2]
早稲田大学大学院人間科学研究科[1]，早稲田大学人間科学学術院[2]

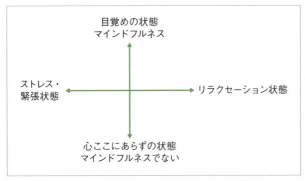

図2 マインドフルネスとリラクセーションの関係[4]
マインドフルネスとリラクセーションは別の軸である．

プログラムが，現在までにつながるマインドフルネスに基づいた介入の広がりの起点であるとされる．そのプログラムは，慢性疼痛への応用から始まり，現在ではマインドフルネスストレス低減法(Mindfulness-based stress reduction)という標準化されたプログラムとしてさまざまな対象に適用されている．

マインドフルネスは，瞑想やヨーガなどを用いることから，ストレスや緊張のない状態を誘導するリラクセーションと混同されやすいが，リラックス状態とは異なる(**図2**)．つまり，リラックス状態に対して気づき，評価判断しないことも可能であるし，ストレスや緊張状態に気づき，評価判断しないことも可能である．マインドフルネスを訓練する際に，結果としてリラックス状態が誘導され，それが効果をもたらしている部分もあると考えられる．しかし，マインドフルネスの定義それ自体には，リラクセーションの要素は含まれていないし，それを誘導することが目的でないことに注意が必要である．

マインドフルネスの方法

マインドフルネスの標準化されたプログラムとして，上述のマインドフルネスストレス低減法と，マインドフルネス認知療法がある．マインドフルネス認知療法は，うつ病の再発防止を目的として，マインドフルネスストレス低減法のプログラムを取り入れたものであり，マインドフルネスを訓練する技法自体は同様である．そこで，これらのプログラムで用いられる瞑想技法を説明する．

1．ボディスキャン

ボディスキャンでは，足先から頭まで順番に注意を向けていき，身体感覚に注意を向けて観察する訓練を行う．多くは仰向けの状態で行われるが，座位などその他の姿勢で行ってもよい．ボディスキャンでは，身体の特定の部位に注意を集中する能力や，別の身体部位に注意を転換する能力を訓練するとともに，最後には全身を同時に感じることで，注意を分割する訓練をする．また，実習のすべてを通じて，あらゆる身体感覚を受容する態度で臨み，体験に対してオープンな姿勢を育む．

2．静坐瞑想

静坐瞑想ではまず，呼吸に伴って変化する身体の感覚(腹部の膨らみや収縮，鼻腔に空気が触れる感覚など)に注意を向ける．注意が逸れたら，何に注意が逸れたかを確認し，呼吸

に伴う身体の感覚に注意を戻す．これを繰り返すことで，自動的にさまよっていく心に気づく力を訓練するとともに，身体感覚を観察し続ける集中力を訓練する．次に，訓練が進むに連れて，身体全体の感覚や，音，思考へと注意の対象や範囲を広げていく．ボディスキャンも含めて，このように気づく範囲を広げていくことで，反応の連鎖の元となるさまざまな刺激に気づくことができ，あらゆる体験に対して評価判断や自動的な反応が生じにくくなっていくと考えられる．

3．ヨーガ瞑想と歩く瞑想

ヨーガ瞑想や歩く瞑想では，動きに伴う身体感覚に気づく．さまざまな刺激に反応して生じる感情や思考にも気づき，身体と心の関連を学んでいくことができる．また，ヨーガ瞑想などでは，ポーズをとるにあたって痛みや疲労が生じることがあり，不快な体験に対する受容を直接的に訓練することもできる．

また，これらの一定の時間をとって行うフォーマルな練習に加えて，日常でも感覚に気づいていく訓練を行う．たとえば，日常の生活動作（家事，食事，入浴，歯磨きなど）のなかから，マインドフルに行う活動を選んでもらい，日常でマインドフルネスであることを練習してきてもらう（インフォーマルな練習）．

これらの訓練を通して，さまざまな場面や状況で，今この瞬間の身体感覚・思考・感情などに"気づいて受容する"ということができるようになっていく．そのことで，自動的に反応してしまって症状や問題行動に関わる悪循環を生んでしまうような困難な生活場面においても，気づいて，習慣的な反応を止めることができるようになると考えられる．

もちろん，身体症状など不快さが強い体験に対しては，注意を向けることが非常に負担になる場合もあるため，患者の状態を見ながら誘導する必要がある．また，マインドフルネスを構成する"気づき"の要素が先に向上し，"受容"の要素が後から養われるために，訓練の初期においては感情が強く感じられたり，症状が悪化して感じられたりする可能性が指摘されており[5]，治療者は注意が必要である．

マインドフルネスの介入は，かならずしも集団療法の形をとるものではなく，わが国においても医師による個人診療でマインドフルネスを取り入れる試みがなされている[6]．また，マインドフルネスを人に伝えるには，自分がマインドフルネスを実践し，体験することが重要であることを付言しておく．

 ## マインドフルネスの効果

現在までに，非常に多くのランダム化比較試験が行われ，マインドフルネスに基づいた介入の効果が検討されている．Khouryら[7]は，多様な疾患を対象としたマインドフルネスを用いた介入による209試験についてメタ解析を行った．対象となった疾患には，気分障害（25試験，以下（ ）内数値は試験の数を表す），がん（25），不安障害（23），疼痛（17），アルコールを含む物質乱用（8），線維筋痛症（6），肥満（5），社交不安障害（5），HIV（4），PTSD（4），頭痛（3），ADHD（2），精神病（統合失調症；2），過敏性腸症候群（2），心臓病（2），耳鳴（2），多発性硬化症（2），慢性リウマチ（2）などが含まれていた．その結果，臨床症状に対する前後比較（72）の効果量は0.55，待機群との比較（67）では0.53，一般的治療との比較（22）では0.44，アクティブコントロール群との比較（68）では0.33，心理療法との比較（35）

では0.22, 伝統的な認知行動療法や行動療法との比較(9)では-0.07の効果量であった. これらの結果から, 伝統的な認知行動療法や行動療法を含めた心理療法との比較では, この時点での報告では効果量はみられない, あるいは小さいといえるが, 前後比較や待機群, 一般的治療群との比較の結果からは, 多様な疾患に対して一定の効果を有しているといえる.

Gotinkら[8]は, マインドフルネスに基づいた介入に関する23のメタ解析や系統的レビューを集めて, それらをさらに統合するメタ解析を行った. 対象となったメタ解析には, がん(6メタ解析, 以下( )内数値はメタ解析・系統的レビューの数を表す), 慢性疼痛(3), 心血管疾患(1), 慢性身体疾患(2), うつ病(3), 不安障害(1), 精神疾患全般(4), その他の疾患全般(1), 健常人(1), 子ども(1)を対象にしたものが含まれていた. ランダム化比較試験の数としては, 115の試験が含まれ, 対象者は全部で8,683人であった. 3,830人が身体的症状, 4,276人が精神的症状があり, 残りの577人は一般人であった. 全体として結果は, うつ, 不安, ストレス, QOLに対しては中程度の効果量, 身体機能に対しては小さい効果量の改善がみられた.

心身医学領域のさまざまな疾患に対するマインドフルネスの効果研究を樋野[9]はレビューしている. 生活習慣病に対しても多く適用されており, 2型糖尿病患者に対してマインドフルネスストレス低減法を実施したところ, ライフスタイルや体重の変化自体はみられなかったが, HbA1Cや血圧が有意に低下し, さらに, うつや不安などの改善がみられた[10]. マインドフルネスにより, ストレスに対する心理的反応性が緩和され, コルチゾールの増加などの生理的な反応が低減されたことで, 血糖コントロールが改善したと考えられている[9]. 肥満症に対しては, マインドフルネスに基づいた介入によって, 食行動に対するコントロール感が向上し, 体重が有意に低下するとともに, 過食, 抑うつ, ストレスの知覚, 身体症状がいずれも改善したことが示されている[11]. 全体として, マインドフルネスが身体の問題自体を改善するかどうかに関しては一貫した結果が得られていないが, 個々の身体症状や心理的苦痛に適切に対応できるようになり, 全体的な幸福度やQOLの向上がもたらされるという報告は多いといえる[9].

マインドフルネスに基づいた介入の臨床試験は, アクティブコントロール群を設けるなど質の高いものが増えてきているが, マインドフルネスの定義が曖昧であるなど厳密性への批判もなされており[12], 今後も研究をフォローしていく必要がある.

マインドフルネスのメカニズム

マインドフルネスが多様な心身の問題に対して効果を示すメカニズムの仮説が数多く提案されている. マインドフルネスストレス低減法を概説した伊藤[13]は, ①症状の経験的回避から穏やかな受容・観察への変容, ②症状の身体感覚的要素と情動・認知的要素のアンカップリング(たとえば, 疼痛の痛感覚と, それを苦痛と捉える感情, 思考のアンカップリング), ③反すう・破局化思考からの脱却などを作用機序としてあげている.

これらのメカニズムは共通して, 習慣化された不適応的な, 刺激と反応の関係を断ち切ることであると捉えることができる(**図3**). このとき, 反応には不快な体験をコントロールしようとすることや, 刺激に対する評価判断, ネガティブな反復的思考(反すうや心配)

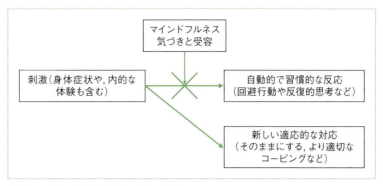

図 3 マインドフルネスのメカニズム
マインドフルネスはこれまでに形成された刺激と反応のつながりを断ち切り，新しい適応的な対応を選択することを可能にする．

などが含まれる．刺激（身体症状や，内的な体験も含む）に対して，気づきと受容を向けることによって，刺激と反応の結びつきを弱めることができ，別の対応を選択することができる．その対応は，そのまま何もしないでいることであったり，他の，より適切なコーピングであったりするであろう．このことを熊野ら[14]は，「マインドフルネスは"今この瞬間の身体感覚・思考・感情などに気づき，それに後続する反応を止め，さらにその体験を見つめ続けることによって，自然とピークアウトするまで待つ"という一連の行動連鎖を含んでおり，そのことが，過去の学習歴によって形成された反応パターン（症状や問題行動）を消去することを可能にする」と説明している．

マインドフルネスに基づいた介入による脳の変化に関して，Gotinkら[15]はマインドフルネスの標準プログラムによる脳機能の変化を系統的にレビューした．その結果，前頭前野，海馬，帯状回，島は活性化する傾向にあり，扁桃体は活動が減少する傾向がみられた．これらの変化は，マインドフルネスが注意制御能力や感情制御能力を向上させることと一貫している．そのほかにもコルチゾール値の低下や，自律神経活動の変化などが報告されており，マインドフルネスが生理的な変化を媒介して効果を示すことが示唆されてきている．今後，生物・心理・社会的な側面からメカニズムの説明が精緻化されていくと考えられる．

文献

1) Kabat-Zinn J. Mindfulness-based interventions in context:past, present, and future. Clinical psychology:Science and practice 2003;10(2):144-56.
2) 杉浦義典．マインドフルネスの心理学的基礎．貝谷久宣・他編．マインドフルネス―基礎と実践．日本評論社；2016．p.97-113.
3) 井上ウィマラ．呼吸による気づきの教え　パーリ原典「アーナーパーナサティ・スッタ」詳解．佼成出版社；2005.
4) 熊野宏昭．実践！マインドフルネス―今この瞬間に気づき青空を感じるレッスン．サンガ；2016.
5) Lindsay EK and Creswell JD. Mechanisms of mindfulness training:Monitor and Acceptance Theory (MAT). Clin Psychol Rev 2017;51:48-59.
6) 岩井圭司．日常精神科臨床の中でのマインドフルネス―総論と導入―．精神科治療学 2017；32(5)：573-8.
7) Khoury B et al. Mindfulness-based therapy:a comprehensive meta-analysis. Clin Psychol Rev 2013;33

(6):763-71.
8) Gotink RA et al. Standardised mindfulness-based interventions in healthcare:an overview of systematic reviews and meta-analyses of RCTs. PloS One 2015;10(4):e0124344.
9) 樫野真美. 心身医学とマインドフルネス. 貝谷久宣・他編. マインドフルネス―基礎と実践. 日本評論社；2016. p.205-19.
10) Rosenzweig S et al. Mindfulness-based stress reduction is associated with improved glycemic control in type 2 diabetes mellitus:a pilot study. Altern Ther Health Med 2007;13(5):36-8.
11) Carlson LE. Mindfulness-based interventions for physical conditions:a narrative review evaluating levels of evidence. ISRN Psychiatry 2012;2012:651583.
12) Van Dam NT et al. Mind the hype:A critical evaluation and prescriptive agenda for research on mindfulness and meditation. Perspect Psychol Sci 2018;13(1):36-61.
13) 伊藤　靖. マインドフルネス・ストレス低減法（MBSR）―プログラムを概説する―. 精神科治療学 2017；32(5)：591-8.
14) 熊野宏昭・他. マインドフルネス系 CBT の理論と方法論. 臨床心理学 2016；16(4)：439-43.
15) Gotink RA et al. 8-week mindfulness based stress reduction induces brain changes similar to traditional long-term meditation practice―a systematic review. Brain Cogn 2016;108:32-41.

患者の行動変容に役立つ理論・技法

10 交流分析

Keyword
エゴグラム
やりとり分析
ゲーム分析
はい-でもゲーム
行動変容

POINT

- 交流分析はわかりやすく、応用範囲が広い心理療法である。本稿では生活習慣病の症例を用いて、交流分析の理論よりエゴグラム、やりとり分析、ゲーム分析の3つを解説する。

- エゴグラムは人の自我状態を5つに分類し、それぞれのエネルギー量をグラフにして他覚的にとらえるツールである。素早くパーソナリティの把握ができ、最適なアプローチの選択に有効である。

- 医療従事者と患者で交流が常にスムーズとは限らないが、やりとり分析やゲーム分析は、そのような交流パターンを分析し、改善する一手となる。

はじめに

人間の心理状態を把握するのは非常に時間がかかり、難しいイメージがあり、心理療法の多くは難しい言葉遣いで、専門家ではない方が馴染みにくい側面がある。アメリカの精神科医エリック・バーンが創始した交流分析[1)]では"親""やりとり""ゲーム"など、専門用語が親しみやすく、行動や立ち振る舞いなどから観察可能であり、説明も理解しやすい特徴があり、医療現場のみならず産業や教育などの幅広い分野で活用されている[2)]。本稿では、医師と患者の交流から生活習慣などの行動変容まで広く使える交流分析の"技"を、症例を用いながら紹介する。

症例提示

とくに既往のない50代専業主婦のAさんは、1カ月前の健康診断でHbA1c 7.5%を指摘され、諸検査で2型糖尿病と診断された後、当院へ受診した。糖尿病の薬を内服することに抵抗があり、できれば生活改善で治療したい希望がある。

Aさん「まあ、素敵な先生ね〜！ よろしくおねがいします。わたし、薬は嫌いなの〜雑誌で"本当は怖い、薬"特集っていうの見てから、こわくなっちゃって。お友達の〇〇さんも糖尿病の薬やめたみたい！ ただ…私意志が弱いからダイエットとか向かないのよね…先生、生活習慣ってどうやって変えればいいのかしら？」

医師「生活習慣改善に興味があるのですね！ パンフレットを活用するのはいかがでしょうか？」

Aさん「はい、パンフレット読みました。でも、何から始めていいのかわからなくて」

平出麻衣子　Maiko HIRAIDE　東京大学医学部附属病院心療内科

医師「それでは，栄養指導はいかがでしょうか？」
Aさん「はい，でも栄養指導とか，厳しく規則を決めて従うのってきらいなのよね」
医師「間食をやめるのはいかがでしょうか？ シンプルで取り入れやすいかと思います」
Aさん「はい，そうね〜でも間食って食べてないのよね」
医師「間食は摂っていらっしゃらないですか…主食減量も効果的ですよ」
Aさん「あ〜はい，でもそれもやってるのよ．食べすぎないようにね」
医師「食事療法以外には，運動療法がありますよ」
Aさん「そうそう，そうなのよね．でも運動ハードなものは嫌いなの」
医師「嫌いですか…それではウォーキングならばいかがでしょう？」
Aさん「はい，歩きたいのですが，でも，膝が痛いんです」
医師「ん〜，膝ですか…それなら，負担の少ない水中ウォーキングならいかがでしょう!?」
Aさん「はい，でも，水もきらいなのよ．はぁ，もういいの，こんな風になかなかできることがないんです」

この"やりとり"を読んで，「薬も使いたくないうえに，どの提案も言い訳ばかりして，まったく仕方がないな」と怒りを感じたであろうか？ あるいは，「どのように提案すると，この方にはよいであろうか？」と，自分におき換えて提案を考えた方もいるかもしれない．この症例のアセスメントや方針について，3つの交流分析理論を用いて説明する．

交流分析の技

1．エゴグラム

交流分析ではパーソナリティをグラフに表すことにより一目で把握できる，便利なツール"エゴグラム"がある[1]（**図1**）．

エゴグラムでは下記5つの自我状態でパーソナリティを描く[3]（**表1**）．

<CP：Critical Parent，批判的な親> 信念に従って行動する厳しい父親のような心である．確固たる自分の価値観や考え方をもっており，良心や理想とも深く関連しているが，CPが強いと尊大で支配的となったり，他人を批判したり非難したりする[3]．

<NP：Nurturing Parent，養育的な親> 思いやりをもって世話をするやさしい母親のような心である．親切，いたわりや寛容な態度と関連しており，親身になって人の面倒を見る保護的な優しさが特徴である．NPが強すぎると，過保護やおせっかいになりやすい[3]．

<A：Adult，成人> 事実に基づいて物事を判断しようとする合理的な大人の心．Aはコンピュータにたとえられ，データを集めて論理的に処理していく働きをする．Aだけが強すぎると，打算的で冷たく情緒の乏しい人間味に欠けた人になる恐れがある[3]．

<FC：Free Child，自由な子ども> 自分の欲求のままに振る舞い，自然な感情をそのまま表す，何者にも縛られない自由な子どもの心である．明るくて無邪気だが，自己中心的な一面もあり，他人への配慮に欠ける一面もある[3]．

<AC：Adapted Child，順応な子ども> 自分の本当の気持ちを抑えて相手の気持ちに沿おうと努める順応した子どもの心である．ACが強すぎると，嫌なことを嫌といえずにス

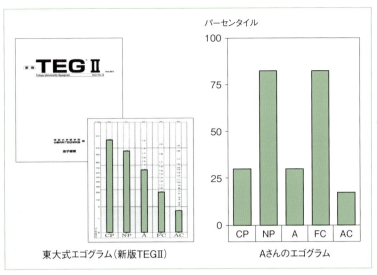

図1 エゴグラム

表1 5つの自我状態と観察可能な行動・言葉の例

CP	NP	A	FC	AC
Critical Parent 批判的な親	Nurturing Parent 養育的な親	Adult 成人	Free Child 自由な子ども	Adapted Child 順応な子ども
批判的,支配的 理想を追求する 良心に従う	世話好き 共感的 同情する	合理的,理性的 打算的 冷静沈着	天真爛漫 好奇心が強い 自己中心	協調性がある 妥協性が強い 自主性に乏しい
観察可能な行動・言葉の例				
しかめっ面 指をさす 腰に手をおく	抱きしめる 腕を広げる 握手する	冷静な反応 眼鏡を触る	自然体 感情を表に出す 元気	うつむく 上目遣い 操作的
「医師たるもの,当然身だしなみはしっかりするべきだ」 「私の言う通りにしないと治りませんよ」	「つらかったでしょう.よく治療をがんばりましたね」 「何とか君の力になりたいんだ.何でも言って」	「鑑別診断をあげて,詳しく調べてから判断しよう」 「いつ,どこで起きたか正確に教えてください」	「わぁ,かっこいいなぁ」 「規則を守ってばかりじゃつまらない,派手な白衣もあっていいよね!」	「教授の指示に従います.私なんて経験不足ですから」 「ぼくのことは気にしないでください」

トレスを心のなかに溜め込む恐れがある[3].

　この5つの自我状態は具体的な行動によって示され,内部からも体験可能であり外部の観察によっても見ることができる[2](**表1**).そのため,訓練をすれば直感でも描くことができるが,東京大学医学部附属病院心療内科では,交流分析の理論をもとに自記式質問紙である東大式エゴグラム(最新版は新版TEG II)を開発した.非専門家にも有用であり,自記式なので患者自身が納得しやすく,共有できるメリットもある.新版TEG IIは,全53項目で所要時間は10分程度で施行できる.

　エゴグラムによりパーソナリティの把握がすばやくできるため,ラポール形成やアプローチにも活かすことができる.

　症例のエゴグラム(**図1**)をアセスメントすると,思いやり(NP)と健全な余暇活動をもち,人生をエンジョイ(FC)できる"愛情"タイプのエゴグラムである.興味がないのに,

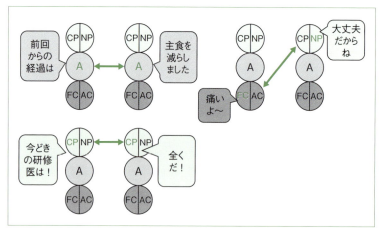

図2 相補交流

我慢して行うこと(FC＞AC)や，責任や義務を果たしたり規則を守ること(低いCP)，論理的・現実的に考えること(低いA)は苦手であると考えられる．

アプローチとしては，わかりやすく正しい情報提供をする，楽しい行動変容をめざす，面倒見の良さを活用する，などがあげられる．また，もうひとつの方法として，エゴグラム自体を変化させることを目標とすることもある．絶対的な理想のエゴグラム，というものはなく，個々の理想とするエゴグラムと実際が乖離があれば，患者が希望するエゴグラムに近づけるよう，共有し対策を考えることもできる．

2．やりとりの分析

やりとりの分析とは，人と人が相互にかわすコミュニケーションを，その人びとが用いている自我状態によって分析することである．やりとりは"相補的交流""交差的交流""裏面交流"の3種類がある[1]．

①相補交流

めざされた自我状態がそのまま反応する自我状態，つまり期待通りの反応が返ってくるスムーズなやりとりである．やりとりが相補的なものであるかぎり，かならずしも生産的ではないこともあるが，コミュニケーションは続くことが多い(**図2**)．

②交差交流

図の矢印が平行ではないか，反応する自我状態が刺激を向けられた自我状態ではないかのいずれかであり，やりとりが交差するとコミュニケーションは中断される．相手から期待していた反応が得られないので，混乱したり，ネガティブな感情が起こりやすい(**図3**)．

③裏面交流

表面的なやりとりとは別に，心理レベルで秘密のメッセージが言外に伝えられるやりとりである．後述の，バーンが"ゲーム"とよんだ"繰り返す関係のパターン"の基礎には"裏面交流"の連続があるとされる(**図4**)．

症例の患者と医師の交流パターンは，一見AとAで相補交流をしているように見える．しかし，実際には，心理レベルではこの医師は「何かいい提案をしてあげよう」というNPの気持ちが働いており，Aさんは「規則を決められて，従うなんて嫌だ〜」というFCの

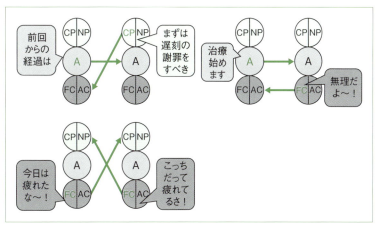

図 3 交差交流

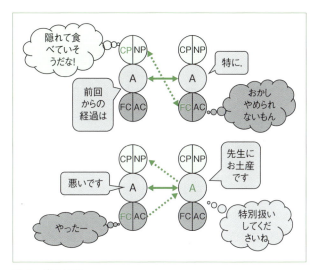

図 4 裏面交流

気持ちが働いており，裏面交流となっていることがわかる．

3．ゲーム

　会話のなかで「また始まった」と感じたり，最後は「どうして，いつもこうなってしまうんだろう」「あの人は他の人とは違うと思ったのに」などと思ったことはないであろうか？　そのように感じたときは，"ゲーム"に巻き込まれている可能性が高い．交流分析では，人びとは苦痛を伴うものであってもしばしば行動や感情のパターンを繰り返すが，そのなかの順番通りに演じられるものを交流分析ではゲームとよんでおり，人間関係におけるトラブルやストレスの大きな原因となっている．ゲームの特徴は，裏面交流で進行し，驚きや混乱の瞬間を含み，ゲームの参加者は全員ネガティブな気持ちで終わることであり，無意識に何度も繰り返される[4]．ゲームはいくつか種類があるが，本稿では外来診療で最もよく経験される"はい-でもゲーム"を紹介する．

　"はい-でもゲーム"は，仕掛け人が"犠牲者"の立場から困った様子を相手に見せた

り，相談したりする．相手は"救助者"となりアドバイスをするが，"犠牲者"は「はい，でも…」を繰り返し，解決に至らない．最終的に"犠牲者"が"迫害者"となって，「あなたのアドバイスは役に立たない」「わたしの気持ちがわかってもらえなかった」などと言って相手を責めたり失望を表し，"救助者"は助けることができなかった罪悪感や不全感を抱いて"犠牲者"となる[5]．じつは無意識だが，はい-でもゲームの仕掛け人の真の目的はこの罪悪感や不全感を相手に味あわせ，「あなたはだめで，私を言いくるめることなんてできやしない」ということを証明することにある．このゲームは日本でも"あまのじゃく"という言葉があるので理解しやすく，"竹取物語"でも，かぐや姫が5人の公達の結婚を申し込みに対しはっきりと断ることができず，その代わりに難しい注文をして差し出された贈り物に難癖をつけて断った一連のやりとりも"はい-でもゲーム"と解釈でき[5]，最終的にかぐや姫も含め，全員が悲しみや悔しさ，怒りなど"嫌な気持ち"をもって終わっている．

今回の症例でも，患者が医師に「生活習慣の改善とはどのように行ったらよいのでしょう？」と提案を求めるところから始まっている．そして医師がいくつもの提案をするが，どの提案もよく見ると「はい，でも～のためにできません」と何かと理由をつけて拒否することを繰り返し，最終的に患者は「もういいです，あきらめます」といい放ち，医師が無力感を味わい，双方が嫌な気持ちで終わるやりとりとなっている．

ゲームの対応としては，ゲームに気がつくことや，交流パターンを変える（自分自身の自我状態を変化させる）こと，話題を変えることが有効である[4]．たとえば，はい-でもゲームの場合，「それは残念でしたね」「難しい問題ですね，あなたならどうしますか」というように相手の考え方や解決法を話してもらうこともとくに有効である[6]．

交流分析的アプローチの具体例

今回の症例における方針の具体的例をあげる．

1．日々の外来診療の交流

わかりやすい情報提供を心がけ，こちらから枠組みを決めるのではなく，できるだけ患者主体で方針を決めてもらうことと，はい-でもゲームに注意して診療を行った．

①交流パターンを変化させる

　医師「間食をやめるのはいかがでしょうか？」

　Aさん「はい，そうね～でも間食って食べてないのよね」

　医師（はい-でもゲームになっている…提案ばかりするNPモードからFCモードに変えてみよう）「わ～！　間食を食べないなんてすごいですね～！」

　Aさん「そうかしら！　実ははじめたばっかりなの．続けてみようかしら！」

→間食なしを継続する方針へ

解説：ここでは交流パターンを裏面交流から交差交流に変化させている．交差交流は相手から期待していた反応が得られないので，多少の驚きや混乱は起こる可能性があるが，延々と続く"ゲーム"からは抜けだすことができる．

②話題を変える

　医師（はい-でもゲームになっている…話題を変えよう）「そういえば，3食はどのような内容ですか？」

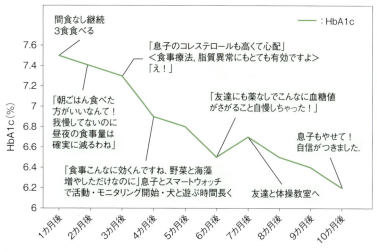

図5 Aさんの経過

Aさん「実は2食しか食べてなくて.そういえば栄養指導で3食食べた方がいいといわれました.やってみようかしら!」
→3食食べる方針へ
解説:こちらから事実確認をすると裏面交流のゲームを打ち切って,A-Aの相補交流を作ることが可能となる.

2. 中長期的な方針

エゴグラムから判断して,NPが高く,家族の健康のためにも食生活を整えるのが大切であることを共有するなど,友達,家族,ペットなどを絡めた行動変容は有効と考えられた.また,FCが高い方は,自分自身で楽しみ方がよくわかっていることが多いので,患者主体に,興味があることや楽しめそうなことのなかで食事療法や運動療法につながることを一緒に模索するとうまくいくことが多い.

患者から提案の間食なしと,取り入れやすい3食を食べる習慣を継続していただき,血糖値が改善しはじめた.さらに,2カ月後の診療で,息子が脂質異常症と診断されたことが判明し,食事療法が有効ということを共有すると,息子のために行動変容する意欲が高まった.さらに,できそうなこととして,スマートウォッチの活用や,犬と遊ぶ時間を長くしたり,友人と体操教室へ通うことを楽しみながら次々と取り入れることができ,10カ月後には"行動変容"のみでHbA1cもほぼ正常域まで改善した(図5).

おわりに

本稿では,交流分析よりエゴグラム,やりとり分析,ゲーム分析の3つの理論を紹介した.短い診療時間でも十分に取り入れることが可能であり,患者のパーソナリティへの理解を深め,交流パターンを整理し,さらには自分自身も見つめ直すことができる.この3つの理論は応用範囲が広く,非常に有用であるが,交流分析の理論の美しく深い森のなかの入口にすぎない.これらの理論を駆使しても難しい症例は,心療内科へご紹介いただけると幸いである.

文献

1) イアン・スチュアート, ヴァン・ジョインズ. 深沢道子訳. TA TODAY—最新・交流分析入門. 実務教育出版, 1991.
2) イアン・スチュアート. 日本交流分析学会訳. エリック・バーンの交流分析. 実業之日本社, 2015.
3) 新里里春・他. 交流分析とエゴグラム. チーム医療, 1986.
4) Berne E. Games People Play. Grove Press;1961.
5) 島田涼子. 筒井末春監. ケースに学ぶ心理学〜交流分析のサイコセラピー. 新興医学出版社, 2016.
6) 中村和子, 杉田峰康. わかりやすい交流分析. チーム医療, 1984.

日常臨床場面における行動医学の実践

1 糖尿病
2 肥満症
3 循環器疾患
4 消化器疾患
5 呼吸器疾患
6 慢性腎疾患
7 緩和ケアとサイコオンコロジー
8 神経疾患
9 摂食障害
10 不登校児の診療
11 女性領域
12 老年医学領域

1 糖尿病

Keyword
糖尿病エンパワーメント
動機づけ面接
コーチング
アレキシサイミア
糖尿病を受け入れる

POINT

- 糖尿病診療における医療者の役割として, "患者の療養行動を引き出すこと" が重要視されつつある.
- 糖尿病患者の行動変容を援助する技法として, "動機づけ面接" や "コーチング" が近年注目を集めている.
- 変化ステージが "前熟考期" や "熟考期" で停滞する場合は, より深く心理社会的背景を理解して, 患者の感情表出や糖尿病の受け入れに焦点をあてる必要がある.

はじめに

　糖尿病患者にとって療養行動(セルフケア)は大きな負担である. 食事療法では, 食事の好みや食べたいタイミングに合わせて食べることが難しくなるであろうし, 運動療法では, 運動習慣のない人にも運動する時間と労力を強いることになる. 近年, 新しい薬効の糖尿病治療薬が複数上市され, 以前に比べて良好な血糖コントロールが得やすくなり, 患者の負担は軽減したかもしれない. しかし, 薬物療法により一時的に効果が得られても, 生活習慣に課題を残す患者は, 将来的に病状悪化の可能性が高まる.

　一昔前までは, 多くの糖尿病医療者が, 病気の性質や合併症, 治療法について情報を提供したうえで, 適切な療養行動を "教育・指導" していた. 患者のなかには, 必要な知識を習得することで難なく療養行動を実行に移すことができる人もいるが, 知識は十分にあっても実行に移すことが困難な人もいる. 行動変容が困難な患者に "教育や指導" を行う場合, 合併症への危機感を煽ったり, 欠点を指摘したりすることになりやすく, 行動変容につながるどころか, 患者−医療者関係が悪化することもある. その反省から, 近年では, 医療者が用いる面接法に関心が集まっている.

　本稿では, 糖尿病診療における医療者の役割を概説した後, 行動変容を援助するための技法について紹介する.

糖尿病診療における医療者の役割

　近年, 糖尿病診療において, 医療者に期待される役割は大きく変化している. その変化に大きく寄与した糖尿病エンパワーメントの考えを紹介する. また, トランスセオレティカル・モデルの変化ステージを例に出して, 各治療段階に用いられる行動変容の技法を示す.

波多伴和 Tomokazu HATA　九州大学病院心療内科

1. 糖尿病エンパワーメント

　糖尿病エンパワーメントとは，"患者が糖尿病を管理するために，患者の潜在的能力を見つけ出し，使用できるように援助すること"を医療者の役割とするという構想である[1,2]．発案者のRobert Andersonらは，"医療者が糖尿病を管理する/適切な治療法を患者に守らせる"という方法では，医療者と患者の双方に不満が生じることを感じた．そこで新しい方法を探し，"患者が糖尿病を管理する"という結論に至った．一見すると，医療者が治療の責任を放棄するように見えるかもしれないが，医療者には新しい役割として，"患者が管理を遂行していけるように援助する"ことが定義されている．ここで用いられるエンパワーメントの意味には，empowermentの直訳である"権限をもたせること"のほかに，患者と医療者が"責任を分担すること"が含まれる．

　しばしば，エンパワーメント・アプローチというフレーズが，体系化された面接法のようにみられがちであるが，糖尿病エンパワーメントの構想を実践することが，エンパワーメント・アプローチであり，その際に用いる行動変容の理論や面接法（技法）の種類は問わないとされている．一方で，以下の5つのプロセスを繰り返し行うことが推奨されている．5つのプロセスは，①問題を特定する，②感情を明らかにする，③行動目標を設定する，④計画を立てる，⑤結果を評価する，である．糖尿病エンパワーメントの重要な作業は，"糖尿病をもちながら生きる人生のストーリーを書き換えること"であると発案者は語っている．

2. トランスセオレティカル・モデル（transtheoretical model：TTM）

　米国のProchaskaが提唱したモデルであり，頭文字をとってTTMと略される[3]．日本では，多理論統合モデル，変化ステージモデル，行動変容ステージモデルとして知られている．詳細については「変化ステージモデル」の項で解説があるため，概要のみ説明する．このモデルは，人に行動変化が生じる過程を5つの段階に分類し，それぞれの時期（ステージ）における医療者の心構えや援助の方法についてまとめている．

　5つの段階は，"前熟考期""熟考期""準備期""行動期""維持期"である．チーム医療において，異なる職種のスタッフと，患者の変化ステージを共通の用語で理解することは，療養支援に対する意思を統一するうえでもたいへん有用である．次項では，前熟考期（＝患者が行動変化を考えていない），熟考期（＝患者が行動変化を考えているが，迷っている）にとくに心がけたい"信頼関係の構築"について述べた後，その時期に用いられる面接法として"動機づけ面接"を紹介する．また，すべてのステージにおいて患者を支援する手法として"コーチング"を紹介する．

 ## 信頼関係の構築

1. 患者の背景を想像する

　治療初期の患者は，糖尿病を指摘されたことで心理的ショックを受けたり，今までの生活を悔やんだり，将来に不安を感じたり，不公平に感じて怒りを覚えたりしていることがある．そのような背景があるかもしれないと推察しつつ，「糖尿病と診断されてどう感じたか」「今後どのようにしたいか」などを尋ねる．聴取する際，患者の考えを可能な限り尊重し，自己流の不合理な考えをもっていても，責めたり否定したりするのではなく，どのよ

うなプロセスでその考えに至ったかを尋ねる．「患者の考えや気持ちを理解しながら治療を進めたい」という医療者の意思を態度で示すことが信頼関係の構築には必要である．

ただし，心理的なことを聞かれることに抵抗を示す患者も多く，患者の考えや気持ちを理解することが難しい場合もある．その場合も，HbA1c値や血糖値だけで患者の気持ちや行動を判断することがないように心がけ，病態評価や身体診察は適切に行い，患者の心理的なバリアがなくなるのを待つ．短い診察の時間では，患者を十分理解することは難しいが，患者の背景を想像して1つでも2つでも質問できれば十分である．返答が得られなくても，話せるようになったら話してくださいという"待つ姿勢"を示すことも重要である．

2．医療者が陥りやすい状態

心理面の理解が重要であるとわかっていても，患者に行動変容がみられず，HbA1c値や血糖値が高い状態が続くと，医療者は責任感から焦りを感じ，苛立ちや不全感を感じることもある．このような気持ちを抑えようとすると，その気持ちは余計に大きくなり，結果として患者への怒りや行き過ぎた指導につながってしまうことがある．そのため，医療者は自分のなかから出てくる苛立ちや不全感のような負の感情（陰性感情）を否定したり，抑え込んだりしないように心がける．その感情が自然な感情であることを認め，同僚に話すなどして，負の感情を大きくしないことが大切である．

糖尿病診療における行動変容技法の応用

糖尿病診療で有用な行動変容技法は数多く報告されているが，本稿では，近年注目を集めている2つの技法について紹介する．

1．動機づけ面接（motivational interviewing：MI）

心理学者のMillerとRollnickによって開発された面接法であり，頭文字をとってMIと略される[3-6]．過去の面接を分析して，行動変容への動機づけに有効であった会話を体系化したとされる．詳細については「動機づけ面接」の項で解説があるため，概要のみ説明する．動機づけ面接の手順は大きく2つの段階があり，はじめに，相談者が行動変容の必要性を感じたときに持ちやすい両価的な気持ち（食べたい，でも血糖値は上げたくない）を丁寧に引き出していく．次に，チェンジトーク（相談者の望ましい行動や変化に関する発言）を見いだし，強化することで，相談者が自発的に行動変容できるよう援助する．

この面接法の特徴のひとつは，医療者と患者の正したい反射（図1）に着目している点である．正したい反射とは，相手の間違った考えや行動を目のあたりにしたとき，その"考えや行動を正したい"と本能的に思うことである．（例；名前を間違えて呼ばれると，正しい名前を言いたくなる．）医療者は，患者の不合理な考えや行動を知ると，修正したくなるが，医療者からの"説得""警告"は患者の行動変容を妨げる可能性がある．迷っている状態のときに説得されると，自分の自由を守りたいという抵抗が生じ，説得とは逆の行動に惹かれるようである．そのため，医療者は自分の正したい反射を抑えることが重要である．患者の正したい反射を治療的に誘導する方法もあるが，ここでは割愛する．

2．コーチング

1980年代のアメリカを中心に，企業のマネージメントや個人の自己実現を目的に普及したコミュニケーション法である．特定の開発者はおらず，特定の理論を背景とせず，複数

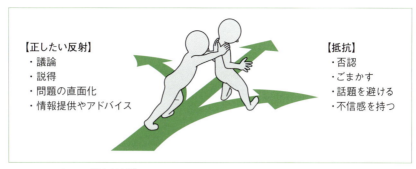

図1　正したい反射と抵抗[5)]

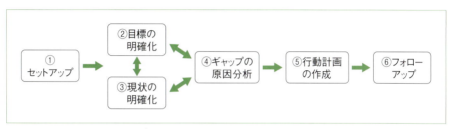

図2　コーチング・プロセス[10)]

の心理療法や東洋思想を組み合わせた手法である．1990年代に日本の企業に導入され，2007年頃から日本の糖尿病分野で用いられるようになった[8,9)]．コーチングの定義は"相手の潜在能力を引き出し，自発的な行動を促すためのコミュニケーションスキル"とあり，上述した糖尿病エンパワーメントの考えに近いことがわかる．コーチングのおもな目的は，問題を取り除くことではなく，目標達成や向上である．

　コーチングでは数多くの技法を用いるが，特徴的な点は，質問を通じて相手に目標や達成するための方法に気づいてもらう点である．目標達成までのコーチングの流れをコーチング・プロセス(**図2**)とよび，6つのステップで構成される．6つのステップは，①セットアップ，②目標の明確化，③現状の明確化，④ギャップの原因分析，⑤行動計画の作成，⑥フォローアップ，である．とくに，②③④を繰り返し考えるよう促す質問を重ねていく[10)]．コーチングで用いる質問の種類は豊富であり，いずれも診療場面に転用可能である．

行動変容技法の効果を高める心身医学的アプローチ

　上述した信頼関係の構築，行動変容技法の応用によって多くの患者が改善に向かうが，変化ステージが"前熟考期"や"熟考期"で停滞する場合は，より深く心理社会的背景を理解して，患者の感情表出や糖尿病の受け入れに焦点をあてる必要がある．

1．心理社会的背景の理解

　「信頼関係の構築」の項において，患者の背景を推察する必要性を説明したが，治療が停滞する場合は，より深く患者の心理社会的背景を理解する必要がある．理解を深めることで，患者が行動変容を進めるうえで障壁になっている問題や，資源(リソース)となる能力や人間関係を把握し，介入に役立てる．心理社会的背景は，以下の3つに分けると把握し

アプローチ実例

治療に消極的な期間が長かったが，感情表出の援助が行動変容につながった一例

【現病歴】

58歳女性．36歳時，健康診断で高血糖を指摘された．2型糖尿病の診断で内服薬が処方されたが，後に通院中断．自覚症状はなかった．48歳時の健康診断でHbA1c 12.0%と高値のため入院．インスリン治療を経て，内服薬のみで退院となった．入院中に糖尿病教育プログラムに参加し，一通りの知識を得た．しかし，退院後は再び血糖上昇を認めた．49歳時にB病院（糖尿病外来）に転医．HbA1c 9.8%．SU薬が最高用量処方されており，担当医からインスリン治療を再三提案されていたが，同意しなかった．その後，DPP-4阻害薬の効果で改善はみられたが，HbA1c 8.5%前後で推移していた．患者が51歳時に，著者がB病院で担当医となった．

【担当医交代時の現症】

身長：159 cm，体重：57 kg，BMI：22.5 kg/m²，CPRインデックス：0.5（0.8未満でインスリン治療を検討），神経障害あり，単純網膜症，腎症1期．

【治療経過】

担当した当初，血糖コントロールのために今まで工夫してきたことを尋ねると，「間食を控えようとしているが，甘いものが好きなので食べてしまう」と話した．さらに，食事療法や運動療法の必要性は理解しているが，仕事が忙しいため実行できないと付け加えた．「何かできそうなことはないか？」など解決志向型の質問をしても，「間食を減らす」など抽象的な回答が多く，具体的な方法を尋ねると嫌悪感をあらわにした．そのため，職場でのストレスとその背景にある本人の役割や人間関係を聴取し，信頼関係の構築を優先した．話しやすくはなったが，糖尿病の話題になると表情が曇り，気持ちを聞いても「意志が弱いと感じる」「食い意地が張っていて情けないと感じる」と自身を卑下するような言動になるため，会話が深まりにくかった．

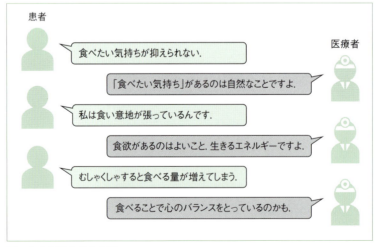

図　患者と医療者の会話

そこで，療養行動の話題からいったん離れ，患者の感情表出を援助した．図にあるように，患者は自分の食行動を否定的に話したため，著者は肯定的な側面を伝えた．患者が"食べたい気持ち"を悪者として抑えるのではなく，自然な欲求として受け止めることがねらいであった．PAIDやDNC尺度も用いて，糖尿病に対する否定的な感情や認知を話題にしたところ，糖尿病に対する偏見や誤解を言語化するようになり，患者が自分を卑下することは減った．その後，動機づけ面接やコーチングの手法を用いたかかわりも行動変容のきっかけとなり，約1年間でHbA1c 7.2％まで改善し，その後3年以上維持した．

【患者の発言】

（数値が改善した理由は？）私の楽しみは食べることだって思ったから，食べたいときは食べて，そうでもないときは我慢するようにしました．食べたいときに食べていいと思ったら，楽になりました．（食べるかどうかの葛藤は？）葛藤はあるかもしれないけど，そんな感じじゃないです．（糖尿病に対するイメージは？）今も大嫌いですよ（苦笑）．でも病気は病気だからしょうがないと思うようにしました．

【考察】

月に1回，10分弱の外来診療であったが，感情表出の援助に時間を割くようになって，行動変容が進んだ症例である．自分を卑下することが患者の特徴であったが，これには2つの理由が考えられる．ひとつは，心が傷つくことを避けるために，医療者に否定される前に自分で否定している．もうひとつは，糖尿病に対する怒りを抑え込むために，怒りの矛先を自分に向けている．自分の感情に気づき―向き合い―受け止める力が，行動変容に必要であること示している症例である．

表1 心理社会的問題を抱えた糖尿病患者への外来カウンセリングの要点[17]

1．糖尿病への思い・恨みを引き出し，時間をかけて聞く．
2．傷ついた自己評価の回復を援助する．
3．悲観的すぎる糖尿病像を退け，希望が持て受け入れやすい糖尿病像を示す．
4．糖尿病と楽に付き合うことの大切さを強調する．
5．家族とのコミュニケーションの回復・改善をはかる．
6．患者さんの自主性を尊重し，患者さんなりのセルフケア法を見つけていくことを援助する

やすい[11]．①糖尿病とは関係なく生じた心理社会的な問題，②糖尿病の影響で生じた心理社会的な問題，③糖尿病発症を契機に明らかになった心理社会的な問題，である．これら3つは相互に無関係ではなく，関連し合っている．

①に該当するのは，人生における出来事（ライフイベント）に伴うストレス，役割の変化（結婚，出産，転居，転職，近親者の病気・死亡など），日常生活のストレス（対人関係の問題，仕事の負担など）である．②に該当するのは，治療による身体的・精神的・経済的負担であり，改善の見通しが立ちにくい慢性疾患によくみられる問題である．なお，合併症に伴う心理的苦痛や社会適応の困難も含まれる．③に該当するのは，患者の思考パターンの偏り（すべき思考，全か無か思考など）や周囲の不適切な対応（病気への無理解，治療への非協力など）である．

以上を聴取したうえで，表1の要点を押さえながら診療を進めると効果的である．患者の考えや気持ちを医療者と共有することができ，実情に合った目標や対処法を模索できる．

2. 感情表出の援助

上述した糖尿病エンパワーメントの考え方や行動変容技法で，共通して重視されているのが"感情（気持ち）を明らかにする"ことである．患者の気持ちを医療者が尋ねると，患者が言語化を試みる過程で内省が進み，感情が明らかになる．しかし，なかには気持ちを表出することがむずかしい患者もいる．その理由として2つの可能性がある．①自分の気持ちはわかっているが話せない（話したくない），②自分の気持ちがよくわからない，である．前者の場合は，さらなる信頼関係の構築が必要である．後者は，患者が気持ちや感情を認識（同定）しづらい状態（アレキシサイミア：column 1参照）[12,13]である可能性を考える．

患者が感情を認識できるように援助する心理テストとして，PAID（糖尿病関連領域質問

---

column 1　アレキシサイミア（alexithymia）

日本語では失感情症と訳されており，"感情を失った状態"という印象を与える用語であるが，実際は"感情を言語化できない状態"を示している．この概念を提唱したSifneosは，アレキシサイミアの特徴として，①想像力が貧弱で，葛藤の言語化が困難，②情動を感じること，表出することが困難，③面接者とのコミュニケーションが困難，をあげている．原因として，遺伝的な要因，自閉症などの発達の偏り，母子関係の障害が報告されている．アレキシサイミアの患者は，自分の感情に気づかず，無意識に感情を抑圧・回避するため，ストレスが身体症状として現れやすい．一方で，無意識の感情が行動異常として現れることもあり，その場合は摂食障害や依存症として表面化する．

---

column 2　PAID（糖尿病関連領域質問表）

PAIDは，Problem Areas In Diabetes Surveyの略．1995年にJoslin糖尿病センターのPolonskyらによって開発され，1999年に天理よろづ相談所病院の石井らによって日本語版が作成された．糖尿病とその治療に対する負担感情の程度が20項目，5段階評定で点数化される．測定される負担感情には，怒り，罪悪感，欲求不満，否認，恐怖，孤独感が含まれる．質問のなかには，「自分の気持ちや感情が糖尿病と関連しているかどうか分からない」というアレキシサイミアを連想させる質問もある．PAIDは療養行動の実行度，インスリン使用，慢性合併症，血糖コントロール，低血糖の有無と相関しており，心理的負担が療養行動に影響することを明らかにしている．

---

column 3　DNC（糖尿病否定的認知尺度）

DNCは，Diabetes Negative Cognitionの略．2013年に九州大学病院心療内科の瀧井らが開発した心理テストである．糖尿病の療養行動に影響を及ぼす心理的因子として，否定的認知（悲観的な考え方）を重要視しており，その程度を26項目，5段階評定で点数化する．変数のクラスター分析により，7つのクラスター"生きがいのなさ""糖尿病の重荷""医療不信""周囲の監視・干渉""疎外感""薬・インスリンへの抵抗""自己管理の圧力"が抽出され，1型，2型，女性患者では高値となるクラスターが異なる．また，2型糖尿病患者では，治療法の違い（薬剤なし/経口薬のみ/インスリン使用）によってもクラスターの高さに違いがあり，各患者が持ちやすい"否定的認知"を知るうえで有用である．

表：column 2参照)[14])やDNC(糖尿病否定的認知尺度：column 3参照)[15])が活用できる．各心理テストの数値が高い(低い)項目について振り返り，背景にある感情をたずねることが有効である．また，実際の場面における気持ちを感情リスト(うれしい，悲しい，わくわく，がっかりなど)のなかから選んでもらうこともある．一方，感情を認識できても，過去に取り合ってもらえなかったなど苦い経験があり，感情の表出に警戒心をもつ患者もいる．そのような場合は，医療者の考えとして，「うれしい気持ちになりそうな場面ですね」，「怒りの気持ちがあったとしてもおかしくないですよ」などと，誘導にならないように注意しながら伝えることも感情表出を促す[16])．

3. 糖尿病を受け入れる援助

感情を明らかにする過程で，患者がどの程度糖尿病を受け入れつつあるかを推察することができる．糖尿病を受け入れるという表現は抽象的であるが，"糖尿病であることの悲しみを受け止める"という要素が大きいと考える．若年発症の患者や，成人であってもそれまでの人生で感情と向き合うことが少なかった患者は，悲しみの受け止めに苦労する印象がある．感情を認識して表出する取り組みと並行して，糖尿病でつらいことを経験した場面や診断を受けた場面を想起して，少しずつ糖尿病にまつわる悲しみを受け止められるよう援助する[17,18])．

近年では，マインドフルネス，すなわち"思考に巻き込まれるのではなく，今この瞬間，自分が体験していることに気づく，あるいは注意を向けること"を取り入れた心理療法が注目を集めている[19])．この過程を練習することで，ネガティブな体験を回避せずに受け止めて，自分の目標を自覚し，それに基づき行動を決めることを可能にしていく．マインドフルネスを用いる体系化された治療法のひとつにアクセプタンス＆コミットメント・セラピー(acceptance and commitment therapy：ACT)があり，糖尿病での有用性も報告されている[20])．

おわりに

糖尿病治療における行動医学・心身医学アプローチを紹介した．今回紹介した面接法が糖尿病治療の最適解ではなく，ほかにも行動変容を目的としたさまざまなアプローチがある．これらの技法と患者との相性を見極めることはもちろん大切であるが，技法と用いる医療者との相性も重要である．そのため，医療者の特性や好みに合う技法をみつけて，繰り返し用いることが望ましい．

文献

1) ボブ・アンダーソン・他(石井　均，監訳)．糖尿病エンパワーメント第2版―愛すること，おそれること，成長すること．医歯薬出版；2008．
2) 石井　均．糖尿病医療学入門―こころと行動のガイドブック．医学書院；2011．p.212-23．
3) 菊地裕絵．心療内科に寄与する行動医学：生活習慣病．日本心療内科学会誌 2015；19(2)：94-8．
4) ステファン・ロルニック・他(後藤　恵，監訳)．動機づけ面接法実践入門「あらゆる医療現場で応用するために」．星和書店；2010．
5) 北田雅子，磯村　毅．医療スタッフのための動機づけ面接法 逆引きMI学習帳．医歯薬出版；2016．
6) 川村智行．小児思春期の患者との面談において「動機づけ面接」を用いて自身の気づきと変化を引き出す．外来小児科 2016；19(3)：297-302．

7) 村田千里．糖尿病療養支援における動機づけ面接の可能性．プラクティス 2015；32(3)：309-13.
8) 松本一成．糖尿病チーム医療におけるメディカルサポートコーチングの有用性―栄養看護外来におけるコーチングの有用性を検証する．糖尿病診療マスター 2007；5(1)：78-9.
9) 坂根直樹．食事療法を成功に導くコーチングの実際．Diabetes Frontier 2013；24(1)：64-9.
10) コーチ・エィ（鈴木義幸，監訳）．コーチングの基本：日本実業出版社；2009.
11) 吉原一文，久保千春．ストレス，疲労と心身症．精神医学 2008；50(6)：597-602.
12) 小牧　元．心身症の診断．久保千春．心身医学標準テキスト第 3 版．医学書院；2009. p.70-6.
13) 千葉太郎．アレキシサイミア．日本心療内科学会．心療内科実践ハンドブック 症例に学ぶ用語集．マイライフ社；2010. p.30-1.
14) 石井　均・他．PAID（糖尿病問題領域質問票）を用いた糖尿病患者の感情負担度の測定．糖尿病 1999；42：S-262.
15) 瀧井正人・他．糖尿病否定的認知に関する質問紙―DNC 尺度の開発と信頼性及び妥当性の検討―．糖尿病 2013；56：560-9.
16) 水島広子．臨床家のための対人関係療法入門ガイド：創元社；2009. p153-6
17) 瀧井正人．糖尿病の心療内科的アプローチ．金剛出版；2011. P.27-33.
18) 波夛伴和・他．糖尿病患者を理解するためのかかわり．心身医学 2015；55(7)：857-63.
19) ラス・ハリス（武藤　崇，監訳）．よくわかる ACT（アクセプタンス＆コミットメント・セラピー）―明日からつかえる ACT 入門．星和書店；2012.
20) Shayeghian Z et al. A randomized controlled trial of acceptance and commitment therapy for type 2 diabetes management:the moderating role of coping styles. PLoS One 2016;11:e0166599.

日常臨床場面における行動医学の実践

2 肥満症

Keyword
ライフスタイル改善法
認知行動療法
ストレスマネジメント
マインドフル食事法

POINT

- 肥満は，生活習慣（ライフスタイル）がその発症と進展に深く関与している．欧米では食事・運動療法とともに，行動医学アプローチを加えたライフスタイル改善法（lifestyle modification）が，肥満治療の確立された治療となっている．

- 不適切な行動を望ましい健康行動へと改善していくには，行動や認知の変容に焦点を当てた行動療法や認知行動療法が効果的な治療法であり，それは種々の技法から構成される．

- ストレスが原因で過食につながる場合も多いため，ストレス対策は重要となる．リバウンド防止には事前にその対策を考えておく．マインドフル食事法は外発刺激や情動的ストレスによる摂食行動の連鎖反応を遮断する効果が期待される．

はじめに

　肥満人口は先進国のみならず，発展途上国でも爆発的に増加している．肥満は，いわゆるメタボリックドミノの上流に位置し，2型糖尿病，脂質異常症，高血圧，高尿酸血症などの疾患の原因となる．さらに，冠動脈疾患や脳血管障害などの動脈硬化性疾患を引き起こすため，その健康被害と医療コストは莫大なものとなっている．したがって，肥満対策は世界各国での喫緊の課題であり，さまざまな取組みがなされてきた．にもかかわらず，十分な成果が出ているとは言い難い．数％の減量であっても糖・脂質異常の改善が望めることはいくつもの研究で証明されているが，通常の食事・運動療法だけでは，減量後の再増加を防止しえていないからである．肥満には，不健康な生活習慣（ライフスタイル）がその原因に深く関与しているため，各個人のライフスタイルへの積極的な介入が，疾患の予防のみならずその進展阻止にも効果を発揮する．ここでいう生活習慣には，食事，運動，睡眠，喫煙，飲酒，休養といった生活様式のみならず，対人関係にみられるその人の生き方や価値観をも含んだ行動様式も包含される．

　これまでの海外の膨大なエビデンスは，食事・運動療法に行動療法または認知行動療法を組み合わせた包括的治療が，減量とその後の短期的な体重の維持に効果があることを示している[1,2]．この包括的治療は，ライフスタイル改善療法（Lifestyle modification）と命名され，食事や運動のみならず，物事の考え方やストレスへの対処の仕方を含めた行動医学アプローチであり[3]，心身両面から疾患をみる心身医学アプローチそのものである．

野崎剛弘[1]　小牧　元[2]　Takehiro NOZAKI[1] and Gen KOMAKI[2]
九州大学大学院医学研究院心身医学分野[1]，国際医療福祉大学福岡保健医療学部[2]

減量治療への導入

　減量を必要とする肥満者がみな減量に関心をもっているわけではない．また減量が必要だとわかっていても，その実行はそれまでの生活習慣を変えることであるから容易ではない．治療は患者の減量に対する準備状況に応じて対処することが肝要である．減量に結びつく食行動や身体活動の変容を促すにあたっては，Prochaskaら[4]の段階的行動変容モデルが参考になる．これは，人が行動（生活習慣）を変えるまでには，無関心（前熟考）期→関心（熟考）期→準備期→実行期→維持期の5つの段階を螺旋的に経るとする考えである．無関心期または関心期の患者には，性急に減量治療を開始しても空振りに終わる．まず信頼関係を築き，次に治療の主体を患者に委ねていくアプローチをとる．そのためには，患者の日常生活についての情報を収集し，心理社会的背景を理解する．変えたくない心境，変えられないと思う理由を傾聴する．肥満を放置した場合のリスクなどの情報も提供する．生活習慣の改善は，いきなり180度変えることではなく，少しずつ変える方法があることを提示する．このように，患者との信頼関係の構築に重点をおきながら，患者の治療へのモチベーションを高めていく[5]．ただし，うつ病，アルコール依存，薬物乱用などの精神疾患が併存する場合は，それらの疾患の治療が優先される．

ライフスタイルの改善と行動医学・心身医学アプローチ

　食事療法と運動療法は，肥満治療の基本である．しかし，従来のカロリーを中心とした栄養学的指導や消費エネルギーを問題とした運動指導は，一時的・短期的な効果は得られても，持続的な行動変容の困難さから，長期的効果は得にくいとされる．しかし，食事・運動を含めたライフスタイルの改善に，行動医学アプローチを応用することで，減量とその後の体重の維持が容易になる[6,7]．

1. 食行動に対する行動医学・心身医学アプローチ

①セルフ・モニタリング（食事記録）

　肥満患者は，自分の食行動が不適切であることに気づいていないか，気づいてもそれに向かい合っていないことが多い．食行動の実態を把握するには，自分自身の食行動を記録することがもっともよい方法である．自分の行動を観察し記録することをセルフ・モニタリングというが，これは認知行動療法のもっとも基本的なスキルであり，人が自分の行動や考え方を検証し，変えていくのに役に立つ．

　セルフ・モニタリングでは，毎日の食事内容を記録し視覚化することで，それまで意識されていなかった自身の食行動が客観的に明らかになる．治療者とともに食事記録を検討することで，気づき，新しい見方，考え方を得られ，食行動の修正が容易となる．また，記録という自分自身の努力によって問題を解決できることを学ぶ．"自分の力"でできたという満足感や成功体験はセルフ・エフィカシー（自己効力感）を高め，治療効果の向上にもつながる．セルフ・モニタリングの頻度が多いほど減量成績がよいという確固としたエビデンスがある．治療者はこのようなセルフ・モニタリングの重要性と効果を認識したうえで，患者にその説明を十分に行い導入すべきである．

　ただし食事記録は面倒だと感じる人も多いので，簡便に記入できるものを含めた種々の形式のものを用意しておくとよい．図1は，著者らが実施している食事・身体活動日誌の

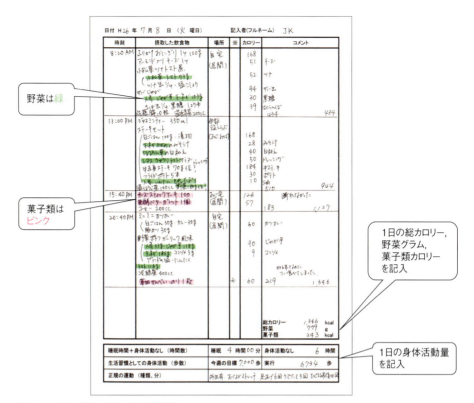

図 1 食事・身体活動日誌の記録例

　記録の1例である．1日の正確なカロリー計算のためには，口に入れた飲食物のすべてをその重量や個数とともに，食後ただちに記入するのが基本であるが，外食などではスマートフォンで写真を撮っておき，後で記入するのもよい．摂取時の状況や空腹感，感情なども記入する．摂取に関連した要因の把握と修正が容易となるからである．多くの患者は実際の摂取量よりも低目に記入する傾向があるので，その評価にあたっては注意が必要である．記入上の工夫として，野菜を緑，菓子類をピンクのマーカーで塗るようにすると，視覚的に食事のバランス，偏りがよくわかる．

②摂取カロリーの設定

　最初の1週間は，これまで通りの食事をしてもらい，1日当たりの平均摂取カロリーを計算する．エネルギーバランスをマイナス500 kcalとすることで，月2 kgの減量が可能となる．たとえば2,500 kcal摂取していれば，500 kcalを引いた2,000 kcalから開始するとよい．500 kcalを引いて1,500 kcalを下まわる場合は1,500 kcalを下限とする．無理なく減量するためには，最初は最低でも1,500 kcal前後の摂取が望ましい．このカロリーは，内容的に十分バランスのとれた食事が可能である．対照的に，これより低いカロリー摂取は，ほとんどの人にとって継続が困難である．そのような低い摂取を守るのは簡単だという人は，自分の真の摂取カロリーを低く見積もっている可能性がある．

③刺激統制法（環境調整法）

　行動が特定の先行刺激や手がかりによって惹起される場合，その行動は刺激統制下にあるという．したがって，肥満につながる行動を生起させている刺激を除去し，適応行動が

表 1　刺激統制（環境調整）法の具体例

■食べたくなる刺激を減らす	
・余分な菓子類を買わない．	・すぐ手が届くところに食べ物を置かない．
・買いだめをしない．	・料理を小さい皿で盛り，決して大盛にしない．
・菓子を家に持ち込まない．	・残り物はすぐに冷蔵庫にしまう．
・間食しそうな場所は避ける，近づかない．	・買い物リストにしたがって買う．
・コンビニに寄らない．	・飲み会に参加しない．
・もらった菓子は人にあげる．	・お腹が空いた状態で買い物に行かない．
・少なめに袋から小皿にとり，残りは封をする．	・間食は時間・量・内容を決めてそのときだけ摂る．
・テレビやスマホを見ながら食べない．	・就寝3時間前は食べない．

■野菜を摂るきっかけを増やす	
・前の夕食を残しておき朝すぐ摂れるようにしておく．	・プチトマトやピクルスなどすぐ食べられる物を用意．
・冷凍野菜，缶詰，乾燥きのこや海藻を利用する．	・常備菜を冷蔵庫に入れておく．
・野菜の入ったスープや煮物を冷蔵庫に入れておく．	・料理番組や料理本などから野菜料理のレシピを収集．
・道の駅などで野菜をたくさん買っておく．	・調理法の工夫（煮る，炒める，蒸す，スープ，鍋等々）

生じやすい刺激を整えるといった"環境調整"が行動変容に有効となる．減量治療では，まず偶発的摂食を誘発する刺激や高リスク状況を明らかにする．その後，食べたくなる刺激を減らし，避ける方法を計画し，実行する．逆に摂取が必要なもの（たとえば野菜）については，アクセスしやすいように事前に準備しておく．食品に関する例を**表1**に掲げた．

摂食に関連する食品以外のきっかけには，会食への誘い，休暇，旅行，冠婚葬祭その他特別なイベント，食べるようにというまわりからの心理的圧力などがある．この場合，事前にどのような状況（食事の時間と場所，食事の種類，参加するメンバー，イベントの進行等々）になるのかを想定し，その対策を立てておく．

④反応妨害法（習慣拮抗法）

衝動的な欲求が生じたときに，すぐにその欲求を満たすのではなく，ちょっと我慢したり，欲求と両立しにくい行動や別の行動に置き換えることで，処理可能なレベルに低下させる方法である．肥満者では，三度の食事以外の時間でも，食欲求のままに食べてしまうことがある．しかし，食べたい欲求が起こっても一時的なことが多いので，まず習慣的間食，生理的間食，心理的間食を区別し，"ちょっと待て，本当に食べたいのか？"と自問するくせをつけるようにする．習慣的間食とは，食欲と無関係にお茶の時間と称して，おやつをとるような場合である．

また，"ながら食い"や"だらだら食い"の多くは習慣的なものである．生理的間食は，生理的な空腹感（お腹が空いた，減ったという感覚）に基づく間食である．多くの場合，食べたい衝動は時間が経過すると弱まるという性質を知っておくと，あわてて何か口に入れなくてすむ．食べたくなったら食行動と相容れないことを見つけ，取り入れるようにする．たとえば，体を動かす（軽い運動，外出），気分転換をする（シャワーを浴びる，歯を磨く，友達に電話する，ガムを噛むなど）のはよい方法である．嫌いなことより楽しいことが効果的である．それでも食べたくなったら，低カロリーのものを用意しておき，それを口にする．心理的間食とは，退屈，抑うつ，不安，イライラといったマイナス気分が引き金となって生じる間食である．この場合も，食べることと両立しない行動をとることで，食べないでやりすごすことができるようになる．マイナス気分の原因に対するアプローチとしては，後述の認知再構成や問題解決技法がある．

アプローチ実例

抑うつ状態にあり循環器疾患を伴った男性高度肥満患者に対して認知行動療法に基づいた肥満治療を行った例

　30代男性．小中高と運動部に所属しスポーツマンであった．高校で部活引退後体重が増加し，大学入学時90 kgになった．武道関係のクラブに入部．顧問から炭水化物ダイエットを勧められ，5 kg減ったがすぐリバウンドした．卒業後，看護師として2年間勤務し，5 kg増加．その後A施設に就職．事務仕事中心で活動量が減った．29歳で結婚．31歳時，高血圧性心臓病で急性心不全となり，B大学病院入院．このとき110 kg．退院時は95 kgに減ったが，すぐに108 kgになりその後は体重の変化なく経過．1年半前，妻がうつ病になり，自身も考えや決断が鈍くなったと自覚するようになった．Ca拮抗薬，ACE阻害薬，ベータ阻害薬，利尿薬を内服中．喫煙なし．機会飲酒．減量目的は，健康のため，自信をもつため．学生のときから，看護師になるのに太っていたら自覚が足りないと思うことがあった．

　初診時理学所見：身長170.5 cm，体重108.6 kg，BMI 37.4，体脂肪率29.2％，血圧130/90 mmHg．

　心理検査：CES-D（抑うつ）26，STAI（状態不安）33，STAI（特性不安）48と，抑うつスコアと特性不安が高値であった．

　経過：当科での10カ月間計25回の認知行動療法に基づく肥満治療を説明し，同意されたので治療を開始した．**図A**は開始1週間の食事記録である．1日平均2,540 kcal，野菜369 g，菓子類267 kcalであった．食事のリズムはよく，野菜は毎食入っている．通勤60分の車の中での間食が多い．朝食後に車中でアイスの摂取あり．朝の食事でもの足りない部分をとっている．帰りの車中で菓子をとって，帰宅後夕食．車中では休憩（一人でリラックス）感覚で摂取していた．菓子摂取が習慣化していた．対策として，朝食はもっととってよい．ご飯のおかわりとパン2枚までOKとした．**図B**は2カ月後．車中食はなくなった．自分で材料を買って職場で野菜料理を作り，調理の工夫をするようになった．職場でダイエットを公言してから，宴会でアルコールを勧められなくなる（宴会にも秤を持っていった）．実母も協力してくれ，野菜が増えた．友達の結婚式で礼服がブカブカだった（これまでは，「また大きくなったね」と言われつづけていたが，はじめて「やせた」と言われた）．薪割りが楽になった．平均9,000～10,000歩．内服薬は半減．体重が減っていく過程で自己効力感が向上した．

　職場での仕事に関連したイライラや不安といったマイナス気分に対しては，認知再構成を用いて気分が楽になり，ストレスの原因に対しても問題解決技法を実践することでうまく対処できるようになった．治療終了時の抑うつスコアは8点まで低下した．体重経過を**図C**に示した．

【治療終了時の本人の感想】

　受診前は，物事に取りかかるのも時間がかかり，判断も遅く，目の前のことしか考えられなかった．30代半ばになり物事や自分を変えていくのが段々怖くなっていった．疲れやすく体も重かった．自分に自信をもてなかった．治療後は，取り組みが早くなり，段取りを考えるようになった．全体的な視点で物事を捉えられるようになった．自分を変えるのが楽しくなった．積み上げてコツコツやることが苦にならず楽しくなった．疲れにくくなり息切れも少なくなり，心身ともに自信がもてるようになった．

（次頁につづく）

(アプローチ実例つづき)

【解説】
　10カ月間の認知行動療法にもとづく肥満治療を行い，20 kgの減量とともに，患者の当初の目的である"自信をもつこと"も達成できた．まず，セルフ・モニタリングを初め種々の行動や認知変容の技法を行うなかで，自分のどこをどう変えていったらよいかが具体的に意識できるようになった．さらに，その実行過程で，減量という成果が比較的早い時期からでたことで自己効力感が高まり，それが自信の回復につながったと思われる．本治療は，行動医学・心身医学アプローチと同義であり，身体面のみならず心理面でも有効であった．

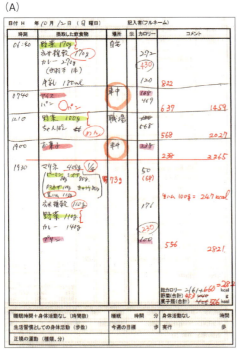
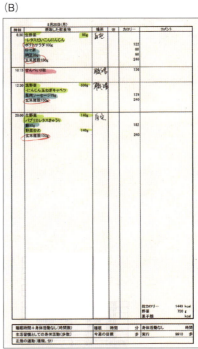
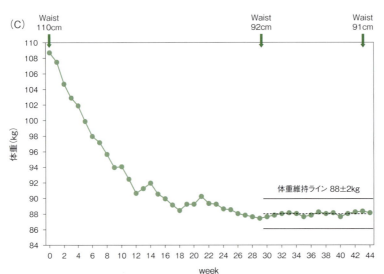

図　A：治療開始時の食事日誌，B：治療7カ月目の食事・身体活動日誌，C：体重経過

2. 身体活動に対する行動医学・心身医学アプローチ

　身体活動についても，1日の活動状況を記録する．万歩計の歩数や，ある程度負荷のかかった運動の時間，睡眠時間を含むじっとしている時間を記入する（**図1**下欄）．肥満患者の場合，最初から運動を勧めても実行は容易ではない．最初は食事への介入を中心にし，身体活動のレベルアップはある程度減量が進んだ段階で開始するのがよい．その場合も，特別な運動を行うのではなく，普段の生活のなかで身体をこまめに動かし，歩数を徐々に上げていく工夫をしながら身体活動を高めていくのが長続きするコツである．身体活動量が増えない場合は，後述の"問題解決技法"を用い，スモールステップ方式で対処するとよい．厚生労働省は，「健康づくりのための運動指針」[8]で，生活習慣病予防のための身体活動量の目標として，週23エクササイズ（メッツ・時）を推奨しているが，これは1日8,000〜10,000歩に相当する．より活動的な人ほど，長期間にわたってうまく体重を維持できているという確かな研究のエビデンスがあるので，習慣化することがリバウンド防止に貢献する．

3. 体重管理と行動医学・心身医学アプローチ

　減量治療におけるセルフ・モニタリングは，上記のように食事と身体活動を中心に行われてきた経緯があるが，最近では体重の自己測定の重要性が強調されている．アメリカ国立衛生研究所（National Institutes of Health：NIH）の肥満ガイドラインでも，体重のセルフ・モニタリングを推奨している[3]．測定回数についてはいまだ明確なエビデンスはないが，多いほど治療成績はよいという報告が多数である．したがって，体重はすくなくとも週に1回，可能であれば毎日測定し，表に記録する．同時にグラフにもプロットしていくと，体重の変化が視覚化されて治療意欲が高まる．わが国では1日4回測定してグラフに記入する"グラフ化体重日記"がしばしば利用されている．そこでは，体重の日内変動，週間変動の波形や規則性から，患者の食行動を含むライフスタイルの状況および問題点を把握することができる．ただ測定回数が頻回だと，うつや脱抑制，身体的不満を助長すると報告されたこともあったが，最近の研究では治療を求める肥満成人については，そのような心理的な悪影響は否定されている[9]．

4. ストレス・マネジメントと行動医学・心身医学アプローチ

　肥満者では，食べることでストレスを解消する傾向がみられる．そのパターンが定着するとカロリー過剰になり，さらに体重が増加するという悪循環に陥る．したがって，食べ

> **column 1** 油に注意！
>
> 　60代女性A．2カ月経過しても体重の減りが悪い．食事記録をみても原因がわからない．あるとき，食事記録にオリーブオイルと書かれてあった．用量の記入がなかったので，「オリーブオイルははじめてでてきましたが，量はどのくらい使いましたか？」と尋ねた．「オリーブオイルは体にいいので，これまで書いてませんでした．どの料理にも使っています．余った分はご飯にかけて食べています」と言われた．1日当たり約500 kcal摂取している計算である．「オリーブオイルが体にいいといっても油ですので，摂りすぎたらもちろんカロリー過剰になります．油はどのようなものでも大さじ1杯までです．」この指摘以後は，トントン拍子に減量できたのはいうまでもない．ココナッツオイルも体によいということから必要量以上に摂取している例も経験しているが，要注意である．

過ぎに結びつくストレスへの対処が重要となる．ストレス対策の基本は，まず"自分のストレスに気づくこと"である．ストレスに悩む人は，自分の心がどれだけ負担を感じているかを正確に把握していないことが多い．どのような状況下（ストレッサー）で，どの程度ネガティブな気分（ストレス反応）になっているかをセルフ・モニタリングし，気づくことが第一歩である．その後，ストレスに応じて以下のストレス対処法に取り組む．

①認知再構成

不適切な考えや物事の受け止め方（認知）を学習された習慣とみなし，行動変容の妨げになっている場合は，その思考の歪みの修正（再構成）に取り組む．減量についての否定的思考，非現実的目標や不確かな信念は，体重維持のときの失敗要因になりやすい．認知心理学用語の選択的抽出，二重基準，過度の一般化，二分的思考，先送り思考などはよくみられる思考パターンである．

それぞれの状況，そのときの自分の気持ち，考え，行動を記録し，その結果どうなったか，別の考え方はできないか考える，という手順で認知の修正をはかる．この方法は治療者が押しつけ的にならないよう注意が必要であり，また十分具体的イメージをもってそれらを理解できるように本人のペースを尊重することが肝要である．通常コラム法を用いる．

②問題解決技法

減量を目的とするすべての患者は，自分が直面する日々の問題に対処し，解決する方法を習得する必要がある．たとえば，ストレスで食べ過ぎてしまう場合，取り掛かりとしてそのエピソードを明らかにし，その問題解決をはかる練習をするのがよい．それを通じて，問題解決の基本原則を会得できるからである．最初は解決不能と思われても，整然と取り組めば対処可能になってくるものだと理解させる必要がある．"問題の同定→解決法の列挙と選択→計画と実施→成果の評価"というステップを踏んで実行する．

ただし，基本はあくまで患者主導であり，患者自身が試行錯誤しながらも，自らより適切な解決法を立案し実行していくことである[7]．さらに重要なのは，個別の問題の解決もさることながら，実践例を通じて問題解決のスキルを獲得する．その獲得は練習に伴って進歩するものであり，その他の日々の困難な問題に応用できるまで高めていくことができることを伝える．

---

column 2　ながら食いは無意識？

50代女性B．集団療法参加者．column 1の例同様，体重の減りが悪い．食事もバランスよく摂れており，原因がわからない．その日のセッションのテーマは問題解決技法で，"ながら食い対策"が取りあげられた．「Bさんはどう思われますか？」と聞くと，「私はテレビを見ながらスナック菓子を食べることが多いですが…」と言われた．それを聞いた栄養士が，「Bさん，それはいつのことですか？　食事記録にはありませんが」と問うた．Bさんは，そこでハッとなって，「すみません．今はじめて自分がながら食いをしていたことに気がつきました」と言われた．「無意識に食べていたんですかね？」「テレビに夢中になっていてお菓子を食べていることに気が向いていませんでした」以降，毎日習慣化していたながら食いを止めると，体重は順調に減っていった．食事記録を書くことで無意識的な摂食は意識化されるのが通常であるが，このような例もあるので注意が必要である．

③随伴性マネジメント

　不適切な行動から適切な行動の変容を強化するために，その過程で起こるさまざまな反応や出来事を管理操作する方法をいう．"オペラント強化"ともいう．肥満治療への参加・継続のための具体例として，欧米ではエントリー時にデポジットとして一定の金額を預け，出席率や目標達成に応じて返却するという方法がよく取られ，その有効性が認められている．しかし，日本ではそうしたやり方に抵抗感がある人が多いので，あまり行われていない．もっぱら治療者や周囲からの言語的賞賛あるいは表彰などの"社会的強化"や，自分でスコア化し，その点数に対し報酬に置き換えるなどの"自己強化"が用いられている．

5. リバウンド防止と行動医学・心身医学アプローチ

①再発防止訓練

　これまでの失敗や挫折から再発を予測し，その対処法を前もって準備しておく．前述の認知再構成がよく用いられる．"体重は減ったけどリバウンドしそう"といった否定的な考え・予測や，"意志が弱いからうまくいかない"といった不敵切・不適応になりやすい考えがあれば，それらを"現実的に適応できる""前向きな言動"などに変える．たとえば，"これまでは自己流で短期間で減量してすぐリバウンドしたが，今度は時間をかけて食生活を改善したので大丈夫だ"とか，"できたこともあるから意志は関係ない．意志の前に方法あり"というように．また，ささいなつまずき(ちょっとした過食や体重の増加)を取り返しのつかない失敗と考え，それまでの努力をすべて止めて元の木阿弥になってしまうという二分思考パターンに陥らないようにする．

　体重の維持に入るときには，減量期の経験をもとに自分が陥りやすいパターンへの対処法を記した"体重維持プラン"を作成するとよい．治療を通して気づいたこと，あらたに得た習慣や考えについて，①体重維持の決意，②続けるべきよい食事習慣，③よい身体活動習慣，④危険な点，⑤よい考え，などをまとめてもらう[10]．**図2**にその例を提示した．

　また，再増加の徴候がみられる事態になりそうなときの対処法，たとえば"体重が4週連続して増加するか，2 kg以上増加したら，食事日誌を再開する"と決めておく．減量後の体重増加阻止が肥満治療の最大の問題であることを考えると，この再発防止訓練は必須である．さらに，最近の研究は，自己体重測定の頻度が毎月より毎週，毎日と多くなるほど，減量のみならず，体重の再増加の防止にも有効であることを示唆している[11]．減量治療終了後はリバウンド防止のために，すくなくとも週1回の定期的な体重測定と記録を続けるべきである．

②ソーシャルサポート

　ソーシャルサポートの強い枠組みは，減量とその後の減量体重の維持を容易にする．すなわち，家族，友達，あるいは職場の同僚からのポジティブな援助や関心はモチベーションの維持と積極的な強化を助ける．ただ，実際には協力してもらっているつもりが，足を引っ張られている場合もあるので，真に協力してくれそうな人を見つけることが努力を長続きさせるコツになる．一緒に早朝ウォーキングする，一緒に減量する，努力を見守り減量が進んでいるときは褒め，うまくいかないときはなぐさめてくれる人などである．

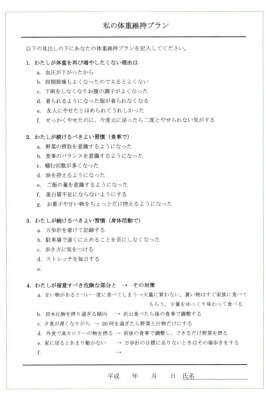

図2 体重維持プランの例

③モチベーション強化

　これは，初期減量期で紹介された食事，身体運動，行動スキルを改善したり微調整したりするというよりも，それらのスキルを用いるためのモチベーションを上げ維持することに焦点を当てている[12]．モチベーション理論と方法に由来する戦略を用いる．それは，①向上への満足を高める，②成功した減量者としてのアイデンティティを養う，③長期にわたり行動変容に努め，自律的自己調節を支えていく際の個人的モチベーションを引き出す，④食物に関連しない数々の強化を進展させ，また食物に関連しない活動に勤しむためのモチベーションを増すようなセルフケア行動を進展させる，などである．

 肥満治療とマインドフルネス

　減量後のリバウンドの要因として，種々の因子があげられているが，最近とくに注目されているのが，摂食についての内的脱抑制の高さや甘い物に対する依存傾向である[13]．前述したように従来の認知行動療法的治療では，認知の再構成等を用いて，否定的思考や感情をコントロールし変化させて過食を軽減しようとする．しかし，こうした手法は食物に対する欲求の処理をかえって困難にさせ，過食に結びつく危険性がむしろ高まることが示唆されている．リバウンドする群には，こうした要因が強く働いている可能性がある．

　そこで，従来の認知行動療法の不十分な点を補い，情動的摂食や依存を制御するためのアプローチとして，第三世代の認知行動療法と称せられるマインドフルネスが海外で注目され始めている．マインドフルネスは，情動を一過性のものとして捉え，思考や情動に対

し価値判断しない気づきそのものを向けることで，情動に対してただちに反応し摂食するというパターンを阻止する結果をもたらし，過食に対して奏功するといわれる．これは従来の認知行動療法では焦点が当てられなかった機序を想定したものといえる．

マインドフル食事法では，身体感覚や食欲，情動に注意を向けることで，そうした感覚や気分への気づきを促し，外発的な刺激や情動的ストレスによる摂食行動の連鎖反応を遮断する能力を養う[14]．"マインドフル"に食事をとる訓練に，レーズン・エクササイズがある．視覚，味覚，触覚，嗅覚などの五感に注意を集中してレーズンを食べることを通じて，意識的に"今"に注意を向ける態度を身につけるとともに，摂食に関連した問題点を探り，解決しようとする．空腹感，満腹感といった身体感覚を自己評価することで，その気づきを育て，またより少ない量で品質に重点をおいた食べ方で味わうようにする訓練も行う．瞑想や呼吸法も随所に取り入れられている．

おわりに

肥満治療における行動医学・心身医学アプローチでは，これまで取りあげたような治療技法を構造化されたプログラムに組み込んで，系統的に行う．しかし，個々の技法のなかにはセルフ・モニタリングのように，外来でも比較的簡単に実行できるものもある．したがって，適宜用いることで一定の効果が期待できる．肥満者に対する行動医学・心身医学アプローチは，心身両面から患者のライフスタイルの修正をめざす治療法であり，その減量の効果は，身体的・心理的のみならずQOLにも大きな改善をもたらす．

文献

1) Wilson GT and Brownell KD. Behavioral treatment for obesity. In:Fairburn CG and Brownell KD(eds). Eating disorders and obesity:comprehensive handbook 2nd ed. Guilford;2002. p.524-8.
2) Wing RR. Behavioral weight control. In:Wadden TA and Stunkard AJ(eds). Handbook of obesity treatment. Guilford;2002. p.301-16.
3) National Institutes of Health/National Heart, Lung, and Blood Institute. Clinical guidelines on the identification, evaluation, and treatment of overweight and obesity in adults. Obes Res 1998;6:51S-210S.
4) Prochaska JO and DiClernente CC. Stages and processes of se1f-change of smoking:toward an integrative model of change. J Consult Clin Psychol 1983;51:390-5.
5) 野崎剛弘，須藤信行．２型糖尿病の心身医療．心身医 2013；53：20-8.
6) 野崎剛弘・他．肥満の認知行動療法〜ライフスタイル改善のための心身医学的アプローチ〜．福岡医誌 2014；105：139-47.
7) 野崎剛弘，須藤信行．生活習慣病の認知/行動療法．心身医 2011；51：1088-97.
8) 健康づくりのための運動指針2006〜生活習慣予防のために〜．運動所要量・運動指針の策定検討会編．厚生労働省 2006.
9) Zheng Y et al. Self-weighing in weight management:A systematic literature review. Obesity 2015;23:256-65.
10) ザフラ・クーパー・他．体重の維持．肥満の認知行動療法 臨床家のための実践ガイド．金剛出版；2006. p.236-74.
11) Linde JA et al. Self-weighing in weight gain prevention and weight loss trials. Ann Behav Med 2005;30:210-6.
12) West DS et al. A motivation-focused weight loss maintenance program is an effective to a skill-based approach. Int J Obesity 2010;35:259-69.
13) Sawamoto R et al. Predictors of successful long-term weight loss maintenance:a two-year follow-up. BioPsychoSoc Med 2017;11:14.
14) Kristeller J et al. Mindfulness-Based Eating Awareness Training(MB-EAT)for Binge Eating:A Randomized Clinical Trial Mindfulness 2014;5:282-97.

日常臨床場面における行動医学の実践

3 循環器疾患

Keyword
本態性高血圧症
冠動脈疾患
慢性心不全
心臓神経症
Psychocardiology

POINT

- 阪神淡路大震災や東日本大震災の直後には，急性心筋梗塞などの心血管疾患が増加しており，急性ストレスは交感神経系の活性化などを介して循環器疾患に影響を与えることが示されている．

- うつが循環器疾患の予後不良因子であるというエビデンスは多く得られてきているが，治療的介入については発展途上である．また，不安についても見逃してはいけない．

- "心臓神経症"という概念は過去のものとされているが，循環器症状を基点として考えていく場合には，今日でも臨床的に有効であることがある．

はじめに

　1930年代～1950年代にかけて心身医学を体系化したAlexanderは，7つの代表的な心身症のひとつに本態性高血圧症をあげている．Alexanderは精神分析的立場から，心理的ストレス，とくに情緒的葛藤の種類により現れてくる自律神経反応が規定されると考え，それぞれの心身症には特有の心理的特徴があるとした．本態性高血圧症患者の特徴として，攻撃的衝動を有しているが，それを自由に表明することができないため，攻撃的衝動が抑制され，その蓄積された情動エネルギーが血圧調節機構を通して発散しようとすることで，血圧の慢性的上昇が引き起こされるのだといっている[1,2]．Alexander以降も，心身医学の領域では，ストレスと高血圧についての研究が進められ，心身医学的治療法も試みられてきた．

　また，1990年代以降は，冠動脈疾患とうつに関するエビデンスが多く見出され，高血圧，冠動脈疾患，慢性心不全などの循環器疾患における行動医学・心身医学的アプローチの有用性が明らかとなってきている．

　さらには，植込み型除細動器(ICD)や心臓移植，緩和ケアなどのテーマも含めて，Behavioral Cardiology，あるいはPsychocardiology，という領域となっている．

急性ストレスと循環器疾患

　1995年1月17日の阪神淡路大震災の後，急性心筋梗塞が増加したことが報告されている[3]．震災直後から数日の増加が顕著であり，同様の傾向は2011年3月11日の東日本大震災においても確かめられており[4]，急性冠症候群(急性心筋梗塞，不安定狭心症)による救急車出動が増加したと報告されている．震災による急性のストレスが，交感神経の急激な活性化による血圧や脈拍の上昇によって冠動脈プラークの破綻，冠動脈閉塞を引き起こ

山中　学 Gaku YAMANAKA　東京女子医科大学東医療センター内科(心療内科)

していたと考えられるとともに，冠動脈攣縮がプラーク破綻に関与しているとも指摘されている．さらに，災害発生時には，心不全，不整脈，大動脈瘤破裂，たこつぼ型心筋症，深部静脈血栓症なども増加することが知られている．これらには，震災そのものの急性ストレスに加えて，避難生活などによる慢性ストレスの影響もあるが，ストレスが身体疾患の発症や経過に影響を与えるということを改めて実感させられる．

本態性高血圧症

1．慢性ストレスと本態性高血圧症

ストレスにより血圧が上昇することはよく知られている．歴史的には1950年代にCannonが緊急反応(闘争・逃走反応)として報告したように，"犬に吠えつかれた猫"には，瞳孔の散大，心拍数の増加，血圧の上昇，呼吸数の増加，発汗，血糖値の上昇，消化管の運動機能低下などが認められ，これは，生体が危険にさらされた際の"戦うか，逃げるか"という全身活動に備えるための合目的的な生理反応であって，アドレナリン，ノルアドレナリンなどの交感神経系の亢進が関与している．

では，ストレスは，本態性高血圧症の病因となりうるであろうか．先に述べたように，Alexanderは抑圧された攻撃性に注目し（図1），その後の研究でも，不安，抑うつ，怒り，敵意，タイプA行動パターン(column参照)，などが高血圧の発症と関係があるという報告がある．疫学的研究においては，修道女では経年的な血圧上昇が少ない，地方から都市に移住すると血圧が上昇する，航空管制官ではアマチュアパイロットに比べて高血圧の発症が多い，などの報告があり，不適切な心理社会的環境に長期間おかれた場合は持続的な高血圧に発展する可能性があるであろうと考えられてきた．さらに，近年では自律神経系，視床下部-下垂体-副腎皮質系(HPA系)などについての研究が進められており[5]，Eslerら[6]のように"本態性高血圧症は慢性的ストレスによって生じる"と強く主張する研究者もいる．

2．本態性高血圧症に対する行動医学・心身医学的アプローチ

本態性高血圧症の治療においては，薬物療法のみならず，生活習慣の修正が重要であり，減塩，適切な食事，運動，適正体重の維持，禁煙，節酒などについて，セルフコントロー

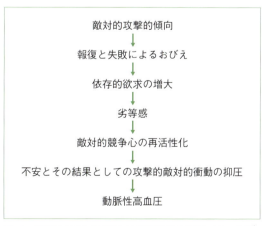

図1 本態性高血圧症における特異的力動的パターン[1,2]

ルをめざしていく必要がある．行動医学的には，支持的カウンセリング，心理教育，問題整理，目標設定，セルフモニタリング，オペラント強化などの技法が段階的に用いられていく[7]．

Lindenら[8]は，本態性高血圧症の治療において非薬物療法を検討するべき適応として，①薬物による副作用が問題となる場合，②体重の減量，運動などの生活習慣の修正のみでは降圧効果が十分でない場合，生活習慣の修正の導入や維持のために心理的サポートを必要とする場合，③患者がセルフコントロールなど非薬物療法に興味がある場合，④高血圧や心血管疾患の家族歴があり，現時点で薬物療法は必要ないが，予防的介入が望ましい場合，⑤ストレスが多く血圧がしだいに上昇しているか，日常生活のストレスによる血圧変動が大きい場合をあげている．心身医学的アプローチとして，バイオフィードバック療法やリラクセーション法が用いられることがある[9]．

バイオフィードバック療法とは，生理学的指標を測定し，患者に知覚できるようにフィードバックすることを通して，患者が，その生理学的活動を増加させたり減少させたりしようとすることで制御させようとするものである．生理学的指標として，血圧そのものを用いる方法もあれば，皮膚温皮膚電気活動，筋電図，呼吸，心拍などを用いる方法もある．中尾らによる22件のランダム化比較試験，高血圧患者905人への血圧バイオフィードバック療法による降圧効果についてのメタ解析では，非介入群に比べて，収縮期7.3 mmHg，拡張期5.8 mmHgの降圧効果があったとされる[10,11]．

リラクセーション法としては，自律訓練法や漸進的筋弛緩法などが用いられることが多い．自律訓練法の詳細については「ストレスマネジメント」の項を参照されたいが，標準練習の第一公式(手足の重感)，第二公式(手足の温感)までマスターできればリラクセーションの効果が十分あるとされている．

近年ではマインドフルネスが注目を集めているが，薬物療法を必要とはしない軽症の高血圧患者に対して，Kabat-Zinnによるマインドフルネスストレス低減法が有効であったという報告もされている[12]．

---

column タイプA行動パターン

Friedmanらが1959年に，"つねに時間に切迫感をもっている，闘争心が激しく，攻撃的で怒りの感情をもって競争する，行動していないとイライラする，寛容でない，つねに野心的でトップをめざす"などの特徴を有するタイプA行動パターンを認める群では，認めない群よりも，冠動脈疾患の発症率が2.24倍高かったと報告したのを皮切りに，多くの検討がなされ，タイプA行動パターンを修正することで冠動脈疾患の発症を抑制できるのではないかと試みられてきた．1980年代以降の研究では，タイプA行動パターンのなかで，怒り，敵意が冠動脈疾患につながりやすいとの報告もあり，また，日本では，この仮説と一致しない報告があいついだこともあり，最近ではあまりポピュラーではなくなっている．しかし，Friedmanが心臓病外来の待合室の椅子の前の部分が異常に早く擦り切れることに気づき，その擦り切れは，心臓病患者が待ち時間にイライラしつつ，すぐに立ち上がれるように浅く腰かけているからだと看破して，タイプA行動パターンを見出したというエピソードは，「外来の待ち時間が長くてイライラさせてしまっていますが，ゆっくりと腰かけてお待ちくださいね」という患者への説明には使えるかもしれない．

アプローチ実例

パニック症の治療中に急性心筋梗塞を発症し，不安・抑うつの増悪をきたした例

Aさん　58歳男性，会社員（事務職）．

45歳時，通勤中の電車中でのパニック発作で発症，発作頻回となり，心療内科通院，抗不安薬，SSRIにてパニック発作は起こらなくなり，広場恐怖症状も改善．軽い動悸や息苦しさを自覚することはあったが，生活上の支障なく，維持療法を行いつつ，数カ月に1度の通院であった．X年1月，突然の胸痛で救急搬送，心電図にて洞調律，I, aVL, V1〜V5にST上昇を認め，急性心筋梗塞を疑い，緊急カテーテル検査にて，左前下行枝近位部に99％の閉塞を認め，経皮的冠動脈形成術(PCI)を施行，ステント留置した．経過は順調で，2週後に退院，X年4月に復職した．

復職後，夜間に動悸，胸痛を訴えて救急外来を受診することが繰り返しあり，心電図，胸部X線検査，血液検査にて問題なく，受診時の不安も強いことから，心療内科再診を勧められた．

【受診時のAさんの話】

循環器内科からの説明で急性心筋梗塞の経過が悪くないことは理解できているが，通勤途中や夜間，なにか心臓が気になってきて不安な感じになって，そうなると，動悸がしてきたり胸が痛いような感じがしたりして，早く病院でみてもらわなければという考えばかりになってきてしまう．検査を受けて問題ないといわれると，まずは安心するのだが，抗不安薬をのむと改善したことがあると話したために，救急外来の先生は精神的な問題だと考えたのか，受診しない方がよかったのかと思う．会社には行っており，仕事量も多くはないが，休んでいる間に同僚に迷惑をかけてしまったので，その分をがんばらなければならないのにうまくいかない，仕事に集中できずミスばかり目立つ．寝つきはそう悪くはないが，途中で何度か目が覚める．休日も出かけることがほとんどなくなっている．

【症例へのアプローチ】

既往としてのパニック症の経過中にはみられなかった，抑うつ気分，興味・関心の低下，自責感，不安・焦燥などがあり，中等度のうつ症状と考えられた．パニック発作の再燃ではなく，心気傾向，強迫傾向もいくらかあるものの，急性心筋梗塞後の自らの身体への心配として了解可能なものであると判断した．

うつ症状がでているので，あまり仕事の能率が上がらないのは仕方ないので無理のない範囲でやるように，どうにも辛かったら休んでいいでしょう，と説明．維持的に服用していたSSRIを増量．心臓の症状があって気になったときには受診して，心電図検査を受けることはかまわない，抗不安薬ものんでよい，と保証した．そのうえで，心療内科の受診予約は1週後として，そのときには心電図検査も予定とした．

【その後の経過】

担当医は，うつ症状の経過によっては再度の休職も必要になるかと考えていたが，その後は，救急外来受診の頻度も減り，抗不安薬の頓用もなしですむようになった．不安・焦燥感は軽減したものの，おっくう感，興味・関心の低下は残存しており，引き続き経過をみている．急性心筋梗塞の経過は良好で，フォローアップの心臓カテーテル検査も問題ないとのことである．本症例では，パニック症の治療過程でもともとの状態を把握できており，患者-医師関係も構築されていたこともあって，介入もスムーズであったといえる．

冠動脈疾患

1. 冠動脈疾患とうつ病

冠動脈疾患の発症や経過に心理社会的因子が関連するということは以前から指摘されていたが，もっとも注目されエビデンスも多く得られているのは，うつ（depression）との関係である．1993年にFrasure-Smithらのグループ[13]は，急性心筋梗塞で入院した患者の心疾患での生命予後について，うつがあると予後不良であることを示した．心機能や糖尿病，喫煙など予後に関連する因子を調整しても有意であって，その後，他の研究者のグループからも同様の報告が続き，うつがあることが冠動脈疾患の予後不良因子であることはほぼ確かなものとされている．

冠動脈疾患患者におけるうつの有病率は17〜27%とされており，一般人口よりも高く[14]，また，うつがあることは冠動脈疾患の発症のリスクも高まることが知られている[15]．ただし，これらの研究でのうつの定義については，注意を要する．操作的診断基準に基づくDSM-IVなどの構造化面接を用いて大うつ病エピソードの診断をしている研究もあるが，多くはBDI（Beck Depression Inventory）などの質問紙によってうつを調査しており，うつ病の有無をみているというよりは，うつ症状の程度，うつ傾向の有無をみていることになる．

①冠動脈疾患とうつに関連するメカニズム（図2）

冠動脈疾患とうつが併存するメカニズム，うつがあることがなぜ冠動脈疾患の予後を不良にするのか，については，さまざまな仮説が考えられている．行動医学的には，うつがあることで冠動脈疾患患者のアドヒアランスが悪くなることで，予後が悪くなっていると考えられる．うつがあるために，定期的通院や服薬，推奨される生活習慣の改善などが，行われにくくなることがある．

うつ病患者では，血小板活性や止血反応が亢進していることが知られている．うつがあることで血液が固まりやすくなる，つまり血管が詰まりやすくなる，という可能性が考えられる．逆に，抗うつ薬である選択的セロトニン再取り込み阻害薬（selective serotonin reuptake inhibitor：SSRI）には血小板凝集を抑制する働きがあって，このため消化管出血の副作用がある．

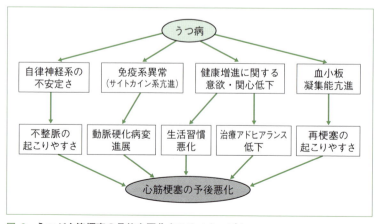

図2 うつが心筋梗塞の予後を悪化させるメカニズム

また，うつ病ではHPA系や自律神経系の機能不全も考えられ，これらが心血管系に影響するメカニズムも指摘されている．近年，慢性炎症と冠動脈疾患の関連が注目されているが，うつ病患者などの精神疾患患者においても炎症マーカーの上昇が報告されており，両者に共通したメカニズムであるのかもしれない．

②うつを治療することで冠動脈疾患の予後を改善することができるか？

SADHART研究（Sertraline Antidepressant Heart Attack Randomized Trial）において，SSRIであるsertralineは急性心筋梗塞患者，不安定狭心症患者に対して安全に使用できることが確認されたが，生命予後を改善するには至らなかった[16]．ENRICHED研究（Enhancing Recovery in Coronary Heart Disease）では，心筋梗塞後の患者において認知行動療法（CBT）がうつと社会的孤立を改善させたが，生存率に有意差は出なかった．ただし，サブ解析において，SSRIで治療した患者では死亡・心筋梗塞再発が40％減少したという結果が得られている[17]．

2．冠動脈疾患と不安[18]

不安は，冠動脈疾患を含む多くの循環器疾患において，もっとも多い精神症状のひとつであって，とくに急性期において臨床的重要性は高いと考えられるが，うつに比べて研究は少ない．いくつかの疫学的研究は，不安症患者において循環器疾患の有病率が高いことを指摘しており，心血管リスクを有する患者を対象に前向きにみた研究では，不安症があることが心血管疾患発症を増加させるという報告もある．

冠動脈疾患に伴う不安の治療

これまで不安に対してベンゾジアゼピン系抗不安薬（BZD）が用いられることが多かったが，近年の不安症（パニック症，全般不安症，社交不安症）に対する治療ガイドラインにおいては，BZDは第一選択薬としては推奨されなくなってきている．SSRIは不安に有効であるが速効性がなく，また，初期用量では有効ではないことも多いので，十分な増量を必要とする．

"心臓神経症"

動悸や胸痛などの心臓に関する愁訴がありながら，それに相当するだけの器質的な所見が認められないものを"心臓神経症"とよんできた．アメリカ精神医学会によるDSMでは，DSM-Ⅲ以降，"神経症"という用語がなくなってしまったため，"心臓神経症"といわなくなったが，ICD-10では，F45.3身体表現性自律神経機能不全の「心臓および血管系の項目」として，"ダ・コスタ症候群""神経循環無力症"とともに"心臓神経症"として診断ガイドラインが以下のように示されている．①動悸などの持続的で苦痛を伴う自律神経亢進症状，②心血管系に関連付けられる付加的な主観的症状，③心血管系の重篤な障害の可能性に関するとらわれと苦悩で，医師の説明と保証に反応しない，④心血管系の構造あるいは機能に明らかな障害の証拠がない[19]．

DSM-5では，パニック症，全般性不安症，身体症状症，病気不安症などに分類されることになるが，本稿では，**表1**に石川による5群の分類（①不安タイプ，②心気タイプ，③強迫タイプ，④転換タイプ（"ヒステリータイプ"より改変），⑤抑うつタイプ）を紹介する[20]．

表 1　"心臓神経症"の神経症学的分類[20]

①不安タイプ	不安，緊張，過敏などの症状とともに，動悸，息切れ，めまい，胸痛などの循環器症状を呈する．パニック症のパニック発作も含まれる．
②心気タイプ	ちょっとした身体症状の変化にも過度の注意集中を示し，身体症状の訴えが強い．症状が移動することも多い．
③強迫タイプ	自分でも理屈に合わないとわかっていながら，何か病気があるのではないかという強迫観念から抜け出せず，説得，保証が難しい．
④転換タイプ	心理社会的葛藤に直面したときに，身体的症状に転換するという心理規制と考えられる．情緒不安定，依存的，被暗示的などの特徴がみられる．"疾病利得"が認められることもある．
⑤抑うつタイプ	抑うつ症状，睡眠障害，消化器症状などを伴う，抑うつの訴えがはっきりしない"仮面うつ病"の病態をとることもある．

④転換タイプは"ヒステリータイプ"より改変．

この5群のどれに該当するかを考えながら症例を検討すると，治療が進めやすい．

心不全と抑うつ，不安

心不全患者におけるうつの有病率は，Rutledgeらによるメタ解析で27研究の平均21.5%とされており，NYHA心機能分類が悪いほどうつの有病率も高くなるとされている[21]．うつが存在しているとQOLは低く，再入院率が高く，死亡率も高くなるとされている．

日本循環器学会などによる「急性・慢性心不全診療ガイドライン（2017年改訂版）[22]」にもあるように，多職種による包括的疾病管理プログラムが必要とされている．欧米における疾病管理の予後に対する有効性を検証する介入試験においては，患者教育，治療コンプライアンスの向上，訪問や電話などによる患者モニタリング，などの疾病管理が予後改善に有効であると報告されている．このような包括的疾病管理プログラムにおいても，行動医学・心身医学的アプローチは欠かせないものである．

文献

1) Alexander F. Psychoanalytic study of a case of essential hypertension. Psychosom Med 1939;1(1):139-52.
2) Alexander F. Emotional factors in essential hypertension. Psychosom Med 1939;1(1):173-9.
3) Ogawa K et al. Increased acute myocardial infarction mortality following the 1995 Great Hanshin-Awaji earthquake in Japan. Int J Epidemiol 2000;29(3):449-55.
4) Aoki T et al. The Great East Japan Earthquake Disaster and cardiovascular diseases. Eur Heart J 2012;33(22):2796-803.
5) 廣岡良隆．ストレスと心血管リスクの機序：交感神経・圧受容器感受性．循環器科 2009；66(2)：182-8.
6) Esler M et al. Chronic mental stress is a cause of essential hypertension:presence of biological markers if stress. Clin Exp Pharmacol Physiol 2008;35(4):498-502.
7) 市倉加奈子，鈴木伸一．より良い患者理解のために―行動医学からみた各疾患領域　循環器疾患．臨床栄養 2018；132(6)：778-83.
8) Linden W, Moseley JV. The efficacy of behavioral treatments for hypertension. Appl Psychophsiol Biofeedback 2006;31(1):51-63.
9) 吉内一浩．循環器心身症．川名正敏・他．カラー版 循環器病学―基礎と臨床．西村書店；2010. p.1243-52.
10) Nakao M et al. Clinical effects of blood pressure biofeedback treatment on hypertension by auto-shaping. Psychosom Med 1997;59(3):331-8.
11) 中尾睦宏，野村忍．血圧バイオフィードバック療法の現状とその将来：Evidence-Based Medicine の見地から．心身医学 2003；43(4)：221-31.

12) Hughes JW et al. Randomized Controlled Trial of Mindfulness-Based Stress Reduction for Prehypertension. Psychosom Med 2013;75(8):721-8.
13) Frasure-Smith N et al. Depression following myocardial infarction:impact on 6-month survival. JAMA 1993;270(15):1819-25.
14) Evans DL et al. Mood disorders in the medically ill:scientific review and recommendations. Biol Psychiatry 2005;58(3):175-89.
15) Lett HS et al. Depression as a risk factor for coronary artery disease:evidenve, mechanisms, and treatment. Pyschosom Med 2004;66(3):305-15.
16) Glassman AH et al. Sertraline treatment of major depression in patients with acute MI or unstable angina. JAMA 2002;288(6):701-9.
17) Berkman et al. Effects of treating depression and low perceived social support on clinical events after myocardial infarction:the Enhancing Recovery in Coronary Heart Disease Patients(ENRICHED)randomized trial. JAMA 2003;289(23):3106-16.
18) Alvarenga ME and Byrne D. Anxiety and Cardiovascular Disease:Epidemiology and Proposed Mechanisms. In:Handbook of Psychocardiogy. Springer;2016. p.247-63.
19) 中根允文・他(訳). ICD-10 精神および行動の障害　DCR 研究用診断基準. 医学書院；1993.
20) 石川　中. 循環器系の心身症. 石川　中，末松弘行. 心身医学. 朝倉書店；1979. p.470-7.
21) Rutledge T et al. Depression in Heart Failure. A Meta-Analytic Review of Prevalence, Intervention Effects, and Associations With Clinical Outcomes. J Am Coll Cardiol 2006;48(8):1527-37.
22) 日本循環器学会/日本心不全学会. 急性・慢性心不全診療ガイドライン(2017 年改訂版)
j-civc.or.jp/guideline/pdf/JCS2017_tsutsui_h.pdf

日常臨床場面における行動医学の実践

4 消化器疾患

Keyword
機能性消化管障害(FGID)
機能性ディスペプシア(FD)
過敏性腸症候群(IBS)
認知行動療法(CBT)
行動療法(BT)

POINT

- FGIDは疾病不安，症状関連不安，過剰警戒・注意，破滅的思考の4つの不安特性による回避行動が臨床上問題となる．CBTはネガティブで破壊的思考に有効なため，不安特性のあるFGID患者が治療適応である．

- BT，CBTは，患者自身が症状不安，陰性情動，回避行動に対するセルフマネージメントを身につけ，不安による回避行動を是正することが目的である．

- 行動に問題がある場合，適切な行動を提示するのみではなかなか治療は進まない．治療者"コーチ"は，目標設定，数値設定，適切な協議により，患者"選手"の実践・適切な行動の獲得に向けコーチングを行う．

はじめに

　機能性胃腸障害(functional gastrointestinal disorders：FGID)は，胃もたれ，心窩部痛，腹痛，下痢，便秘などの特定の消化器症状が出現消退を繰り返し，通常の検査では異常がみられない疾患群の総称である．FGIDの国際診断基準であるRome Ⅳでは，6カ月以上慢性的に経過し，消化管の器質的病変，代謝疾患，神経疾患ほか，医学的所見で症状を説明することができない疾患群と定義されている[1]．機能性ディスペプシア(functional dyspepsia：FD)ならびに過敏性腸症候群(irritable bowel syndrome：IBS)はFGIDの代表的疾患である．消化管運動異常，内臓知覚過敏の消化管機能異常および心理的偏倚が共通に要因で，消化管と中枢神経系の相関機能障害が病態形成に重要な役割を行っている[1]．心理社会的ストレスは診断基準に含まれないものの，FGID患者の情動および行動に影響を与え，病状を深刻化させる重要な因子である．そのため，消化管および中枢神経系の薬物治療のみならず，認知・行動の治療を欠かすことができない．認知・行動の治療は個々の患者の生活の質(quality of life：QOL)を改善し，病状の悪化を予防する効果が期待され，治療初期からの診断と早期介入が有益である．本稿では，FGIDの受療モデルを呈示し，FGIDの認知行動療法の実践の具体的なポイントを解説する．

行動の問題を呈するFGID(機能性胃腸障害)モデル

1．一般内科のアプローチ

　胃もたれ，心窩部痛，腹痛，下痢，便秘などを主訴に，患者が一般内科外来を受診する．胸腹部X線単純写真，心電図，血液尿検査，上下部内視鏡検査，便潜血検査などの精査を

庄司知隆　福土　審　Tomotaka SHOJI[1] and Shin FUKUDO[1,2]
東北大学病院心療内科[1]，東北大学大学院医学系研究科行動医学[2]

施行したが，症状を説明する異常所見を認めない．あるいは前医の精査，治療で改善がみられない．FGID の診断で，FD あるいは IBS のガイドライン[2,3]に従って，消化管運動機能改善薬，酸分泌抑制薬，止痢薬，下剤による治療を開始するが改善がみられない．食事と症状について問診すると，食事を摂取すると胃がもたれ，腹痛のため食欲がなく，症状をきたさない食物のみを摂取し，腹痛と下痢を回避するため食事を控え，軽度の体重減少をきたしている．

体重減少などのリスクサインから悪性疾患，食物アレルギー，神経内分泌疾患などをスクリーニングするが異常所見はみられない．心理的問題と考えて抗不安薬を少量処方し，不眠があれば睡眠薬が処方される．

次の外来で，睡眠薬は効果があったが，抗不安薬は眠気だけで消化器症状は軽減せず，消化管薬を変更あるいは漢方薬治療に変更して経過観察する．

次の外来でも効果はみられず，ガイドラインでは抗うつ薬治療の適応だが，使い慣れていない．消化管薬に効果が得られないので心理的問題と考え，心療内科紹介を考える．

2. 心療内科のアプローチ

心療内科を紹介受診．消化器症状が Rome IV 診断基準に合致しているかどうか確認し，他に鑑別疾患がないかどうか身体精査を十分に行う．必要であれば，追加の検査で身体疾患を除外する．次に患者の心理状態と心理社会的ストレスを聴取する．精神疾患および気分障害の構造化面接で精神疾患の鑑別と抑うつ，不安の評価を行う．抑うつ，不安，神経症，人格の心理検査により心理的偏倚のスクリーニングを行う．心理検査の結果，中等度の不安抑うつ傾向を認め，神経症尺度が高値を示す．心理社会的ストレスは腹部症状以外には目立ったものは聴取されない．学校，職場あるいは外出先などにおいては，症状を我慢しながらなんとかやりすごしている．

患者「つねに腹部症状のことが気になり，抑うつ気分，楽しみの喪失ならびに不眠を伴ったが，気にしないように努めてやりすごしていた．この症状がこのままずっと続くのかと思うと何も楽しく感じられなくなる．これはどのような病名で，なぜ起こるのか，そして治療法はあるのか？」

患者「心療内科に紹介されたが，心理的問題で起こってくる症状なのかどうか釈然としない．ストレスといっても症状以外には皆が感じる程度のストレスがあるのみで，それが原因になっているかどうかはわからない．お腹の症状のためやりたいことができず，そのことがストレスに感じる」

落ち着いているが元気がなく，辛そうな表情がみられる．

3. 行動の問題へのアプローチと行動療法の導入

FD あるいは IBS の診断と，病態を丁寧に説明する．不安抑うつ状態が併存していることを説明する．消化管薬に効果がみられず，抗うつ薬を提案する．抗うつ薬には下降疼痛抑制作用による消化器症状の緩和があるので，抑うつ気分ならびに消化器症状の軽減が期待されると説明する．悪心，消化器症状，眠気，倦怠感などの副作用についても十分説明し，継続が困難であれば中止してかまわないことを伝える．同意を得て抗うつ薬を 2 週間継続したが，消化器症状は改善せず，軽い悪心副作用も出現したため中止する．他の抗うつ薬への変更は希望せず，抗不安薬も眠気が生活に差し障るとして望まない．

食事量は1/2量と少なく体重は回復せず，倦怠感で学業も仕事も継続が辛くなり，不安抑うつ表情がみられるため，休学・休職して自宅療養とする．自宅安静によっても症状の軽減は十分ではなく，復学・復職への焦りと，症状が期待ほど軽減しない憤りが出現し，今後の生活に絶望感を抱くようになる．症状回避のため，胃もたれの原因となる食品は排除し，摂取できるものは低カロリー食に限定されている．腹痛・下痢の場合は，症状に襲われる恐怖から外出を控えるようになる．

薬物治療は無効かつ副作用のため受け入れず，食事指導あるいは運動・気晴らしを促すが，症状不安で行動回避する．

「身体症状があるのだからやはり何かの病気ではないか」と訴え，再検査で確認と保証を行う方針とする．腹部は平坦，軟，軽い触診で軽度の不快感を訴えたが明らかな異常所見はみられない．排便回数は朝食後の午前中に2～3回で，在宅であれば以降の排便はほとんどみられない．X線で異常ガス像はみられず，血液検査では軽度の低蛋白血症をきたすのみで，甲状腺ホルモン値は正常．便潜血検査も陰性．再検査でも明らかな異常所見は認められず，医学的所見で推定される胃もたれおよび腹痛・下痢の重症度に比べて患者の行動抑制は厳格すぎると考えられた．栄養障害はまだ軽症だが，このまま摂食を制限していれば栄養失調の増強，さらに復学・復職に困難をきたし，社会的損失の増大が懸念される．

4．FGIDの行動療法と認知行動療法

医師「医学的見地からみて，もっと摂食，あるいはもっと外出することは可能であると保証できます．原因精査および症状消失させる治療はいったん休止し，まずは栄養の回復と行動範囲の拡大を実現してみてはどうでしょう」

患者「今でも精一杯ですので，これ以上に摂食あるいは外出できるとは思えません．無理にしすぎるとさらに悪くなる気がして不安です」

医師「無理に頑張る必要はなく，できる範囲を最大限生かすことが目的です．診察の結果，医学的にみて，消化管機能は自覚される以上に良好に保たれていると考えられます．脳腸相関の働きにより不安が消化管知覚を過敏にしている可能性があります．症状不安をコントロールすることで症状の緩和がえられると考えられます．」

患者「よくなるならやってみます．」

①FDの行動療法（BT）：摂食量の増加を目標に

行動療法（behavioral therapy：BT）として，摂食量と症状との関連を客観的に評価するため，食事量と胃もたれを0～10点のordinate scaleで自己採点を開始した．食事量が多いときに胃もたれが増強する傾向が認められたが，食事量が多くても胃もたれが軽いとき，またその逆も存在することが明らかになった．さらに，胃もたれは次の食事の制限につながっていた．摂食量が胃もたれの誘因であることは間違いないが，胃もたれが軽いときには次の食事量の増量を提案した．胃もたれが増強すると，やらなければよかったと後悔が出現した．1回の試行で判断せず，10回試行して偶然なのか必然なのか判断することを提案．さらに，不安レベルについても0～10点のordinate scaleで数値化するよう指導した．食事摂取の増減は，胃もたれよりも不安，失望感の強さと関連することがわかった．万歩計で歩数を記録し，運動で1日の不安時間を短縮することをはじめた．さらに，起床時間を一定にし，午前は読書，部屋の掃除，午後は散歩，買い物など，1日の行動スケジュー

ルを作成させ，食事はできるかぎり多くの量を毎食一定に摂食するよう提案．これらの行動が習慣化することにより，胃もたれ時の不安回避と摂食量の維持をセルフマネージメントできるようになった．

②IBS の認知行動療法（CBT）：行動の拡大を目標

外出先でのトイレ利用と飲食を目標に，認知行動療法（cognitive behavioral therapy：CBT）を導入した．不安場面への曝露を繰り返すことで，環境に馴化することによって行動範囲を回復すると説明した．外出困難な場所をあげ，強度順に並べて不安階層表を作成する．3 カラム法で外出時の腹痛・下痢の程度，そのときの行動と感情を記載した．初めは，不安レベルの低い自宅近くのコンビニまで行って帰ってくる．次はコンビニ先のスーパー，バスに乗る，電車に乗る，映画館に入る，など順にクリアした．外出先で腹痛を体験すると，二度とこのような辛い体験はしたくないと不安が増強した．腹痛の原因は遠方へ行ったことではなく，腹痛を予期した不安情動に誘因があることを指摘した．リラクゼーション法として筋弛緩法，自律訓練法を併用した．また，止痢薬，抗不安薬の頓用法を指導し，外出先にはかならず持参するよう注意を促した．腹痛時は安静をとれる場所へ移動して自律訓練法を試行し，落ち着かなければ抗不安薬の内服を指導した．外出訓練ごとにできたこと，できなかったこと，そのときの情動を話し合い，できたときはできた事実とプラスの要因をフィードバックし，できなかったときは次の対策を一緒に考えた．行動範囲は徐々に拡大し，ときに腹痛と下痢と不安が出現したが，セルフマネージメントができるようになり，「なんとかなると思います」と話すまでになった．

機能性胃腸障害（FGID）の病態・特性と心身医学的診療

1．病態生理

FD および IBS の病態は多因子である．消化管運動機能障害，内臓知覚過敏，社会的因子，*Helicobacter pylori* 感染，胃酸分泌，遺伝的要因，心理的要因（とくに不安や虐待），サルモネラなどの感染性腸炎の既往，アルコールや喫煙などの生活習慣，胃形態（瀑状胃），などの身体，心理，社会にわたって関連因子が認められる[2,4]．最近，内臓知覚過敏の病態が重要視され，知覚過敏を誘発する機序を解明する研究が盛んに行われている．消化管粘膜の微小炎症，サイトカインならびに腸内細菌が注目され，一部の胃腸炎感染者が感染後に FGID を発症する原因として注目されている．感染性腸炎後 IBS の発症率は約 10％で，通常の IBS の発症率に比べて 6～7 倍高く，感染後すくなくとも 2～3 年は発症リスクが高いと考えられている．また，感染後 IBS の発症リスク因子は，ストレス，うつ，身体化傾向，年齢 60 歳未満，女性，喫煙，リンパ球増多，感染性腸炎の持続期間が長いこと，などの心理・環境要因があげられている[5]．腸内細菌叢の異常も IBS に関与し，健常とは異なる腸内細菌叢を有しており，下痢型，便秘型，混合型の病型によっても腸内細菌プロファイルが異なり，小腸内腸内細菌の異常増殖もみられる[3]．発症予防には心理・環境要因のコントロールが有効かもしれない．感染後 FD では，十二指腸粘膜内の炎症細胞浸潤の異常，ヘルパー T 細胞の浸潤の抑制，マクロファージの浸潤の増加，好酸球の粘膜浸潤がみられる[5,6]．最近の研究では，心理的偏倚の誘因にも消化管粘膜の微小炎症の関与が示唆されている．消化管粘膜の微小炎症によるサイトカインが中枢神経系を変調させる可能

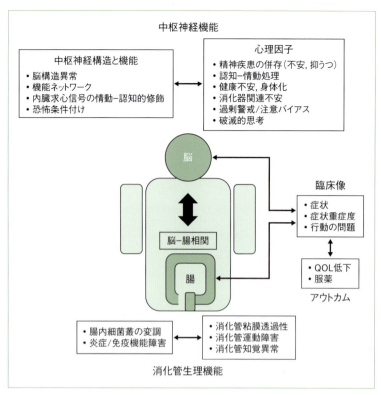

図1 FGIDの心理社会的モデル
　脳腸相関の異常がFGIDの症状および行動の問題を引き起こし，症状および行動の問題とQOLが低下する．アウトカムの問題が症状および行動の問題を助長し，脳腸相関機能のさらなる障害をきたして病態が重症化する．行動の問題への介入はFGIDの病態を改善に向かわせる．

性が示唆されている（「column1」参照）．さらに，中枢神経系の神経伝達物質および内分泌物質の異常をきたし，FGIDの不安ならびに脳腸相関機能の変調および症状の維持に関与している可能性がある（「column2」参照）．また，IBSでは，ストレス関連ペプチドホルモンのcorticotropin releasing hormone(CRH)に対する末梢感受性，すなわち視床下部―下垂体―副腎軸（ストレス反応），交感神経および大腸運動の反応亢進が示されている．中枢神経系と消化管の相関関連，"脳腸相関"の異常がFGIDの病態生理の本質と考えられ，そこから生じる疾患特異的不安と行動の異常が，生体システムをさらに増悪して重症化すると考えられる（**図1**）．

2．心理社会的因子

　FGIDでは，抑うつ，不安，身体化の3つの精神症状の併存率が高く，FGIDの発症および症状を遷延させる重要な要因である．一般住民調査では，診療を受けていないFGID相当の症状をもつ人には，高率に心理的偏倚が併存している．さらに，不安と神経症の心理的偏倚はFGIDの発症リスクを高める独立因子であり，受療行動は不安と関連する[2]．12年間の一般住民の前向き疫学調査の結果，FGIDを有する対象者はFGIDを有しない対象者に比べ，12年間後に新規に抑うつおよび不安を多く発症し，また反対に，先行する抑うつおよび不安は新規のFGIDの発症要因であった[7]．不安抑うつの心理的偏倚とFGIDの発症は双方向に影響を及ぼしている．人生早期のストレスがその後のIBSの発症を助長する

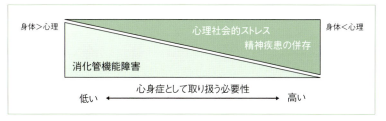

図2 身体状態と心理状態の重み付け
現在の状態が身体状態ならびに心理状態がどの程度関与しているか，心理的偏倚，心理社会的ストレス，精神疾患の併存の有無により重み付けを行う．心理的問題が大きい場合は精神的治療および心理社会的介入を強化し，消化器症状が重症であれば消化管機能の治療を重点的に行う．治療経過により重み付けは変調するため定期的に再評価する．

こともが示されている．幼少期の外傷的体験ストレスがIBS発症リスクを高め，ストレス過敏性を形成する[8]．治療中のFGID患者では，心理社会的因子は症状重症度，常習的な欠勤，健康関連QOLの低下などのアウトカムに影響を与え，社会的損失をきたす．このような知見が指摘されるが，実はFGIDの消化器症状と心理的要因には明らかな関連が見出されていない．その要因として，精神心理状態の計量の困難さと不確かさ，心理状態の易変性などが考えられる．FGIDの病態は多様であるため，臨床上は個々の患者の個別治療を検討しなければならない場面が多い．そのため，心理社会的因子の把握，行動学的治療介入が有効となる．

3. 心身医学的診療のポイント

消化管の問題，精神疾患の問題および心理社会的問題に分類して心身の状況を把握する．現在の患者の病態に身体的問題と心理的問題がどのくらいの割合で関与しているか，臨床的な重み付け評価は病態の把握と治療方針の決定に有用である（**図2**）．これらの問診には時間を要するが，あらかじめ質問事項を整理することで15分程度にまとめることができる．また，心理状態をスクリーニングするには心理評価質問紙法は簡便である．精神疾患のなかにはFGID症状に類似した症状を呈するため，FGIDの併存症状か精神疾患の合併か判断が悩ましいケースがある．身体表現性障害（身体症状症）は頻度が高く，FGIDと類似の消化器症状を呈するため診断に苦慮する．鑑別ポイントとして，神経，筋，泌尿

---

column 1　FGIDの消化管粘膜微小炎症と気分障害

IBS消化管粘膜では肥満細胞が増加し，未受診FDの40％には十二指腸粘膜の好酸球増加がみられる．これらはFGIDの病態に消化管粘膜微小炎症の関与を示している．微小炎症は粘膜上皮間結合を破綻して消化管粘膜透過性を亢進させ，粘膜内に腸内細菌の侵入を容易にし，粘膜内炎症が持続する．粘膜免疫細胞はサイトカインを放出し，循環血流から血液脳関門を通過して脳内に到達する．サイトカインは脳内グリア細胞の機能障害を引き起こし，交感神経と視床下部－下垂体－副腎軸（HPA軸：ストレス反応）を亢進させる．

サイトカインと中枢神経障害の関連は議論中であるが，C型肝炎治療のINFαでうつ病が誘発されることはよく知られている．IL-6，TNF，IL-1βは視床下部室傍核からCRH分泌亢進，副腎皮質を亢進させてストレス反応を引き起こすが，これら3つのサイトカインはうつ病に関連する神経伝達物質（セロトニン，ドパミン，ノルアドレナリン）の恒常性を障害することから，サイトカインを介した脳腸機能障害が着目されている[11,12]．

アプローチ実例 1

機能性ディスペプシア（FD）に行動療法（BT）が奏功した一例

38歳男性．主訴：食後の胃もたれ．既往歴：とくになし．

【現病歴】
　32歳時，とくに誘因なく食後の胃もたれと便秘が出現して徐々に食欲低下をきたした．36歳時，全身倦怠感のため近医で入院精査し，血液生化学検査，上下部消化管内視鏡検査および腹部CT検査で器質的異常所見は認めなかった．カプセル内視鏡検査でも小腸病変は認めなかった．その後，全身倦怠感は自然軽減したものの胃もたれは残存した．クエン酸モサプリド，六君子湯，プロトンポンプ阻害薬，抗うつ薬による薬物療法を受けたが改善なく，4カ月間の自宅安静で自然軽快し，復職した．37歳時，胃もたれが再燃し，症状回避のため自ら食事量を減らし，体重減少（48 kg）をきたした．胃もたれを引き起こさなかったプロテイン飲料を主体に，少量ずつ経口摂取を継続して体重を維持していた．38歳時，胃もたれが再燃・増悪し，2カ月間の入院でも改善しなかったため心療内科に転科した．

【経過】
　辛いと感じる食後の胃もたれ症状および通常の医学的検査で症状を説明する所見を認めないことから，FD（postprandial distress syndrome：PDS）と診断した．入院当初は，心理状態と食事摂取量は比較的安定していたが，上部消化管内視鏡検査を契機につねに胃もたれを訴えるようになった．症状を回避するためごく少量に食事は制限され，自覚症状の強度に応じてプロテイン飲料を細かく計量して増減調整し，少量しか摂取できないと強く失望した．心理面接を行い，FDの病態を説明すると，速やかに胃もたれが消失して食事を再開することができた．しかし，胃もたれが出現する度に食事を中断して症状を回避した．不安抑うつ状態に合致し，抗うつ薬治療を行ったが効果が得られず，むしろ副作用不安が増大した．症状軽減を目的とする治療から不安を軽減する治療への切り替えを提案した．
　"症状とのつきあい方の習得"を目標とすることに同意を得た．具体的な行動目標を定期的な面談で協議し，実行した行動の結果に対して指導を行った．たとえば，ひげを剃った，散歩した，食事量がわずかだが増えたなど，できたことを医療者が評価し，回避行動は適切な行動に修正することを行った．医療者の評価に患者が納得できた場合は共通の認知となり，患者が納得できなかった評価は患者の意見を尊重し，その対応策を患者と協議した．0〜10点のordinate scaleで症状評価させると，摂食量と症状重症度はかならずしも一致せず，不安と症状重症度の方がより密接な関係にあることが明らかになった．患者は食事量と症状との関連に固執してすぐには認めなかった．初めは日常生活活動レベルを上げる行動を促し，続いて摂食量を一定に維持することを目標とし，不安症状により日常生活行動を回避しない訓練を行った．訓練開始当初には不安は増大したが，目標達成した回数が増加するに従い不安は軽減し，それに平行して胃もたれも著明に軽減した．3カ月の入院治療により，胃もたれは残存しながらも一定量の規則正しい食事摂取が可能となった．退院後，自覚的症状重症度は減少し，社会復帰を果たした．入院時と退院5カ月後の抑うつ不安尺度は正常化していた．

アプローチ実例 2

下痢型過敏性腸症候群（IBS）に認知行動療法（CBT）が奏功した一例

18歳女性．主訴：下腹部痛，下痢，食事量減少．既往歴：とくになし．

【現病歴】

15歳時，とくに誘因なく下腹部痛と下痢が出現した．16歳時，腹部疝痛，悪心嘔吐のため近医消化器科に入院した．上腸間膜動脈症候群，下腸間膜動脈塞栓症を鑑別に，上下部内視鏡検査，腹部CT，腹部エコー，カプセル内視鏡を施行されたが異常所見は認めなかった．疝痛と悪心嘔吐は消失したが，下腹部痛と下痢は持続したため，下痢型過敏性腸症候群（IBS）と診断された．消化管運動機能改善薬，止痢薬には効果はみられなかった．18歳時，症状回避のため家族と共であっても外食できず，行動範囲が徐々に狭小して登校困難となり，大学を休学した．精査加療目的に心療内科を受診．

【経過】

腹痛回避のため，外出と外出時の飲食を制限していた．患者は治療に対して症状の完全消失を期待し固執していた．腹痛時には症状増強を恐れてベッドから離れようとしなかった．下痢型IBSの病態説明し，症状関連不安による行動制限を解除するためCBTによる曝露療法を提案した．曝露が症状消失させるかどうか確約されないことに不安と抵抗を示したが，CBTの有効性を説明して治療に納得・同意した．うつ病のCBTプログラムをIBSの不安曝露に修正して施行した．リラクセーション（自律訓練法），認知再構成法（3コラム法），アサーショントレーニング*，外出訓練の計15回のプログラムを2カ月で施行した．これまでの腹痛と腹痛不安場面を3カラム法に抽出し，腹痛-行動-情動の関連について患者と協議して自己考察のトレーニングを行った．"腹痛＝不安"の自動思考の存在を指摘したが，患者にとっては腹痛がなくならなければ不安はなくならない当然のことと認知されていた．「腹痛が出現しても腹痛にうまく対応できれば不安は抑制され，外出も可能になるであろう」と提案．病室内での腹痛時には腹部を温める，頓服薬を服用することを指導し，外出訓練前には，頓服薬を持参する，目的地までのトイレの位置を覚える，腹痛時は安静にできる場所で休息する，我慢できなければタクシーで帰院する，などの具体的な対応策を患者と協議し，患者自身ができそうだと思ったことを実行した．外出訓練を実施し，腹痛にうまく対応できるようになると，不安のコントロールが腹痛対策のキーポイントであることに気づくようになった．不安場面で自動思考を認知し，不安思考の停止と冷静な対処行動が形成され，腹痛による外出・外食の中断回数は減少した．退院時には回転寿司で1人で食事をとることができた．

*：アサーショントレーニング：アサーションは「適切な自己主張」，すなわち相手の立場や権利を認めながらも自身の考えや求めを主張して，相手も自分も尊重するコミュニケーション方法．FGIDにおけるアサーショントレーニングは，自身の不安について治療者に対して適切に言葉で表出することにより，自身の自動思考に気づき，認知の修正に導くCBTトレーニング法のひとつ．

表1 FGIDの不安特性と行動

不安特性	症状	行動	結果	治療
疾病不安	病気である恐れ	繰り返す検査	医師-患者関係の破綻	CBT
症状関連不安	症状不安	摂食回避 外出回避	過剰な健康管理	BT(曝露療法)
過剰警戒と注意	症状に対する過剰な注意と関連づけ	腹痛，下痢便秘を常に考える．良くない出来事との関連づけ	症状の改善や安心安全の保証を信じない，受け入れない	CBT
破滅的思考	症状を最悪な出来事と感じ，希望を失う	痛みの増強，陰性情動による行動抑制	強い消化器症状，低いQOLの持続	CBT

疾病不安，症状関連不安，過剰警戒・注意および破滅的思考はFGIDによくみられる不安特性である．認知の変化とそれによる行動の問題をきたしている．認知行動療法，行動療法が適応となる．

器系の消化器以外の症状を複数有しているかどうか確認し，身体精査で症状を説明する所見が認められなければ，身体表現性障害の可能性が高い．身体表現性障害では心理療法で症状が増悪することがあり，注意が必要である．

機能性胃腸障害(FGID)の行動療法(BT)と認知行動療法(CBT)

1. 位置づけ

　CBTは情報処理および認知モデルを基盤に考案された治療法である．通常生活では顕在しない思考の偏倚が，強いストレスを受けると不適切な行動を引き起こし，行動の結果から認知に歪みが生じる．CBTはこの不適切な指向の偏倚に気づき，修正を目的とする．CBTはうつ病治療として発展し，治療成績は42〜66%と高い有効率を示している．

　FGIDには疾病不安，症状関連不安，過剰警戒・注意バイアス，破滅的思考の4つの特徴的な不安特性を示し，回避行動と臨床上の問題と関連する(表1)．CBTはネガティブで自己破壊的な思考をもつ対象者に効果があるため，不安特性をもつFGID患者が治療適応となり，Rome IVでもFGIDの心理治療に認知行動療法の効果をあげている[9]．成人のIBSを対象とした18のランダム化比較試験のうち15においてCBTがIBSの改善に有効であることが報告されている[10]．一方，FDに対するCBTの効果を検討した研究は少なく，有効性を示すデータはまだ示されていない．FGIDにおけるCBTおよびBTは，不安の脱感作とセルフマネージメントの獲得に効果を示している．現在，FGIDの日常診療にBTおよびCBTの実施可能な施設は少ないが，現在一般診療の利用を目的に「FGIDの不安曝露

---

column 2　FGIDの脳ニューロイメージング

　functional MRI(fMRI)などの脳機能・構造画像研究の発展により，FGIDの中枢神経系の異常の存在が明らかになっている．FDでは，前頭皮質，皮質体性感覚野，島，前帯状回，視床，海馬，扁桃体の脳内血流量，脳領域間白質形態および灰白質の容量の異常が見出されている．これらは，内臓知覚過敏，ディスペプシア症状，低QOL，不安，抑うつ重症度と相関関係を示し，内臓知覚と疼痛の調整機能，情動，脳内ネットワークの維持と処理の異常がFD症状と関連することを示している[13]．IBSでは，扁桃体を中心とした神経ネットワークの変化とIBS症状が関連している．FGIDでは，内臓からの求心性シグナルを中枢神経系が処理・統合・評価する機能，すなわちinteroceptive perception(内受容感覚)の変調が病態形成に重要な役割を行っていることを示し，現在大きな関心を集めている．

表2 FGIDの心身医学的アプローチ

心身医学的治療	適応
抗うつ薬 ・アミトリプチリン，ミルタザピン，など	抑うつ，不安，疼痛 早期飽満感，低BMI
心理療法 ・認知行動療法(CBT)，行動療法(BT) ・自律訓練法 ・催眠療法 ・マインドフルネス	FGIDの心理特性 　病気不安 　症状特異的不安 　過剰警戒・注意バイアス 　破滅的思考
栄養療法 ・食事療法，液体栄養食 ・ω-3脂肪酸，ビタミンC，鉄	低BMI 低栄養
運動療法 ・運動指導	運動不足

FGIDの心身医学的治療は，消化管薬および生活習慣指導に効果がみられず，抗うつ薬および心理療法は，心理的問題の重み付けが高い症例に対して適応される．抗うつ薬は不安抑うつ症状および消化管疼痛症状に効果を示し，心理療法不安認知の修正を行う．

CBTプログラム」の開発が進められている．

FGIDの心身医学的治療は，消化管薬および生活習慣指導に効果がみられず，抗うつ薬および心理療法は，心理的問題の重み付けが高い症例に対して適応される．抗うつ薬は不安抑うつ症状および消化管疼痛症状に効果を示す(**表2**)．FGID治療ガイドラインでは，向精神薬物治療が十分に奏功しない場合が心理療法の適応とされるが，薬物治療効果の強化，薬物治療からの離脱，ならびに再燃予防に効果が期待されるため，薬物と並行して早期より積極的な治療介入が有益と考えられる．

2．実践ポイント

第1に，治療目標を回避行動の是正に設定する．摂食量を増やす，行動範囲を広げる，などの達成しやすい具体的な目標が望ましい．患者と協議をしてこれらの目標を決めて共通のゴールをめざし，目標が達成されれば，そこからまた少し上のレベルにチャレンジする．これらの作業を繰り返し行い，患者の回避行動を是正に向かわせる．

第2は，医学的，論理的に説明する．過剰警戒により注意バイアスが形成されているため，安全であることが実証されることにより不安は軽減する．食事摂取量(カロリー)，行動範囲(歩数など)の数値を患者自身が日々記録し，治療者は，"数値の改善＝回復"と患者自らが結論を出せるよう論理的に説明する．たとえば，「食事摂取量が増加しているのは以前より食べられているため」と説明する．当たり前の内容を一つ一つ理由をつけて解説する．患者は，「一時的にはよいが，今後もよいとは限らない」「今回は無理したのでこの後具合が悪くなるに違いない」「そうかもしれないが，症状があるのでやはり何か病気ではないか」などの反応を示すかもしれないが，治療者は行動の結果と患者の症状や状態を評価して医学的説明を根気よく繰り返す．しだいに治療者が指摘したとおりに，食事量が増加すると体重が増加し，体重が増加すると体力がついて体調が回復したことを実感する．あるいは行動範囲が広がると，活動制限が減少して日常生活が楽になったことを実感する．現実にこれらのことが実現できたことを理解される．とうていできないと思っていたことができた事実が認知を修正する．

第3のポイントは，患者と医療者は"選手"と"コーチ"の関係にあることを患者と共

有する．実践するのは"選手"であり，"コーチ"は指針とアドバイスを行う．患者の不安が強い場合，回避行動を正当化して"コーチ"に同意を求めるかもしれない．その場合は"この治療の範囲では，できることを最大限やる"という目標と，患者が主体であることを再確認し，患者のペースでゆっくりでも先に進めるを促す．また，"コーチ"の言うことに従わないこともあるかもしれない．"コーチ"には，一段階前に戻ってやり直す余裕も必要である．"選手"の素質はさまざまで，目標への到達レベルも速度も異なる．それぞれの患者に合わせた"個別"対応を忘れないことが重要である．BT, CBTは3カ月程度でいったん総括する．消化器症状は残存しているかもしれないが，栄養状態と行動範囲は改善し，自己効力感（なんとかやっていける感覚）がみられるようになる．CBTで最も重要なことは，患者自身が症状不安，陰性情動，回避行動に対するセルフマネージメントを身につけることである．個々の重症度にもよるが，6～12カ月はフォローアップが望ましい．

おわりに

回避行動をきたしているFGIDのモデルを通じて行動療法（BT）および認知行動療法（CBT）の治療例を紹介した．CBTは不安の脱感作から回避行動を是正し，体重減少および休学・休職などの社会的機能の損失からの回復が目的となる．セルフマネージメントの獲得により，以降のストレス対応に応用できる大きなメリットがある．生活習慣病の指導がうまくいかないケースにもみられるように，適切な行動を提示するのみではなかなか治療は進まない．BT, CBTの施行には，FGIDの病態を医学的にわかりやすく説明し，回避行動の改善目標と，具体的な数値化可能な指標を設定し，患者と協議して患者が実践できるようにプランの修正を行う，総合的なコーチング力が重要である．CBTを経験すると心理社会的要因が人間の心身機能に大きく影響していることが実感される．多くの方が興味をもって実践していただければ幸いである．

謝辞：医療心理士の阿部麻衣さんより症例について詳細かつ丁寧に多くのアドバイスをいただいた．ここに感謝の意を表します．

文献

1) Drossman DA. Functional Gastrointestinal Disorders:History, Pathophysiology, Clinical Features and Rome Ⅳ. Gastroenterology 2016. pii:S0016-5085(16)00223-7. doi:10.1053/j. gastro. 2016.02.032.[Epub ahead of print]
2) 日本消化器病学会．機能性消化管疾患診療ガイドライン2014―機能性ディスペプシア（FD）南江堂；2014.
3) 日本消化器病学会．機能性消化管疾患診療ガイドライン2014―過敏性腸症候群（IBS）．南江堂；2014.
4) Simrén M et al. Food-related gastrointestinal symptoms in the irritable bowel syndrome. Digestion 2001;63(2):108-15.
5) Spiller R and Garsed K. Postinfectious irritable bowel syndrome. Gastroenterology 2009;136(6):1979-88.
6) Futagami S et al. Migration of eosinophils and CCR2-/CD68-double positive cells into the duodenal mucosa of patients with postinfectious functional dyspepsia. Am J Gastroenterol 2010;105(8):1835-42.
7) Koloski NA et al. The brain--gut pathway in functional gastrointestinal disorders is bidirectional:a 12-year prospective population-based study. Gut 2012;61(9):1284-90.
8) Chitkara DK et al. Early life risk factors that contribute to irritable bowel syndrome in adults:a systematic

review. Am J Gastroenterol 2008;103(3):765-74;quiz 75.
9) Van Oudenhove L et al. Depression and Somatization Are Associated With Increased Postprandial Symptoms in Patients With Irritable Bowel Syndrome. Gastroenterology 2016;150(4):866-74.
10) Palsson OS and Whitehead WE. Psychological treatments in functional gastrointestinal disorders:a primer for the gastroenterologist. Clin Gastroenterol Hepatol 2013;11(3):208-16;quiz e22-3.
11) Powell N et al. The mucosal immune system:master regulator of bidirectional gut-brain communications. Nat Rev Gastroenterol Hepatol 2017;14(3):143-59.
12) Martin CR et al. The Brain-Gut-Microbiome Axis. Cell Mol Gastroenterol Hepatol 2018;6(2):133-48.
13) Lee IS et al. Functional neuroimaging studies in functional dyspepsia patients:a systematic review. Neurogastroenterol Motil 2016;28(6):793-805.

日常臨床場面における行動医学の実践

5 呼吸器疾患

Keyword
気管支喘息
COPD
心身症
呼吸困難
パニック症

POINT

- 喘息は代表的な心身症である．適切な標準治療を行っているにもかかわらず，喘息のコントロールが不良な症例では，心理社会的因子が病状に影響している可能性を考えて，問診を行う必要がある．

- 治療アドヒアランスが低下している喘息，COPD患者の診療においては，不適切な行動（不定期受診，薬物中断など）を指摘して是正を求めるよりは，適切な行動を強化する方が患者の行動変容を促す可能性が高い．

- 喘息，COPDの診療における最終目標は患者自身が治療の主役になることであり，そのためには，患者の自己効力感を高める関わりを心がける必要がある．

喘息

1．喘息の心身症としての側面

喘息は心理社会的影響を強く受ける疾患であり，逆に喘息が患者の心理社会面に影響を及ぼすことが明らかにされている．たとえば，Sandbergら[1]は喘息小児を対象とした研究で，慢性のストレス状況に急性のストレスが加わると，3～6週間後に喘息発作のリスクが上昇したのに対して，慢性のストレス状況がない状態で急性のストレスが起こると，その晩から発作のリスクが上昇するという結果を報告している．また，プエルトリコの小児を対象として行われた症例対照研究では，DNAのメチル化を介した虐待と喘息の関連が示唆されている[2]．

喘息における心身医学的特徴とその例を**表1**に記載する．とくにアレキシサイミア（自分の感情に対する気づき，およびその言語的表出が乏しい性格特性）を有する患者では，ストレスをストレスと認知できないため，それに対する適切な対応がとれない．たとえば，過度の時間外労働を強いられている勤務状況があった場合，その不合理な要求に対する不満，怒りなどを感じることができれば，休日しっかり休む，時間外労働を断るといった対処方法をとることができる．しかし，アレキシサイミアを有する患者では，ストレス状況に対して生じる感情を感じることができないため，適切な対処行動がとれず，疲労が蓄積し，喘息発作という形で体がSOSを出すわけである．このような背景を裏づけるように，致死的な発作の既往のある喘息患者では，ない患者に比べて，アレキシサイミア傾向が強いことが報告されている[3]．

松田能宣 Yoshinobu MATSUDA　国立病院機構近畿中央呼吸器センター心療内科

表1 喘息の心身医学的特徴

特徴	例
ストレスにより喘息の発症，持続，再燃，悪化が認められる	・学校や職場のストレスで喘息が増悪する ・退院が決まったとたんに喘息が増悪する （入院がストレス回避になっている場合）
喘息に起因する不適応を起こしている	・頻回の喘息発作のために学校になじめず，不登校になっている ・喘息のために欠勤が多くなり，職場での居場所がないため，休みがちになっている
喘息の治療・管理への不適応を起こしている	・ステロイドに対する不合理な不安・恐怖のために，使用を差し控えている ・喘息の発作の危険性を過小評価しているために，定期通院や継続的な治療ができていない．

表2 喘息に対する心身医学アプローチ[12]

第1段階	治療的な信頼関係の確率
第2段階	ストレス状態からの開放 安定と症状消失の体験
第3段階	心身相関の理解の促進
第4段階	新しい適応様式の修得
第5段階	治療の終結 治療関係の解消

喘息と抑うつの関連については，喘息患者の18.1％にうつ病を合併し[4]，抑うつ症状があると，有意に喘息が発症しやすい[5]ことが報告されている．

2．喘息に対する心身医学アプローチ

喘息に対する心身医学アプローチをまとめたものを**表2**に示す．第1段階である信頼関係の構築のためには，患者の話の内容を価値判断せず，医学的に不合理な内容であっても"患者はこのように感じた"ということを尊重して，共感的に傾聴を行う．たとえば，"ステロイドは副作用がこわくて飲まなかった"という話があった場合には，すぐにステロイドの必要性を説くのではなく，まずは「副作用が心配で，飲まなかったんですね」と共感的に対応することで，医師に対する信頼感が増すであろうし，その後の医師からの提案も受け入れてもらいやすくなる．また，身体診察も患者の信頼感を得るうえで重要である．第2段階においては，休職や入院，リラクゼーション法の習得によってストレス状況から解放されることによる喘息症状の軽減を体感してもらう．医療者に自身の苦悩をしっかり聞いてもらうだけで，症状が軽減していく患者も多い．このような体験を通して，第3段階である心身相関への理解が，より深まる．また，喘息の発症や発作の前にどのような対人関係や行動様式が存在したかを丁寧に患者に尋ねていくことも有用ある．医師が患者から聴取した病歴をもとに，「このストレスがあなたの喘息発作に影響していたんですよ」と説明するより，患者自身が"喘息発作は，このストレスが原因だったのかも"と気づく方が，より心身相関への深い理解を得ることができる．そして，頻度の高いストレス状況や，ストレス状況に対する患者自身の共通する受け止め方が明らかになれば，今度はそれらについて対策を検討することができる．これが第4段階である．たとえば，夫とのけんかが

アプローチ実例

時間をかけて心身相関への気づきを促した喘息（心身症）の一例

50歳女性．喘息（心身症）．
既往歴：20歳頃 肺結核，48歳 アトピー性皮膚炎．職業：主婦．
現病歴：X年4～5月喘息発作で入院，ステロイド点滴と気管支拡張薬吸入を行い改善した．当院が自宅より遠方であったため，近医へ紹介したが，受診せず，吸入ステロイド/長時間作用型β_2遮断薬合剤も中止していた．8月上旬より咳嗽が増え，9月喘息発作で入院となった．ステロイド点滴と短時間作用型β_2刺激薬吸入で喘鳴は改善を認めたが，喘息（心身症）を主治医より疑われ，心療内科に紹介となった．

心療内科紹介後の面接のなかで以下のような心理社会的な背景がわかった．
・X-3年に父親が死去し，その頃に喘息が発症した．
・5月に当院を退院した後から高校生の娘が学校を休むようになり，これ以上休むと留年になるため，娘を朝確実に起こすために毎朝6時に起きていた．
・喘息発作でしんどいときも夫は家事を手伝ってくれず，子供のことにも無関心である．

上記の心理社会的背景を聴取したうえで，喘息はストレスや疲れで発症したり，症状が悪化することがあり，喘息の症状があるとそれがまたストレスになり，悪循環を起こしてしまうと説明を行った（心身相関の説明）．しかし，当初は「何が原因で喘息が起こるんやろう？」とアレルゲンなどの外因に喘息発作の原因を求めることが続いた．

10月，12月に喘息発作で再入院．自宅での出来事とそのときの患者の気持ちについて尋ねた．12月の入院では「私の場合は疲労があるとなるんやろうね．調子がいいとやり過ぎてしまって，しんどくなって」と話すようになった．また，夫に対しては，患者が夫に対して感じている不満を伝えるにとどめ，行動変容を強要することはしなかった．逆に，お見舞いに来てくれること，患者が入院で不在の間に家事や子供の面倒をみてくれていることに対して感謝していることを伝え，夫の好ましい行動を強化するよう心がけた．

その後は，入院が必要な喘息発作は認めず，外来で通院治療を継続できるようになった．外来では，「今から思うと，無理してたんやと思います．疲れやストレスで喘息が悪くなるというのがよくわかりました」と振り返りをしていた．

【解説】
　心身相関について患者自身が本当に理解をするためには，患者自身が体験を通して実感をすることが重要である．本症例では，当初は心身相関に対する理解が十分ではなかったが，喘息発作での入院時の面接のなかで自宅での生活やできごとを丁寧に尋ねることで，患者自身が心身相関への気づきを得ることができるようになり，生活パターンや行動パターンを変えることで，喘息の症状の安定につながったと考えられた．また，夫に対する不満については，（患者が考える）問題点を夫に指摘することは夫婦関係を悪化させるだけでなんの役にも立たないと考えられた．かわりに，（医療者の視点から見ると）もともと夫が担っていたと考えられた患者を支える役割を強化することで，患者の生活上のストレスの軽減をはかることができたと考える．

ストレス状況であれば，けんかに至る過程を患者が語るなかで，"夫も疲れているのかも"と別の物語がでてくることもあるかもしれないし，"けんかは夫婦にとって必要なもの"とけんか＝必要なものという別の物語がでてくれば，もはやその問題は問題でなくなる．また，治療アドヒアランスが低い患者においては，治療薬の使用や定期通院ができていないことを叱責するよりは，「今日はよく来てくれましたね」「2日に1回は吸入ができていたんですね」など，できている部分に焦点を当てて，好ましい行動を強化していく方が有益である．そして最終的には，患者自身が喘息のコントロールをできるようになることが望ましい．「先生のおかげです」という言葉をもらうと医療者としてはうれしいものである．

しかし，自分が転勤などでいなくなってしまったら，患者はどうなるであろうか．著者が

column ピークフローメーターと喘息日誌

喘息では，気道が狭くなるため，一般的に息が吐き出しにくくなる．ピークフローメーター（図A）は，その息を吐き出す力を定量化することができる．大きく息を吸い込み，ピークフローメータを口でくわえ，思いっきり息を吐き出すと，メーターが移動して，そのメーターが止まった位置の目盛りを読む．そしてその数値を書き込むのが喘息日誌である．喘息日誌のなかにはグラフがあり，そこに毎日朝，晩のピークフローの数値を書き込むことで折れ線グラフができあがる（図B）．このグラフを確認することで平常時にはどれくらいの数値で，喘息発作時にはどれくらいの数値になるのかを視覚的に確認することができ，早期の自己対処，早期の受診が可能となる．喘息（心身症）の治療においては，このグラフにその日のできごとを記載してもらうことで，心身相関（心理社会的因子と喘息発作との関連）に対する気づきを促すことが可能になる．

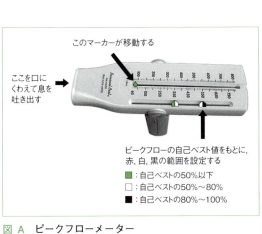

図A　ピークフローメーター

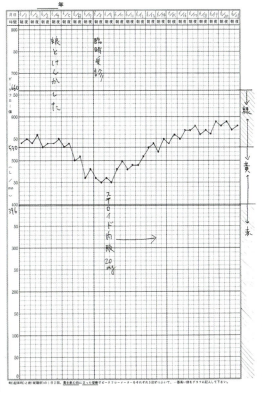

図B　喘息日誌

表 3 DSM-5 パニック障害診断基準

A. 繰り返される予期しないパニック発作．パニック発作とは，突然，激しい恐怖または強烈な不快感の高まりが数分以内でピークに達し，その時間内に，以下の症状のうち4つ（またはそれ以上）が起こる．
  (1) 動悸，心悸亢進，または心拍数の増加
  (2) 発汗
  (3) 身震いまたは震え
  (4) 息切れ感または息苦しさ
  (5) 窒息感
  (6) 胸痛または胸部の不快感
  (7) 嘔気または腹部の不快感
  (8) めまい感，ふらつく感じ，頭が軽くなる感じ，または気が遠くなる感じ
  (9) 寒気または熱感
  (10) 異常感覚（感覚麻痺またはうずき感）
  (11) 現実感消失（現実ではない感じ）または離人感（自分自身から離脱している）
  (12) 抑制力を失うまたは"どうにかなってしまう"ことに対する恐怖
  (13) 死ぬことに対する恐怖
B. 発作のうちの少なくとも1つは，以下に述べる1つまたは両者が1カ月（またはそれ以上）続いている．
  (1) さらなるパニック発作またはその結果について持続的な懸念または心配
  (2) 発作に関連した行動の意味のある不適応的変化
C. その障害は，物質の生理学的作用，または他の医学的疾患によるものではない
D. その障害は，他の精神疾患によってうまく説明されない．

心療内科研修時代に指導医からかけられた言葉に，「患者から感謝されるようなら，心療内科医としては二流である」という言葉がある．患者自身が喘息のコントロールができるように，患者の工夫や努力をしっかり賞賛し，自己効力感を上げる関わりが重要である．たとえば，「最近調子がいいみたいですが，どのような工夫をしてるんですか？」と尋ねることで，患者は自身の工夫を語ることになり，自己効力感を得ることができる．

COPD

1. COPD の心身症としての側面

　COPD の発症や経過に心理社会的な因子が密接に関係しているかどうかという点について，喘息ほどは明らかにされてはいないが，COPD の原因である喫煙には心理社会的な因子とは切り離せないこと，COPD の代表的な症状である呼吸困難は心理社会的な因子との関連を認めることから，広く心身症のひとつと捉えることができると考える．また，COPD に合併する抑うつについては，進行 COPD 患者の 37～71％に認めるとの報告があり[6]，非常に頻度が高い症状である．さらに，抑うつがあると，COPD の増悪，入院が増加し[7]，抑うつが強い患者ほど3年死亡率が高く[8]，多方面にわたる悪影響を及ぼす．また，COPD におけるパニック障害の有望率は一般人口の約10倍と推定されており[9]，繰り返す発作性の呼吸困難を認める場合には，パニック障害の可能性を鑑別する必要がある．パニック障害の診断基準を**表3**に示す．呼吸困難の発作時には通常，"息苦しさ" "動悸" を伴うことが多いため，表にある症状のうちあと2つを満たし，発作が突然発症し，10分以内にその頂点に達していれば，パニック障害の診断基準の項目に含まれるパニック発作である可能性が高い．

2. COPD に対する心身医学アプローチ

　COPD において最も重要な治療である禁煙治療では，禁煙補助薬とともに行動療法が有用である．喫煙欲求コントロール法として3つの行動療法を紹介する．1つ目は，行動パ

ターン変更法である．これは，喫煙と結びついている生活行動パターンを変えることで，喫煙したい気持ちをコントロールする方法である．たとえば，お酒を飲むと喫煙したくなるという患者であれば，飲酒を控えるようにするなどである．2つ目は，環境改善法である．これは，喫煙のきっかけになる環境を改善することで，喫煙したい気持ちをコントロールする方法である．たとえば，喫煙時にいつも使用している灰皿を処分するなどである．3つ目は代償行動法である．これは，喫煙の代わりに別の行動をすることで，喫煙したい気持ちをコントロールする方法である．たとえば，ガムを噛む，飴をなめるなどである．また，禁煙治療においても，問題点を指摘するよりも，好ましい行動を強化する方が患者の行動変容につながりやすい．

COPD治療における心身医学アプローチとしては，基本的な部分については上述した喘息に対するアプローチと重なる部分も多い．また，リラクゼーショントレーニング（漸進的筋弛緩法，イメージ療法，腹式呼吸，口すぼめ呼吸など）がCOPDの心理的健康状態と肺機能を，効果は大きくないが改善することがメタ解析で報告されており[10]，このような患者自身が行える治療方法を身につけてもらうことは自己効力感につながりやすいと考えられる．また，COPDのパニック発作/パニック障害に対しては薬物療法とともに，認知行動療法の有用性が報告されている[11]．この介入のなかには，①認知行動療法・ストレスの呼吸困難に対する影響・COPDにおけるパニックの悪循環についての心理教育，②口すぼめ呼吸の訓練，③役に立たない認知を変えてみる訓練，④生活における活動計画とペーシングの強化，⑤個々の患者に応じたコーピング計画，⑥コーピングを行ううえでの障壁に対処するための問題解決技法，が含まれている．

文献

1) Sandberg S et al. The role of acute and chronic stress in asthma attacks in children. Lancet 2000;356(9234):982-7.
2) Chen W et al. ADCYAP1R1 and asthma in Puerto Rican children. Am J Respir Crit Care Med 2013;187:584-8.
3) Serrano J et al. Alexithymia:a relevant psychological variable in near-fatal asthma. Eur Respir J 2006;28(2):296-302.
4) Moussavi S et al. Depression, chronic diseases, and decrements in health:results from the World Health Surveys. Lancet 2007;370(9590):851-8.
5) Brunner WM et al. Depression and risk of incident asthma in adults. The CARDIA study. Am J Respir Crit Care Med 2014;189(9):1044-51.
6) Solano JP et al. A comparison of symptom prevalence in far advanced cancer, AIDS, heart disease, chronic obstructive pulmonary disease and renal disease. J Pain Symptom Manage 2006;31(1):58-69.
7) Xu W et al. Independent effect of depression and anxiety on chronic obstructive pulmonary disease exacerbations and hospitalizations. Am J Respir Crit Care Med 2008;178(9):913-20.
8) Fan VS et al. Sex, depression, and risk of hospitalization and mortality in chronic obstructive pulmonary disease. Arch Intern Med 2007;167(21):2345-53.
9) Smoller JW et al. Panic anxiety, dyspnea, and respiratory disease. Theoretical and clinical considerations. Am J Respir Crit Care Med 1996;154(1):6-17.
10) Volpato E et al. Relaxation techniques for people with chronic obstructive pulmonary disease:a systematic review and a meta-analysis. Evid Based Complement Alternat Med 2015;2015:628365.
11) Livermore N et al. Prevention of panic attacks and panic disorder in COPD. Eur Respir J 2010;35(3):557-63.
12) 久保千春編．心身医学標準テキスト第3版．医学書院；2009．

日常臨床場面における行動医学の実践

6 慢性腎臓病

Keyword
サイコネフロロジー
腎代替療法(透析)
自己効力感
喪失体験

POINT

- 慢性腎臓病(CKD)患者はその背景として，高血圧症・糖尿病をはじめとする生活習慣病を有することが多い．CKD患者は心身症としての側面も持ち合わせており，心身医学的・行動医学的なアプローチが有効である．

- 具体的には，行動療法，認知行動療法や変化ステージモデル(多理論統合モデル)を用いた方法やエンパワーメントアプローチ・動機づけ面接などを用いることが有用と考えられる．

- 保存期腎不全から腎代替療法に至るまで，CKD患者はさまざまな心理的な葛藤を経験している．その心理を医療者が十分理解することが，患者のよりよい療養行動に寄与する．

慢性腎臓病(CKD)の定義と疫学

慢性腎臓病(chronic kidney disease：CKD)の概念は旧来からある慢性腎不全をさらに広げて，疾病の早期発見と対策の重要性という視点から2002年にアメリカで提唱された概念であり，現在，世界中に普及している．わが国では日本腎臓学会を中心に，2007年にはじめて『CKD診療ガイド』が作成された[1]．その後国際腎臓病予後改善委員会(Kidney Disease Improving Global Outcomes：KDIGO)がCKD分類を変更したことに伴い，2012年には『CKD診療ガイド2012』として改訂された[2]．その翌年には『エビデンスに基づくCKD診療ガイドライン2013』が発刊され[3]，とくにStageの進んだG3bからG5に至るまでのいわゆる保存期腎不全に対するガイドラインとして，2017年には『腎障害進展予防と腎代替療法へのスムーズな移行　CKDステージG3b～5診療ガイドライン2017』が作成[4]，2018年には『エビデンスに基づくCKD診療ガイドライン2018』が改訂発刊されている[5]．

日本における慢性腎不全患者は平成26年の厚生労働省の調査によると，入院・外来を合わせても131万人あまりとされている[6]．しかし，これは受療行動に至った患者のみの統計であり，実際には相当過小評価されていると考えられる．実際，平成23年度厚生労働省CKDの早期発見・予防・治療標準化・進展阻止に関する研究班の統計によれば，1,330万人ともいわれており，これは成人人口の12.9％を占め，もはや国民病といえるほどに頻度が高くなっている[7]．この要因としては，検診などによる慢性糸球体腎炎などの早期発見によるところもあるが，それ以上に糖尿病や高血圧を始めとするいわゆる生活習慣病の増加によるところが大きい．

CKDは以下のように定義される[2]．

大武陽一　Yoichi OHTAKE　堺市立総合医療センター総合内科・心療内科

原疾患	蛋白尿区分		A1	A2	A3
糖尿病	尿アルブミン定量 (mg/日) 尿アルブミン/Cr比 (mg/gCr)		正常	微量アルブミン尿	顕性アルブミン尿
			30未満	30〜299	300以上
高血圧 腎炎 多発性囊胞腎 移植腎 不明 その他	尿蛋白定量 (g/日) 尿蛋白/Cr比 (g/gCr)		正常	軽度蛋白尿	高度蛋白尿
			0.15未満	0.15〜0.49	0.50以上
GFR区分 (mL/分/1.73m²)	G1	正常または高値	≧90		
	G2	正常または軽度低下	60〜89		
	G3a	正常または中等度低下	45〜59		
	G3b	正常または高度低下	30〜44		
	G4	高度低下	15〜29		
	G5	末期腎不全 (ESKD)	<15		

図 1 **CKDの重症度分類**[2] (KDIGO CKD guideline 2012を日本人用に改変)
重症度は原疾患・GFR区分・蛋白尿区分を合わせたステージにより評価する．CKDの重症度は死亡，末期腎不全，心血管死亡発症のリスクを のステージを基準に，■→■→■の順にステージが上昇するほどリスクは上昇する．

"①尿異常，画像診断，血液，病理で腎障害の存在が明らか．とくに 0.15 g/gCr 以上の蛋白尿(30 mg/gCr 以上のアルブミン尿)の存在が重要，②GFR＜60 mL/分/1.73 m²，①，②のいずれか，または両方が3カ月以上持続する"

重症度は**図1**のようにCGAで評価することとなっている[2]．CKDの重症度分類は，その原因(C)とGFR(G)とACR(アルブミン/クレアチニン比)(A)で分類するCGAで評価することが望ましいとされ，とくにCKDの原因疾患をできるだけ記載するようにとされている．例として，糖尿病G2A3，慢性腎炎G3bA1などのように表記するように推奨されている．

CKDとサイコネフロロジー

サイコネフロロジーとは，腎臓病学と精神医学・心身医学の共通するところを扱う学問である．世界的には，1978年，Kaplan De Nour, Abram HS, Levy NBの3人のリエゾン精神科医がリエゾン・コンサルテーション精神医学の一部分としてPhychonephrologyと名づけて研究会をスタートさせたのが始まりといわれている．日本ではおもに透析患者と腎移植患者の精神的諸問題を解決することを目的に，1990年に日本サイコネフロロジー研究会が太田和夫と春木繁一らが中心となって設立された[8]．この頃，日本では慢性腎不全に対しての腎代替療法の成績は飛躍的に向上し，患者の生命予後は改善したが，その一方で，彼らを取り巻く環境は厳しく，とくに精神的諸問題のケアという点では，医療側が十分に応えきれていなかった．以降，毎年研究会が開催されている．また全国規模の総会のみでなく，各地域での勉強会・研究会も盛んに行われるようになっている．また透析医学会や腎臓内科学関連の学会でも，腎代替療法への意思決定支援や透析の中止・非導入など

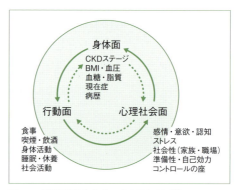

図2 慢性腎臓病患者の包括的理解[10]

に関連してサイコネフロロジーのかかわるシンポジウム・演題が多くなってきている．サイコネフロロジー領域では，医師としては精神科医，心療内科医，腎臓内科医，移植外科医などが，またコメディカルスタッフとしては看護師や臨床心理士が多数参加し，横のつながりをもつ多職種チームによって，メンバーが協力して，さまざまな課題を解決する試みがされている．実際に大規模な観察研究でチーム医療がCKD進行の抑制に有効であることが示唆された報告もあり[9]，今後が期待される．

 ## CKDの心身症としての側面

心身症とは日本心身医学会によって"身体疾患のなかで，その発症や経過に心理社会的な因子が密接に関与し，器質的ないし機能的障害がみとめられる病態をいう．神経症やうつ病など他の精神障害にともなう身体症状は除外する"と定義されている．CKDもその一部は心理社会的な因子が疾病の発生・維持に密接に関与しており，その診療において，患者を包括的に理解するために図2のようなモデルが使用される[10]．とくに行動面に関しては，行動医学的なアプローチが有用である．具体的には行動療法，認知行動療法や変化ステージモデル（多理論統合モデル）を用いた方法やエンパワーメントアプローチ・動機づけ面接などがある（詳細は別稿に譲る）．心理社会面に関しては，とりわけ自己効力感が重要である．自己効力感とは，社会的学習理論アプローチの最初の提唱者であるカナダの心理学者アルバート・バンデューラが提唱した概念であり，"自分が行為の主体であると確信していること，自分の行為について自分がきちんと統制しているという信念，自分が外部からの要請にきちんと対応しているという確信"のことである．総じてCKD患者は長年の生活習慣病を背景とすることが多く，自己効力感が低下しているという報告もあり，自己効力感をあげるような働きかけが重要である．

 ## CKD患者の心理的変化と精神疾患の併存

CKD患者はその経過のなかでさまざまな心理状態を経る．長年外来通院しているなかで，腎機能の悪化に関して精神的な受容をいくらかでもしていることもあるが，一方で，腎機能の悪化のペースが急激であったり，予期せぬ急性増悪などにより，想定よりも早い段階で腎代替療法が必要となることもしばしば経験する．そういった場合，腎代替療法の必要性の告知をしても，さまざまな心理的反応が生じうる．とくに透析患者の悲嘆のプロ

アプローチ実例

支持的対処を中心とする心身医学療法と適切な情報提供により腎代替療法(透析)に至った一例

50歳代男性．10年以上の罹病期間のある2型糖尿病患者．

40歳代の頃にHbA1c 13％台を指摘され，近医で糖尿病教育入院を行った．その後，"遠方"を理由に治療中断しがちとなり，X－4年からは他院に不定期通院となっていた．X－1年ごろより全身倦怠感，浮腫を自覚，精査を勧められたが"仕事が忙しく"受けられていなかった．X年1月，全身浮腫・倦怠感を主訴に当院初診．同年1～2月にかけて糖尿病教育入院となったが，退院後も血糖コントロール不良であり，同年7月にも2度目の教育入院．X+1年4月より腎機能の低下に伴い糖尿病専門医の外来から慢性腎臓病外来に移行．著者が腎臓内科医かつ心療内科医として診療にあたることとなった．外来で腎代替療法の概略および必要性について説明するも，本人は「極力透析は先延ばしにしたい」「透析のことは知り合いにもやっている人がいるので知っている」という思いをひたすら訴えられ，支持的に対応していた．X+1年5月に眼科手術のために当院眼科入院となり，内科共観となった．入院中に内シャント作成が必要になる可能性を外来で説明していたため，入院中の病棟往診時には，シャント作成にいったんは同意．しかし次週の往診時にはキャンセルになっていた．本人に問うと，やはり透析に対する恐怖心が拭いきれず，また趣味の音楽ができなくなるのではないかという思いがあった．今後の見通しに関する情報を共有し，いったん退院となった．

1週間後の外来で，「シャントを左手に作ろうと思っている」と自ら発言があり，シャント作成に関して同意．3週間後の再診時，さらに腎機能の低下があり，予定通りシャント作成目的入院となった．入院翌日に左前腕に内シャント作成術を施行した．術後2日目の病棟訪室時，「無事に終わりましたよ」と笑顔がみられた．今後継続して透析導入になる可能性については，「その心づもりで入院している」との発言があり，術後1週間で腎機能の増悪にともない血液透析導入となった．

【解説】

本症例の腎代替療法に至るまでの心理的変化と実際の対応について振り返りたい．当初は，遠方であることや，仕事の忙しさを理由に不定期通院となっており，慢性腎臓病に対して非現実的な認識をしていたと考えられる．徐々に腎機能が悪化するなかで，治療の場が慢性腎不全外来となり，「極力透析は先延ばしにしたい」「透析のことは知り合いにもやっている人がいるので知っている」などの発言があり，これらは否認・合理化と捉えられよう．続いて，透析に対する恐怖心や趣味の音楽ができなくなるのではないかという思いが回避として出現したが，これらに必要な情報を提供しながら支持的に対処した結果，「シャントを左手に作ろうと思っている」という意識変容とも捉えられる発言が自らみられ，その後は透析について疾患受容とも思える発言もあった．しかし，透析導入1年後の電話インタビューでは，透析導入直前は「希望はまったくなかった．正直"あきらめ"の気持ち」であった．また透析をはじめての感想として，「透析をはじめて半年間は抑うつ傾向だったと思う．1年たった今，自然に自分なりに解決した部分もあるし，いまだに不安な部分もある」という語りがあった．

表1 透析患者の課題とそのときの患者のストレス因子[12]

	透析導入期	維持透析期
患者の課題	喪失体験の克服	透析を含む生活に適応し，自分の立場や価値をもう一度作り上げていく
そのときの患者のストレス因子	○健康の喪失と死の恐怖 ○健康によって支えられていた自信の喪失 ○それまでの生活の喪失	○それまでの生活の変更 　社会的役割や家族関係の変化 　治療とセルフケアの負担 　医療者との人間関係問題 　健康の喪失と死の恐怖 　健康によって支えられていた自信の喪失 ○合併症の恐怖，苦痛，負担 ○治療に終わりがない

とくに重要なものに○．

セスとして，春木[11]は"対象喪失と喪の仕事"として，①精神的打撃，衝撃，ショック，②否認，③取引，④パニック，⑤怒りと不当感，⑥敵意，攻撃，恨み，⑦罪悪感，⑧孤独感，抑うつ，⑨あきらめ(受容)，⑩新しい希望，笑いやユーモアの復活，⑪立ち直り，透析患者としての新しい役割の獲得として整理している．ここで大切なことは，⑨の受容はけっして，"受け入れる"あるいは"引き受ける"ことではなく，「アプローチ実例」の語りにもあったような"あきらめ(＝あきらめ，明らめる)"の気持ちであることを，関わる医療者がしっかり理解することである．またすべての患者がこのような経過をたどるわけではなく，一部の患者は腎代替療法開始後も"②否認"の状態が続き，それらが身体症状やノンアドヒアランスとして表面化することも少なくない．この心理的な経過はエリザベス・キューブラー＝ロスの『死ぬ瞬間』に書かれた死の受容のプロセスに酷似するが，がん患者とCKD患者は個体死と腎死という点で大きく異なる．また透析導入後の維持透析期でも心理的な葛藤を有していることも忘れてはならない[12]（**表1**）．これらに対しての有効と考えられている心理的治療とケアを**表2**に示す[12,13]．また透析患者における代表的な"喪失体験"を**表3**に示す[14]．

　透析導入期，海外の報告では透析患者のなかで心理テストにより"強い抑うつ症状"をもつと判定される頻度はおおむね15〜60%程度とされ，また"不安"を有する頻度は12〜52%程度との報告がある．また疾病としての頻度は，DSM-IVの大うつ病診断基準を満たすものが10〜20%程度，なんらかの不安障害を有する割合は46%という報告もあり，不安障害の亜型のなかでは"パニック障害"が最も多いとされている[15]．一方，日本の報告では内科医の判定によるうつ病の罹患頻度は諸外国と比較して，非常に低く報告されてお

---

column　糖尿病透析予防指導管理料と腎臓病療養指導士

"糖尿病透析予防指導管理料"は平成24年度診療報酬改定により"医師・看護師または保健師および管理栄養士等が共同して必要な指導を行った場合"にあらたに算定ができるようになった．現在，日本での透析導入患者のうち半数以上を糖尿病性腎症が占めるため，糖尿病からの透析をいかに減らすかが喫緊の課題である．また，平成29年度には日本腎臓学会，日本腎不全看護学会，日本栄養士会，日本腎臓病薬物療法学会は共同して，"慢性腎臓病療養指導士"というあらたな資格を創設した．透析導入患者がますます増えるなかで，多職種のチーム医療で支援する必要性が高まっている．

表2 サイコネフロロジーにおける心理的治療とケア[12,13]

①良好な身体状態を作り維持する
②身体的な自覚症状を緩和する
③ひとつひとつの身体的ケアをていねいに行う
④正しい情報提供
⑤喪失をできるだけ少なくするための工夫
⑥社会的支援の改善
⑦協力的な治療関係を作るための「話の聞き方」：支持的精神療法の応用．「認知的共感」
⑧「指導」「教育」の工夫：「ペイシャント・エンパワーメント」
⑨向精神薬の使用

表3 透析患者の喪失体験[14]

①透析患者であることそのもの
②慢性の治らない病気で「失ったもの」
③病気療養に伴うさまざまな制約・規制
　―自由であることを失う
④身体的能力の低下，衰え，身体的合併症
⑤家庭での地位・役割・家族関係の変化
⑥医療（機器，スタッフ）への依存，拘束
　―自負心の低下，身体像の悪化・低下
⑦性機能障害
⑧疎外体験―職場，地域，冷遇や解職
⑨不満と葛藤―希望，夢，計画の挫折
⑩腎不全以外による喪失―失明，下肢切断，脳梗塞など

り，倉持らの報告ではうつ病は維持透析患者の2.9％，不安障害は5.8％とされており，これは日本の透析医療の優れた点を反映しているとも考えられている[16,17]．

おわりに

CKD患者への心身医学的・行動医学的なアプローチはまだ十分に多くの医療者に浸透しているとはいえないのが現状である．CKD患者は年々増加傾向にあり，腎代替療法に関わる医療者はこれらのアプローチ方法に習熟することを期待したい．

文献

1) 日本腎臓学会編．CKD診療ガイド：東京医学社；2007．
2) 日本腎臓学会編．CKD診療ガイド2012：東京医学社；2012．
3) 日本腎臓学会編．エビデンスに基づくCKD診療ガイドライン2013．東京医学社；2013．
4) 山縣邦弘編．CKDステージG3b〜5診療ガイドライン2017（2015追補版）．日腎会誌2017；59(8)：1093-1216．
5) 日本腎臓学会編．エビデンスに基づくCKD診療ガイドライン2018．東京医学社；2018．
6) 厚生労働省．平成26年（2014）患者調査の概況．
http://www.mhlw.go.jp/toukei/saikin/hw/kanja/14/dl/kanja.pdf
7) Imai E et al. Prevalence of chronic kidney disease in the Japanese general population. Clin Exp Nephrol 2009;13(6):621-30.
8) Yoichi Ohtake. Psychonephrology in Japan. Renal Replacement Therapy 2017:3;25.
9) Bayliss EA et al. Multidisciplinary team care may slow the rate of decline in renal function. Clin J Am Soc Nephrol 2011;6(4):704-10.
10) 日本腎臓学会監．慢性腎臓病 生活・食事指導マニュアル〜栄養指導実践編〜．東京医学社；2015．
11) 春木繁一．サイコネフロロジーの臨床―透析患者のこころを受けとめる・支える．メディカ出版；2010．p.50.
12) 堀川直史．サイコネフロロジーと「地域として行うサイコネフロロジー」．新薬と臨床2015；64(3)：324-7．
13) 堀川直史．血液透析患者にみられる精神障害．診断と治療2013；101(7)：1041-7．
14) 春木繁一．透析患者のサイコネフロロジー――透析導入の告知に伴って生まれる患者の心理，いかにして受け入れていくか，その他の心理的問題．日本臨牀2004；62（増刊号6）：，540-3．
15) Hedayati SS, Finkelstein FO. Epidemiology, diagnosis, and management of depression in patiens with CKD. Am J Kidney Dis 2009;54(4):741-52.
16) Kuramochi I et al. Depression amoung hemodialysis patients in Japan. XVII World Congress of Pshychiatory P-No436, 2014.
17) 倉持 泉・他．各領域におけるうつ病の診かた　腎臓内科領域　サイコネフロロジーの実際．内科2015；115(2)：213-6．

日常臨床場面における行動医学の実践

7 緩和ケアとサイコオンコロジー

Keyword
筋膜性疼痛症候群
ケミカルコーピング
アレキシサイミア
プラセボ効果と意識の志向性
サイコオンコロジー（精神腫瘍学）

POINT

- 痛みを評価する際に重要となる心身医学，行動医学的視点（①筋膜性疼痛症候群，②ケミカルコーピング，③アレキシサイミア，④プラセボ効果と意識の志向性）を理解し，臨床に生かす．

- がんに関する通常の心理反応（とくにがんの診断〜初期治療期，再発〜終末期）と，3大精神疾患（せん妄，適応障害，うつ病）の特徴とその対応を理解する．

- 困ったケース（怒り，否認，死にたい，生きていて意味がないなど）の背景にある患者の気持ちを理解し，それらへの対応ができるようになる．

はじめに

Saundersらは苦しみの捉え方として"全人的苦痛"という概念を提唱した[1]．一般に，苦しみを苦痛と表す場合には，身体的な側面を意味することが多いが，Saunderらは苦しみには身体的な要素だけではなく，精神的，社会的，スピリチュアルな要素が影響していると考えた．さらに，"これらがたがいに影響しあい"，全体として苦しみを形成していると述べ，これらすべてを含む総体として苦しみを捉えるべきであると指摘している[1]．わが国では，"診断時からの緩和ケア"が推奨され，"緩和ケア"，"サイコオンコロジー（精神腫瘍学）"へのニーズはますます高まることが予想される．しかし，最近の緩和医療では，この"これらがたがいに影響しあい"が忘れられている場合もあるように著者は考えている．

心身医学では，bio-psycho-socio-eco-ethical medical modelでの診察を意識するため，日常診療では，"身体症状，精神症状などと無理には分類しない診察"を行っている．国際疼痛学会（International Association for the Study of Pain：IASP）は，痛みを，"実際に組織損傷がおこったか，あるいは組織損傷の可能性があるとき，またはこのような損傷を表す言葉によって述べられる不快な感覚・情動体験である"と定義している．つまり，痛みは主観的なものであり，第三者が客観的に評価できないことを十分に認識することが疼痛治療の出発点である．

本稿ではまず，緩和ケアで痛みを評価する際に注意すべき点を概説した後，サイコオンコロジーに関する基本的事項（通常の心理反応，3大精神疾患）とその対応に触れ，最後に日常臨床でよく困るケースについての心身医学，行動医学的視点からの対応を述べる．紙幅の都合上，痛みの病態生理およびアセスメント，マネジメント，精神疾患の詳細な説明などは割愛または必要最小限度の記載としたので，成書を参照されたい．

松岡弘道　Hiromichi MATSUOKA　近畿大学医学部内科学教室心療内科部門

緩和ケアにおける心身医学，行動医学的視点

ここでは，"疼痛"のアセスメント，マネジメントをする際にとくに意識したい点に限定して記載する．

1. 筋膜性疼痛症候群

体位制限が筋肉の血流低下につながり，索状硬結を形成し，自発痛を発症するという仮説が提唱されている[2]．疼痛診療を専門とする医師や身体診察を重視する心療内科等の医師には，以前からよく知られた概念であるが，最近，緩和医療領域でも，その存在が注目されはじめている[3]．診断基準(Simmons基準，Rivers基準など成書参照)もあるが，オピオイド等の薬物療法以外でも改善が期待できる病態であるため，まずはこの病態が存在することを知ることからはじめたい．

2. ケミカルコーピング

完全に国際的に定まった定義があるわけではないが，"鎮痛以外の心理的利益(気分高揚，不安軽減，鎮静)を得るために不適切に薬物摂取をすること"とされており[4]，うつ病や精神疾患，アルコール依存症の既往，喫煙歴，若年，良好なPS，悪い疼痛コントロール，低い幸福感などがリスク因子とされている．一方，進行がん患者においてのケミカルコーピングの頻度は18％であった一方で，カルテ記載されていたのは4％であり．医療者の注目が高いとは言えない．ケミカルコーピングを安易に許容する態度は，対処可能な精神的苦痛やスピリチュアル・ペインの見落としにつながる点や，アメリカなどで問題になっている副作用による死亡などの生命の危険の点からも避けたい．がん患者の疼痛に影響を与える患者側の要因として，ケミカルコーピングがあげられており，リスク因子を評価し，本来の患者の苦痛に真摯に向き合えているか再度検討することの重要性が示唆されている[4]．通常の慢性疼痛診療でも行動医学，心身医学的治療として行われている"治療契約を結び，日常生活の変化に目を向ける"アプローチが必要となるため，安易にマニュアル的にオピオイドの増量を行うなどの機械的な診察のみになっていないか，自身の診療を振り返る必要がある．

3. アレキシサイミア(「column 1」参照[5])

がん領域におけるアレキシサイミアに関する16の研究を分析したReview[6]によると，"自分の感情に気づくのが困難"という傾向は，疼痛の強さに関連することが示唆されている．患者にアレキシサイミア傾向があることが理解できると，患者の症状の背景を理解する手がかりとなる．また，感情に焦点を当てすぎず，身体症状や客観的な事実を通したコミュニケーションやリラクセーション法など，身体に直接作用する介入法をとることができるようになる．

4. プラセボ効果と意識の志向性

プラセボ効果とは，臨床研究において薬理学的活性のない物質を投与して症状の改善がみられる現象であり，臨床現場における治療結果の解釈や患者・医療従事者に重要な影響をもたらす[7]．著者は心身医学でとくに重視される"患者-医療者間の関係性"は"プラセボ効果"にも通じると考えている．プラセボ効果の機序についての報告は数多く，"Expectancy(＝治療の恩恵への患者自身の期待)"は主要なメカニズム[8]のひとつであり，がん疼痛予後との関連も示唆されており[9]，がん疼痛診療を行う際にはプラセボ効果を高める診

療スタイルを意識したい．その際には，我々の意識がどこに向いているか（意識の志向性[10]の特性のひとつである）をつねに意識する．意識が"痛み"に向けば，知らず知らずのうちに"痛みをコントロールする"とか"痛みと付き合って"といった視点のみに陥りがちである．痛み診療では別の視点が必要で，"私は痛い"という痛みの表出は"助けて！"というサインであることを理解することが重要である[11]．患者の"助けて！"に対する医療者の援助者としての意識の志向性が患者の反応をよび起こし，意識の相互作用から医療者-患者関係が成立する[10]．痛みなどの"特殊な状況"，つまり患者の"人間らしさ"が失われつつあるとき，我々がその人間らしさ（ユマニチュード）を特別に意識し，承認しなければ人間どうしの関係とはならないことを再認識しておきたい．難治性疼痛の病態を理解するためには一方向性の"ものの見方"では解決できない点が数多くあり，一方向性の"ものの見方"に固執しない心身医学的アプローチが必要である．これらの学びを深めるには構造構成主義[11,12]の考え方も取り入れてみたい．

 ## サイコオンコロジーにおける心身医学，行動医学的視点

1．がんに関する通常の心理反応

ここでは，がんの診断〜初期治療期，再発〜終末期の2点に絞って述べることにする．

①がんの診断〜初期治療期

がんの診断告知時には，生命を脅かす危機的状況に直面した患者に"がん"の衝撃が走る．"頭が真っ白になった"と表現されることもある．その後，がんという生命の危機への最初の防衛機制[13]（「column 2」参照）は"信じないこと＝否認"である．"何かの間違いではないか！"否認はこうして心理的に距離をおいて，危機から自分を守ろうとする合目的な対処方法である．そのほか，"もうだめだ，治療もむだだ"と絶望感を感じる．怒り（"どうしてあいつでなく自分なんだ"）や取り引き（"まじめにやってきたのだからきっといい治療法があるに違いない"）といった防衛機制を状況に応じて使って心のバランスを保ち，一貫して希望を持ち続ける．がんの臨床経過に沿って，段階的に心理過程が進んでいくというよりは，混在した防衛機制を同時に持っていると理解したほうがよい．この最初の数日間続く衝撃の時期の患者は，医師の説明が理解できていないこともあるので，今後の計画などを伝える際には沈黙を十分にとりながら，動揺した気持ちへの対応が必要である．混乱・不安・恐怖・悲哀・無力感・絶望感などとともに，不眠・食思不振などの身体症状や集中力の低下が感じられるようになり，一時的に日常生活に支障をきたす場合もある．2週間程度でこの状態は軽減し，あらたな状況への適応の努力がはじまる（逆に告知後2週間以上続く上記症状には注意が必要で，後述の精神疾患も積極的に疑う必要がある（**図1**））．患者は"自分一人が弱いのではないか"と感じることが一般的であるので，このような動揺は患者の多くが経験するという事実を支持的な雰囲気で伝えることが，患者には大きな保証となる．初期治療の段階では，がんの治療はつらい，生命を縮めかねない危険なものというイメージも強く，治療を待つ間の不安は非常に高い．治療の手順，予期される有害事象やその対策を伝えることで不安は軽減可能である．また，同じ治療の経験者に話をしてもらう（または同じ治療を受けた別の患者から聞いた話を一般化して伝える）ことも有効である[14,15]．

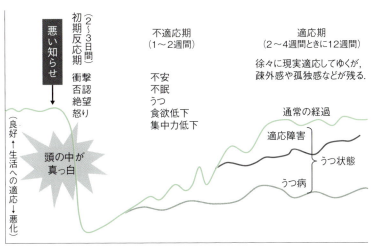

図1 「悪い知らせ」による心理変化

②再発〜終末期

　再発を告げられた患者の心理的反応は，がんの知識が豊富に整理されているので，事態は深刻で，現実を否認しきれず，破局的な打撃を受ける．もっともつらい時期であり，湧いてくる怒り，見放されることへの恐怖などが述べられることが多い．自律性の喪失に引き続く他者への依存が予期され苦痛となって迫ってくる．病状が進行すると，とくに依存の相手となる身近な人との人間関係が患者の生活を左右するため，見捨てられ不安が強くなる．残された唯一の機能が意思決定能力となることもありうるので，積極的な意思決定への参加をつねに意識するように心がける．一方で，より近づいてきた死に対する防衛機制として，否認（がんがまるで念頭にないかのような言動など）や退行（幼児返りしたような言動）がしばしばみられる．患者のこのような態度と，時間が残り少ないことに焦る家族やスタッフとの間にギャップが生じるが，患者が安定を保つためにやむを得ず行っている反応として，ある程度は受け入れる必要がある[14,15]．

---

column 1　アレキシサイミア

「①想像力が乏しく心的葛藤を言語化できない，②情動を感じ言語表現することが困難，③事実関係を述べるがそれに伴う感情を表出しない，④面接者との交流が困難」といった傾向をいう[5]．

---

column 2　防衛機制

不快な感情，気持ち，体験を弱めたり避けることによって，心理的に安定した状態を保つために生じる心理的な働き．

アプローチ実例

心理社会的背景のある症例への行動療法により疼痛コントロールに成功した一例

40歳代男性．主訴：腰痛．

現病歴：3年前から計8カ所の診療科を受診して精査されたが，腰痛の原因となりうる器質的な異常や精神疾患は指摘されず．2年前の大腸内視鏡検査で大腸癌の診断を受け手術施行するも，1年後のCTで肝転移を指摘され抗がん剤治療とオピオイド製剤を開始した（効果はPartial Response）．その後も腰痛は続くため，肝転移の関与が疑われオピオイドは漸増された．オキシコドン徐放製剤1,000 mg以上まで増量されたが，疼痛NRSは4程度と痛みが残存しており，レスキューオピオイドの使用が頻回となったため，心理社会的背景の関与を疑われ心療内科外来を紹介受診となった．喫煙歴は20本/day，飲酒歴はビール2本/day．

心理社会的背景：3人兄弟の長男．両親は教師で厳格．つねに競争を意識させられ，反抗すると体罰で服従させられたため反抗期もなかった．

初診時の患者の様子：視線は治療者に訴えかけるような目つきでじっと見つめ，時折同席者の妻の方向を振り返るが，妻は困ったような表情で治療者をみている．妻が患者の意見に口を挟むとすぐにそれを否定する．「癌の診断はショックであったが，やっと周囲に病気を理解してもらえたと安心したところもある」との発言がある．

【外来〜入院まで】

医療者：下着のみの状態で全身（とくに疼痛部位）に触れながら身体診察．
　　　「肩から，背中の筋肉（腰はとくに）がパンパンですね．」
　　　（その部位を押すと，「痛いっ！」と顔をしかめる）

Aさん「ええっ，そうですか？　肩こりが少しある程度だと思っていました」

医療者「なぜ，こんなにパンパンなんでしょうね？」

Aさん「……（沈黙）……わかりません．」

医療者「そうですか……（沈黙）……もしかしたら仕事で力が入っているんじゃないですか？」

Aさん「……（沈黙…）…もしかしたら，上司に自分の言いたいことを言えていないのかもしれない．そのために無意識に緊張して頑張り続けてきた．」

医療者「ずっと頑張って来られたのですね．」

Aさん「思えば昔から両親が厳しくて言いたいことが言えないことが影響しているのかも……上司には父親と似た点があり，どこかで恐れているのかもしれない．」

医療者「上司に理解されないながらも，ずっと一人で頑張って来られたのですね．入院して痛みへの治療方法を一緒に探してみませんか？」

Aさん（涙を浮かべて）「自分は感情を表には出してはいけないと思って生きてきたので，驚きです．お願いします．」

診断名をSimmonsおよびRivers基準より筋膜性疼痛症候群と伝え，医療者にもまだ十分には理解されていない病態であるが，可逆性（まずは，治癒のためには軽減するところからはじめることが必要）であることを伝えた．その後，病態仮説（患者の困りごとを取り巻くさまざまな因子の相関図）を作り，それを患者に修正してもらい，患者の解釈モデルにおける医学的矛盾点は説明し，この相互のやり取りを繰り返しながら，最終的に共有した病態仮説を完成させた（**右頁図**）．

【入院後〜現在までの経過】

　患者に改善策を問うと「わからない」とのことであったので，ペインスコア(時系列に疼痛のNumerical Rating Scaleとその時点のイベントの記録)をつけてもらい，疼痛の増悪・軽快要因を検討した．幼少時期から感情への気づきに乏しい行動パターンがあったため，アレキシサイミア傾向が強いと考え，身体面の診察とリラクセーションの導入を中心に行い，「以前より力がうまく抜けるようになり，腕が楽に落ちるようになりましたね．腰痛はどうですか?」などのフィードバックを行った．また，ケミカルコーピングの病態と考え，医療者の意識を"痛み"ではなく背景にある"助けて!"に向けることを意識して，患者の真のつらさを理解するように努めたところ，真のつらさは，"自分の意見が言えないこと"であり，それが病態に関与していることへの気づきが得られ，上手にNoと言える会話様式の確立をめざすこととなった．まずは父親に対して今までの気持ち(育ててくれたことへの感謝と，父親が怖くて何も意見できなかったこと)を明かすことからはじめることとし退院とした．半年経過した現在，腰痛は軽快し，オピオイド量も減少しており(レスキュー製剤はほぼ不要で，初診時の半量以下のオピオイドで疼痛コントロールが可能)，現在もさらに漸減中である．

【解説】

　病態仮説の構築から共有する段階で重要なことは，医療者は患者・家族の説明モデルを引き出した後に，それを否定することなく，医療者の説明モデルを提示する．その後，医療者の説明モデルに対する患者・家族の批判的な意見も積極的に引き出し，医療の不確かさや理解の限界を患者・家族に示しながら，双方が納得いく妥協点を見つけだすことである．

　行動療法を検討する際には，行う治療がつねに患者の希望通りか確認しながら，真に患者が希望するポイントに真に患者の望んだ方法(図の緑矢印)で介入するようにする．他の介入ポイント(図のグレー矢印)を次回以降にとっておくか，一度に複数介入するかも患者と相談して決定する(本症例でも，ブロック，リハビリ等の併用や家族との関係性の再構築も望ましいと考えて説明したが，患者から自分は不器用なのでひとつずつやりたいという希望があったので，患者の要望に沿う形をとった)．

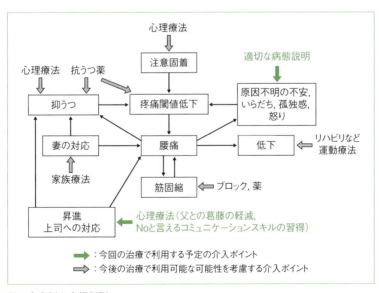

図　本症例の病態仮説

2．3大精神疾患の特徴と対応

①せん妄

　せん妄は，治療の初期から終末期まで治療のあらゆる段階で認められる非常に一般的な疾患である[16]．せん妄は精神症状に加え，周囲とのコミュニケーションを阻害する要因となり，患者のみならず家族，医療スタッフに強い負担と苦痛をもたらす．治療のポイントは，原因の同定と可逆性の見積もり，可逆性の有無による治療の方向性の違いである．環境調整を行い，対症療法としての薬物療法（抗精神病薬が中心に使用されるが，近年否定的な見解もでてきている[17]）も併用する場合がある．せん妄に関する家族の誤解も多い．とくに痛みの訴えが混じると，適切な治療を受けられていないのではないかとの疑いが生じ，医療者との信頼関係が損なわれる場合もある．このため，せん妄の原因，治療について説明し（例：「熱が出たり，水分が足りない状態をきっかけに脳機能がうまく働かなくなった状態です．認知症や精神疾患になったわけではありません．心の持ち方とか気が弱いからでてしまうのでもありません．あくまで体の病気が原因です」），家族の不安を解くこと，家族の苦労を労い，休養を勧め，抱え込みすぎて疲弊していないかを確認すること，家族の積極的なかかわりを促し，かかわり方に関する不安を解く（例：「つじつまの合わないことを話したりすることもあるかもしれませんが，無理に正したりする必要はありません．普段通りに声をかけていただき，足をさすったりするだけでも患者さんは安心されます」）ことも重要である[14,15]．

②適応障害

　適応障害は，がん患者にもっとも多くみられる精神疾患である．通常の心理的反応と大うつ病や不安障害などのはっきりした精神疾患との中間にあり，かつ支持的精神療法をはじめとする介入が必要な状態である．背景を理解しておかないと，病気ではないと見落としたり，大うつ病に移行する危険性もあり，注意が必要な疾患である．終末期を除く全病期において，おおむね10～30％の患者に認められる[18]．適応障害および大うつ病をあわせたうつ状態は，自殺の最大の原因になるだけではなく，QOL（生活の質）の全般的低下，家族の精神的負担の増加，治療アドヒアランスの低下，入院期間の延長，身体症状の増強などに影響する[17]．治療のポイントは精神療法，環境調整，薬物療法（アルプラゾラム，ロラゼパムなど）であるが，本稿では前二者について概説する．精神療法として代表的なものは心理教育的介入と支持的精神療法である．心理教育的介入には，患者に正確な医学的情報を提供することにより，不確実な知識や誤った思い込みから生じている猜疑心や不安感を改善するという意味がある．そのためには，患者の病状や治療をできるだけ詳しく把握しておくとともに，これらについて医療者から患者にどこまで説明がなされているかを担当医や看護師に聞いておく必要がある．支持的精神療法の目標は，がんに伴って生じた不安や抑うつを支持的な医療者との関係やコミュニケーションを通じて軽減し，現実への適応的な対処行動を強化し，ひいては困難への適応を促進することである．その基本は，患者の言葉に対して批判，解釈することなく，非審判的な態度で支持を一貫して続けることである．環境調整の目標は，周囲からのサポートが効果的に働くように調整・働きかけを行うことになる．プライマリーチーム，とくに担当医や看護スタッフが提供する医療環境が最適になるよう，緩和ケアチーム内の意見交換を積極的に進めたり，家族の希望を汲み

表 1 身体疾患患者のうつ病診断（4つのアプローチ）

アプローチ	診断方法	備考
Etiologic criteria	身体症状が身体疾患に起因するものか，うつ病によるものかを鑑別する（DSM-5 など）	現実的には，鑑別が困難なことが多い
Inclusive criteria	身体症状が存在すれば，病因のいかんを問わず，診断基準に含める	見落としが少なくなる一方，偽陽性症例が含まれる．臨床的には最も推奨される．
Exclusive criteria	身体症状をもともとの診断基準から除く	いずれも妥当性を支持する明確な根拠が示されていない．
Substitutive criteria	身体症状項目を除き，代替項目に差し替える	

取ったりする[14,15]．

③うつ病

うつ病を合併したがん患者は，不安が強い患者に比較して，概して自ら症状を訴えてくることが少なかったり，気分が沈んで当たり前と正常反応として解釈されたりするため，担当医や看護師に見落とされたり，軽く見積もられる場合が多い[19]．うつ病診断には4つのアプローチがある（**表1**）が，見落としを防ぐという意味において，臨床的には，Inclusive criteria（身体症状が存在すれば，病因の如何を問わず診断基準に含める）がもっとも推奨される．また，がん患者のうつ状態をきたす危険因子については知っておくことが望ましい．治療のポイントは，精神療法と薬物療法である．精神療法としては，支持的精神療法を中心に患者の状況や希望に合わせて，心理教育的介入，問題解決療法，集団精神療法，行動療法などが組み合わされることが多い[14,15]．

3．対応の難しい症例への対応

①怒り

怒りとは，おとしめられた/不当/無念という思いからでてくる感情であるが，不安や焦燥感の延長としても出現することもある[13]．がん患者と配偶者の9〜18％が臨床的に問題とされるレベルの怒りを感じている[20]．怒る患者に遭遇した場合，まずは薬剤性，せん妄，脳転移など器質的疾患を除外する．たとえ意識障害であったとしても，通常の怒りへの対応と同様に，相手の尊厳を保ち穏やかに接することは，その激しさを和らげることに有効である．臨床的に多いのが，置き換え（ある対象に抱いている抑圧された気持ちや考えを別の対象に置き換える）による怒りである[13]．他者に無意識に向けられることもある（例：病気の進行によるやり場のない怒りを看護師に向ける患者）．初期対応として大切なことは，怒る患者は"理解してもらいたい"と願っていることを理解し，①しっかりと話を聴く，②感情や体験を理解するように努める，③共感的に対応する，④必要に応じて正当化する，⑤忍耐と寛容に努める，ことである．この対応をしながら，怒りの背景を探っていく必要がある．するべきではない対応としては，①無関心，②共感の欠如，③そっけない態度で診察をいそぐ，④起こったことを患者や患者の態度のせいにする，⑤患者の質問を遮る，⑥患者に"自分を理解してもらえない"との気持ちにさせる，⑦希望を持たせようとして時期尚早に安心させる，⑧別のスタッフに対応を任せきりにする，などである．

②否認

否認とは，"出来事は知覚しているが，不快な感情（不安・怒り）が生じることを避けるためにその存在を認めないこと"とされており，がん患者の4〜47％[21,22]にみられる．"がん

の診断"は受容できるが"疾患の重要性"を否認する場合が多い．また，医療用麻薬を拒否する場合が多く，他には非現実的な生命維持治療・抗腫瘍治療を希望，民間療法への熱心な参加などがみられる．評価の際には，医療情報が適切に提供されているか，せん妄・認知症・うつ病・難聴などコミュニケーションを妨げる要因の存在がないか，患者の身近な人，他の医療者など，患者の気持ちをよりよく知っている人の存在の有無を確認し，"病院に逆らったら損をする""自分の意見を言うのは失礼である"など，家族や医療者が感情表出を妨げ，否認を促進していないかを確認する．ポイントとしては，①なぜ否認しないといけないのか？ ②適応的か，非適応的か？ 介入して解くほうがよいのか？ 見守った方がよいのか？ である．また，否認を評価するのは医療者自身であることを忘れない．医療者が否認とよびたくなる"何か"がそこにはある．"医療者の常識"を外れた患者のあらゆる言動（発言に一貫性がない，指示に従わないなど）が該当する可能性がある．"自身の患者への感情の動きや診療姿勢"を振り返ってみる．"あの患者はわかっていない"といった感情にはとくに注意する．マネジメントとして，適応的な否認（否認がプラスに働いており，治療に悪影響がない場合）は，そのまま経過をみる．非適応的な否認へのアプローチの場合，否認の維持と否認を解くことと，どちらが患者にとって有益かを考慮する．否認により，本人が精神状態を保っている場合があるので，カンファレンスを開き，対応について定期的に評価する．否認を解く際には，患者のQOLは低下し，危険な状況に陥ることもありうる（不安・抑うつの増強，自殺）ので，注意が必要である．過去の不快な体験に対して，どのように感じ乗り越えてきたかも参考にチームで考える．個人で対応しないことが重要である．

③希死念慮（"安楽死させてほしい"，"早く死んでしまいたい"）

　がん患者の自殺率は約0.2％であり，一般人口の約2倍である．希死念慮は進行・終末期がん患者の10～20％程度にみられる[23-25]．せん妄を除くとほとんどの場合，"死にたい"の背景には，緩和されていない苦痛がある．たとえば，痛み，倦怠感などの身体症状，うつ状態などの精神症状，家族からのサポート状況などの社会的要因，他者への依存に対して抱いている負担感などの実存的な苦痛などである．"死にたい"と言われたときに，まず行うべきもっとも重要な対応は，避けることなくこの問題に関しての話しあいを行う姿勢を示し，オープンな対話を可能にすることである．そのために，①非審判的な態度で患者の言葉に耳を傾けること（悪い例：「ご家族の気持ちを考えて下さい．自殺は許されません．安楽死は法律で認められていません．死にたいと言わずに頑張りましょうよ」），②死について患者と話しあうこと自体が自殺を促進してしまうことはないこと，③患者がたまたまあるいは偶然そのスタッフに話したのではないこと，④"死にたい"という言葉を受け取った医療スタッフは，患者の苦痛を適切に受け止めケアに結びつけていくうえでの，最後のゲートキーパとなりうることを意識して会話にあたる[2,3]．具体的な対応は次項で示す．

④その他の容易に答えられない質問，難しい症例について

　「もう死ぬのでしょうか？」「あとどれくらい生きられるでしょうか？」「こんな状態で生きていて意味があるのでしょうか？」といった容易には答えられない質問を投げかけられることもある．これは普段の対応からくる信頼の証である．多くの場合，背景に言葉としては表現されていない苦痛や気がかりがあることが多いので，それを探索（例：「きっと何

か気がかりやつらく感じていらっしゃることがおありなのでしょうね．よろしければそれについてお話いただけませんか？」）し，表出された患者の気持ちに対して，共感的な対応を行い（例：「これだけつらい状況が続いているとそんな気持ちにもなりますよね」），患者の経験を肯定する（例：「今の状況なら，そう感じられるのは当然ですよね，多くの患者さんが同じようにおっしゃいます」）ようにする．

文献

1) Saunders C and Skyes N. The philosophy of terminal care. The Management of Terminal Malignant Disease. Arnold Publishers;1984. p.232-41.
2) Han SC and Harrison P. Myofascial pain syndrome and trigger-point management. Reg Anesth 1997;22(1):89-101.
3) Hasuo H et al. Myofascial trigger points in advanced cancer patients. Indian J Palliat Care 2016;22(1):80-4.
4) Del Fabbro E. Assessment and management of chemical coping in patients with cancer. J Clin Oncol 2014;32(16):1734-8.
5) 日本心身医学会用語委員会．心身医学用語事典第2版．三輪書店；2009．p.6.
6) De Vries AM et al. Alexithymia in cancer patients:review of the literature. Psychother Psychosom 2012;81(2):79-86.
7) 恒藤 暁．系統緩和医療学講座 身体症状のマネジメント．最新医学社；2013．p.3-4.
8) Enck P et al. The placebo response in medicine:minimize, maximize or personalize? Nat Rev Drug Discov 2013;12(3):191-204.
9) Matsuoka H et al. Expectation of a decrease in pain affects the prognosis of pain in cancer patients:a prospective cohort study of response to morphine. Int J Behav Med 2017;24(4):535-41.
10) 村田久行．援助者の援助―支持的スーパービジョンの理論と実際．川島書店；2010．p.41-57.
11) 阿部泰之．ナニコレ？ 痛み×構造構成主義：痛みの原理と治療を哲学の力で解き明かす．南江堂；2016．p.57-101.
12) 岡本拓也．わかりやすい構造構成理論―緩和ケアの本質を解く．青梅社；2012．p.24-7.
13) Postone N. Psychotherapy with cancer patients. Am J Psychother 1998;52:412-24.
14) 内富庸介，小川朝生編．精神腫瘍学．医学書院；2011.
15) 日本総合病院精神医学会がん対策委員会監，小川朝生，内富庸介編．精神腫瘍学クリニカルエッセンス．創造出版；2012.
16) Breitbart W et al. The delirium experience:delirium recall and delirium-related distress in hospitalized patients with cancer, their spouses/caregivers, and their nurses. Psychosomatics 2002;43(3):183-94.
17) Agar MR et al. Efficacy of oral risperidone, haloperidol, or placebo for symptoms of delirium among patients in palliative care:a randomized clinical trial. JAMA Intern Med 2017;177(1):34-42.
18) Derogatis LR et al. The prevalence of psychiatric disorders among cancer patients. JAMA 1983;249(6):751-7.
19) Passik SD et al. Oncologists' recognition of depression in their patients with cancer. J Clin Oncol 1998;16(4):1594-600.
20) Stefanek ME et al. Psychological distress among oncology outpatients. Prevalence and severity as measured with the Brief Symptom Inventory. Psychosomatics 1987;28(10):530-2, 537-9.
21) 松岡弘道．否認．緩和ケア 2017；27(2)：12，118.
22) 明智龍男・他．進行・終末期がん患者に対する精神療法．精神神経学雑誌 2004；106(2)：123-37.
23) Yousaf U et al. Suicides among Danish cancer patients 1971-1999. Br J Cancer 2005;92(6):995-1000.
24) Kendal WS. Suicide and cancer:a gender-comparative study. Ann Oncol 2007;18:381-7.
25) Misono S et al. Incidence of suicide in persons with cancer. J Clin Oncol 2008;26(29):4731-8.

日常臨床場面における行動医学の実践

8 神経疾患

Keyword
頭痛
脳卒中
Parkinson病
慢性疾患
心身症
心理社会的背景

POINT

- 神経疾患の多くは慢性疾患であり，機能障害とともに歩んでいく必要がある．そのためには患者自身が主体性をもって取り組めることが重要であり，患者のペースに合わせた心身医学的アプローチが有効である．

- 不安症状や抑うつ症状の併存が考えられる場合には，積極的な治療介入が望ましい．また，心理社会的な背景にも注目が必要である．

- 診療においては，予防，急性期治療，後遺症・合併症に対する総合的ケアが必要である．そのためには情報を共有し，各科の連携とともに，多職種によるチーム介入も重要である．

はじめに

　多くの神経疾患では，器質的な脳機能障害が精神症状を引き起こす可能性があり，実際に一般人口に比べて多くの神経疾患では，うつ病あるいはうつ状態を合併する頻度が高いことがわかっている．また，神経疾患は運動麻痺や筋力低下，運動失調，パーキンソニズム，各種感覚障害，高次機能障害を呈し，精神症状の把握や治療効果の判定が困難であることも特徴である．たとえば，表情表出の困難さは抑うつ症状に，構音の障害は思考抑制に，筋力低下や無動，活動性の低下などは意欲低下や興味の消失と誤解されることがある．そのため，系統立てた診察によって的確な神経学的所見を得ることはいうまでもないが，精神症状の評価を行うこと，心理社会的な背景にまで注意を払うことが重要となる．そして，抑うつ症状や不安症状を認める場合には，単純に予後不良な疾患に対する反応と判断せず，適切な治療介入を行うべきである．同時に，適切な治療介入のためには日常生活の観察が欠かせず，患者，家族，医療スタッフで情報を共有することが重要である．ここでは，頻度の高い代表的な神経疾患について概説する．

頭痛（Headache）

　誰しもが経験しうるよくみられる兆候であり，日常診療場面で遭遇する可能性も高いcommon diseaseである．その一方で命に係わる危険な頭痛もあるため，どのタイプの頭痛かを見極めることは重要である．頭痛の分類として現在広く普及しているのは，国際頭痛学会によるInternational Classification of Headache Disorders 3rd Edition（ICHD-3）である．頭痛を一次性頭痛，二次性頭痛，顔面痛・神経痛の3つに大きく分類し，さらに14のグループ分類が存在する．日本語訳はまだ刊行されていないため，ここではβ版（国際頭痛

高橋昌稔　兒玉直樹　足立弘明 Masatoshi TAKAHASHI, Naoki KODAMA and Hiroaki ADACHI
産業医科大学神経内科・心療内科

表1 国際頭痛分類第3版 beta 版(ICHD-3β)

```
第一部:一次性頭痛
  1. 片頭痛
  2. 緊張型頭痛
  3. 三叉神経・自律神経性頭痛(TACs)
  4. その他の一次性頭痛
第二部:二次性頭痛
  5. 頭頸部外傷・障害による頭痛
  6. 頭頸部血管障害による頭痛
  7. 非血管性頭蓋内疾患による頭痛
  8. 物質またはその離脱による頭痛
  9. 感染症による頭痛
 10. ホメオスターシス障害による頭痛
 11. 頭蓋内,頸,目,耳,鼻,副鼻腔,歯,口あるいはその他の
     顔面・頸部の構成組織の障害に起因する頭痛あるいは顔面痛
 12. 精神疾患による頭痛
第三部:有痛性脳神経ニューロパチー,他の顔面痛およびその他の頭痛
 13. 有痛性脳神経ニューロパチーおよび他の顔面痛
 14. その他の頭痛性疾患
```

分類第3版 beta 版,ICHD-3β)[1](**表1**)を示す.

一次性頭痛のなかでも最も頻度が高いのは緊張型頭痛で,生涯有病率は30〜78%とされている.病態生理はいまだ明らかにはなっておらず,末梢性のメカニズムの関与が考えられる一方で,中枢性のメカニズムの関与もあるものと考えられている.発症や経過には心理社会的因子が関与する症例も多く,とくに,①発症前または発作の頻度が増加する前にストレスとなる大きな出来事(ライフイベント)があった(例:失業,家族の死,破産,結婚など),②発作の頻度または強さが増加する前に日常のストレスが強かった(例:多忙な仕事,家庭内不和,近隣の騒音など),③社会的支援が少ないか,または十分量あったとしても,それに満足していないことが緊張型頭痛の症状と関連していると考えられる場合には,心身症として加療にあたることが重要となる[2].発作急性期の治療には鎮痛薬を頓用で使用するが,薬剤乱用頭痛の誘発には注意が必要である.発作急性期以外の予防的治療としては,まず日常生活の増悪因子の除去や歯科的異常,視力矯正の不適合などの是正を行うことがあげられる.心身症の病態である場合には,心身相関の病態の理解を含めた患者教育が重要であり,非薬物療法としては筋電図を用いたバイオフィードバックや自律訓練法などのリラクセーション法,認知行動療法も適応となる.十分な効果が得られない場合には筋弛緩薬や抗不安薬が選択肢となるが,それでも効果不十分である場合には抗うつ薬の使用も考慮される.治療効果の判定として,日記形式で頭痛の強さや持続時間,服薬状況などを記録する"頭痛日記"が用いられるが,これはセルフモニタリングといわれており,記載すること自体が治療の一環となる.

緊張型頭痛と並んで多いのが,片頭痛である.片頭痛も一次性頭痛に属し,頭痛のために医療機関を受診する患者の15%は片頭痛とされている.多くが悪心,嘔吐,光過敏,音過敏などの随伴症状を伴い,ストレスや疲労,感情の変化,チーズ,チョコレート,アルコール,喫煙,月経周期等が誘発因子として知られている.また,うつ病,パニック障害との関連を指摘する報告は多く,いずれもセロトニンの代謝異常が想定されていることから,共通の生物学的素因が存在するのではないかと考えられているが,不明な部分も多く,今後の研究が待たれるところである.治療に用いる薬物は多岐にわたる.中等度以上の発

作にはトリプタン製剤が第一選択薬となるが，薬剤因性の頭痛には，より注意が必要である．使用回数が多い場合（とくに月に10回を超えるような場合）には，予防的治療薬が必要である．片頭痛患者は疼痛症状にとらわれることが多く，心理社会的問題が表面化することは少ない．そのため，抑うつや不安などの随伴症状については，医師が積極的に聴取することも重要である[3]．

 ## 脳卒中（Stroke）

わが国の脳卒中患者数は，医療技術の進歩による致死率の低下と高齢化に伴って年々増加しており，厚生労働省研究班の調査では，そのピークは2020年に約288万人に達すると推計されている．今後さらに高齢化が進み，日本において，脳卒中の予防とともに，脳卒中後の合併症や後遺症に対する対策は急務である．脳卒中後にみられる症候性ないし二次性のうつ病は脳卒中後うつ病（post-stroke depression：PSD）とよばれる．脳卒中発症後4カ月で23％がうつの症状を示し，そのなかで男性56％，女性30％は12カ月後も依然としてうつの症状が持続していたと報告されている[4]．また，女性，65歳以下，独居，要介助，施設入所の人は，脳卒中後にうつになりやすいという報告もある[5]．このようにけっして頻度が低いとはいえないPSDであるが，その一方で過少診断され，見すごされていることも少なくない．その要因としては，①脳卒中後の認知障害，運動麻痺，失語，構語障害などさまざまな巣症状にマスクされ，うつ症状がつかみにくい，②意欲や活動性の低下，食欲不振，易疲労感，不眠といった症状は，脳卒中後には一般的にみられるもので身体疾患の症状としてとらえられてしまう，③脳卒中後の落ち込みは当然な反応として治療対象とみなされない，などがあげられる．PSDの早期発見については，①PSDは急性期でも慢性期でも発症することを認識する，②患者の表情や態度をよく観察する，③リハビリテーションが進まない状況や，悲観的言動に注意する，④元気がないと感じたら，うつ症状を確認する，⑤可能なら，うつのスクリーニングを実施する，ことなどが重要である．

PSDに罹患するとADLの回復遅延や認知機能の悪化，さらに死亡率も高まることが報告されている一方で，適切な抗うつ薬治療によって生存率までも改善する[6]ことが示されている．このような観点からもPSDの治療は重要であり，脳血管障害に対する予防と治療とともに抗うつ薬を中心とした向精神薬による治療が不可欠である．リハビリテーションについては，重度のPSDの場合には無理をさせずに休養させることや，軽い負荷の他動的運動療法を考慮する．

PSDの薬物療法にあたっては，脳の脆弱性のために薬物による副作用が起こりやすいという点に留意すべきである．したがって，投薬は低用量からはじめ，増量も副作用の出現に留意しながら緩徐に行うことが原則である．選択的セロトニン再取り込み阻害薬（Selective Serotonin Reuptake Inhibitor：SSRI），セロトニン・ノルアドレナリン再取り込み阻害薬（Serotonin Noradrenalin Reuptake Inhibitor：SNRI），ノルアドレナリン作動性・特異的セロトニン作動性抗うつ薬（Noradrenergic and Specific Serotonergic Antidepressant：NaSSA）といった忍容性に優れた薬物が薬物療法の第一選択となる[7]．

また，PSDと混同されやすい病態として，脳卒中後には自発性の低下を主体としたアパシー（無感情）という状態を呈することが少なくない．アパシーは血管性認知症に先行する

対象者氏名　　　　　　　　　　　　　様　記入日：平成　　年　　月　　日

生年月日　大正・昭和　　年　　月　　日　　歳　男・女

記入者氏名　　　　　　　　　　　　　様（対象者との関係：　　　　　　　）

質問ごとに，過去4週間の対象者の気持ちや行動について最もあてはまる答えに○をつけてください．

	＊患者様についてお答えください．	まったくあてはまらない（まったくない）	ややあてはまる（わずかにある）	多少あてはまる（多少ある）	とてもよくあてはまる（たくあんある）
1	興味を持っていることがある．				
2	その日の仕事（家事も含む）をその日のうちに済ませている．				
3	自分から何かをはじめることは，大切なことである．				
4	新しい体験をすることに興味がある．				
5	新しい物事を学ぶことに興味がある．				
6	何をするのにもあまり努力をしない．				
7	一生懸命に人生を過ごしている．				
8	何かの物事をはじめから終わりまで見届けることを大切に思っている．				
9	興味のあることに時間を使っている．				
10	毎日するべきことを，誰かが言う必要がある．				
11	自分の問題（病気など）に関して，あまり気にかけていない．				
12	友人がいる．				
13	友人と一緒に集まることを大切にしている．				
14	何かいいことが起こる時に，わくわくした気持ちになる．				
15	自分が抱えている問題を正しく理解している．				
16	その日の仕事（家事も含む）をその日のうちに済ませることを大切にしている．				
17	自主性がある．				
18	やる気がある．				

合計　　　点

図 1　**AES-I 日本語版検査用紙**[9)]

症状であるとともに，廃用性認知機能障害をきたす重要な要因でもあり，アパシーを早期に診断し対策を講じることにより，血管性認知症への進展を抑制，遅延させることが重要である．Marin ら[8)]は，アパシーを目的指向性の行動，認知，情動の減退であり，意識障害，認知障害，情動障害によらない一次的動機の欠如で，感情，情動，興味，感心が欠如した状態であると定義し，18 項目の apathy evaluation scale（AES）を作成した．彼らは AES とハミルトンうつ病評価尺度を用いて，アパシーが Alzheimer 病や右半球障害の脳卒中と関連し，大うつ病と左半球障害の PSD ではうつ症状が強いほどアパシーも強いことを報告している．参考資料として，葛西ら[9)]による AES の日本語版を示す（**図 1**）．うつ病の意欲低下は，やりたくてもできないのに対して，本来のアパシーはやりたいという意欲そのものが起こらない状態と考えられる．また，うつ病は自己の状態に対して悩むが，アパシーは無関心で悩まない．うつ病に対しては SSRI などのセロトニン作動薬が効果を示し，ア

アプローチ実例

心理社会的背景への配慮が奏功した一例

60代女性．50代発症慢性炎症性脱髄性多発神経炎(chronic inflammatory demyelinating polyneuropathy：CIDP)．

Cさんはひとり暮らしで，働きながら近くに住んでいる両親の介護をしていた．X－2年より両下肢，X年より両上肢の緩徐進行性の脱力を認め当院を受診．四肢腱反射の低下と両下肢の感覚障害を認めており，神経伝導検査，髄液検査，腰椎MRI検査からCIDPと診断された．診断から3年後の時点で，入院による免疫グロブリン大量静注療法(Intravenous Immunoglobulin Therapy：IVIg)をすでに複数回繰り返している．IVIgは有効で治療後しばらくは症状が軽快するものの，3カ月程度でふたたび筋力低下が出現してしまうことや，IVIgの治療のたびに悪寒・戦慄，発熱，頭痛などの副作用が出現することなどから，今後の治療について悲観的になっていた．

Cさん「何度も何度も入院しないといけなくて，そのたびに仕事を休まなくてはなりません．苦しい思いをして点滴治療をしても，2～3カ月でまた力が入らなくなる．力が入らないと細かい作業が難しくなったり，時間がかかったりするので，なんのために治療をしているのかわからなくなるんです．辛いんです」

医療者「確かに何度も入院して治療することはたいへんですよね．その辛いお気持ちはわかります．もう少し詳しく教えていただけますか？」

Cさん「治療からしばらくたって症状がでてくると，一番肝心な細かい作業ができなくなるんです．ぐっと指先に力を入れて押さえたりできなくなって，そんな自分が情けなくて情けなくて．職場では私が責任者なのに，仕事をちゃんとできないなんて．わたしは自分の仕事はきちんとしたいんです．きっとみんなの迷惑になっているんです」

医療者「職場で何か言われることはないんですね？」

Cさん「でも，きっと迷惑に思われていると思います．立場が上だから言わないだけだと思います．それに，私の両親も病気なんです．弟はいますが，弟は弟でたいへんなので，私が働いて両親の面倒をみないといけないんです．いま働けなくなると困るんです」

医療者「なるほど，Cさんの辛い状況がよくわかりました．たしかに，この病気にかかる前のようには働けていないのかもしれません．ただ，Cさんはきちんと治療をしていて，数日間入院することはありますが，その後は職場に復帰できています．この点は認めてあげてもよいかもしれませんね」

Cさん「それはそうかもしれません．でも，私が働けなくなったら困るんです．弟家族の話を聞いていると，やっぱり子供にお金がかかるみたいで，なにも言えないんです．でも，治療から時間がたってだんだん症状がでてくると，この先どうしたらよいのかわからなくなるんです」

医療者「たしかにご両親のことも心配ですね．ただ，お一人で悩んでいてもなかなか解決はしないかもしれません．弟さんにすべてを任せることはできないかもしれませんが，一度，ご自身の体調のことも含めてお話しして，今後のご両親の介護について相談されてみてはいかがでしょうか？」

Cさん「わかりました．一度話してみたいと思います」

【解説】

神経疾患では多くの場合，症状やそれに伴って生じる機能障害(感覚障害や運動障害など)と向き合っ

ていかなくてはならない．ときには，疾患の将来を必要以上に悲観して治療意欲を失ってしまい，本来は治療やリハビリテーションで維持できるはずの機能まで障害されてしまうこともある．いまある症状を過大評価せず，症状を抱えながらも機能している側面，つまり症状を抱えながらも実際にはできている部分にも目を向けていくことが必要である．また，神経疾患の多くは中年以降での発症が多く，介護などの問題も抱えている場合が多い．心理社会的背景にも目を向けて治療を行っていくことが望ましい．

　Cさんはその後もIVIgを定期的に行い，就労だけではなく趣味の楽器演奏も続けられている．両親の介護についても弟家族と話し合うことができ，Cさんが入院中のときなどはサポートしてもらえることになった．

パシーに対してはセロトニン作動薬の効果は乏しく，ドパミン作動薬[10]，アセチルコリン作動薬や抗血小板薬[11]の効果が指摘されている．アパシーの検討では，抑うつ心性を伴うアパシー（depressed apathy）と抑うつ心性を伴わないアパシー（non-depressed apathy）を区別して検討する必要があると考える．抑うつ心性を伴わないアパシーでは，うつ病とは異なり，休養ではなく，むしろレクリエーションを含めた活動的・行動療法的なアプローチが必要になる[12]．

Parkinson病（Parkinson's Disease）

　Parkinson病（Parkinson's Disease：PD）は，日本に約15〜18万人の患者がいると推定されており，一般診療場面でも診ることの多い神経疾患のひとつである．多くの患者は50〜60歳代に発症する中高年の疾患だが，まれに若年でも発症し，40歳以下で発症したものは若年性Parkinson病とよばれる．神経細胞がなんらかの原因で変性を起こし，本来もっていた機能を失って死滅していく疾患は神経変性疾患とよばれ，PDはその神経変性疾患の代表的な疾患として知られている．PD患者の神経細胞体や神経線維にα-シヌクレインという蛋白が凝集・蓄積することが観察されており，PD患者の神経細胞にみられる封入体（Lewy小体とよばれる）はおもにこのα-シヌクレインで構成されている．神経細胞内でα-シヌクレインが凝集して蓄積する過程において，神経細胞が障害をうけて変性することがPDの原因ではないかと推定されている[13]．残念ながら神経細胞の変性が進行していくことを止めたり，神経細胞が変性して失われた神経機能や神経細胞そのものを回復させたりすることを目的とした根治治療は現時点では確立していない．したがってL-ドパ投与などの治療を行っても，治癒に至ることはなく，原則としては進行性の経過をたどる．診断がついた段階で患者に対しては疾患についての説明を行わなくてはならないが，初期の情報提供がいたずらに不安を煽るものになってはならない．近年の治療の進歩で薬物療法の選択肢も増え，リハビリテーションなど併用することによって発症から10年前後は日常生活が送れることが多い．一般的傾向として，動作緩慢が主体の症例では症状の進行が早いが，安静時振戦が主体の症例であれば症状の進行が遅いとされている．生命予後に関しても治療を行うことによって平均寿命に近いレベルまで改善することが知られている．治癒困難な疾患にかかってしまったという患者の不安に共感しつつ，治療によって症状を改善させ，ADLや生命予後を改善することはできる，ということを十分説明して，患

者の状態に見合った正確な情報を伝えるとともに，患者の気持ちをサポートすることが重要である．

　PDの症状は，いわゆる4大症状といわれる安静時振戦(tremor)，筋固縮(rigidity)，動作緩慢(bradykinesia/slow movement)，姿勢反射障害(loss of postural reflexes)などの運動症状のほかに，嗅覚障害，自律神経障害，睡眠障害，認知機能障害，精神症状などに加え，痛みや浮腫など多彩な症状が出現する．ときに疼痛などの症状が先行し，その後に典型的な症状(たとえば安静時振戦など)が出現して診断がつく症例も，まれではなく経験される．このように，PDは単に錐体外路症状だけの疾患ではなく，幅広い症状をもつ全身疾患だと考えられている．PDの診療にあたっては，目の前の症状だけではなく，運動症状だけにとどまらない幅広い領域にまたがる多彩な症状が出現する可能性に留意しなくてはならない[14]．

　早期PDに対して，運動障害により日常生活に支障をきたす場合はL-ドパで治療を開始し，おおむね65歳未満の発症など，運動合併症(L-ドパ誘発性ジスキネジア，ウェアリング・オフ現象)の出現するリスクが高いと推定される場合にはドパミンアゴニストやmonoamine oxidase-B(MAO-B)阻害薬など，L-ドパ以外の薬物療法を考慮する[15,16]．早期PDは適切な薬物療法により，多くの症例は症状がほとんどない状態を実現することができる．しかし，PDの治療開始後約5年で50％程度の患者に運動合併症が出現するとされる[16]．とくにPD治療薬の効果持続時間が短くなり，症状が出現する時間(オフ時間)が出現する"ウェアリング・オフ現象"がでた患者は不安感が強くなることが知られており[17]，ウェアリング・オフ現象に対して十分な治療が行われないと，その後，反応性にうつ症状を呈することがある．後述するが，うつはQOLに大きな影響を与える因子であり，心理面からも運動合併症に対する適切な治療が重要と考えられる．ドパミンアゴニストはL-ドパとの併用でオフ時間の短縮やL-ドパの減量効果があり，ガイドライン上でもウェアリング・オフ現象が出現した患者にはドパミンアゴニストの追加が推奨されている[16]．

　非運動症状のなかでQOLに大きな影響を与えるもののひとつがうつである．PD患者の40％程度にうつが合併していると考えられている．このうつには，原則的に治癒が望めない疾患であるPDの受容や，時間とともに徐々に進行していく症状に対する心理的な反応としてのうつ症状，PDの運動症状に先行してみられる前駆症状としてのうつ症状，大う

> **column**　筋萎縮性側索硬化症(ALS)
>
> 筋萎縮性側索硬化症(Amyotrophic Lateral Sclerosis：ALS)は，運動神経が選択的に侵される進行性の神経変性疾患である．従来ALSは末期まで知的機能が保たれるとされてきたが，最近では認知症を伴うALS(ALS with dementia：ALS-D)が知られるようになってきた．意欲低下，自発語減少など発動性の減退を呈する場合と，脱抑制的な行動異常や易怒性などの性格変化が目立つ場合に大別できるが，両者の特徴を合わせもつ場合も少なくない．とくに，近年の免疫組織学的検討により，大脳皮質浅層の小型神経細胞や海馬歯状回の顆粒細胞にtau陰性ubiquitin陽性封入体の存在が報告され，封入体の構成蛋白も同定されている．この特徴的な病理学変化はALS-Dのみならず，前頭側頭型認知症(Frontotemporal dementia：FTD)，古典的ALSに共通して認められることが明らかになり，同一の疾患スペクトラムに属する異なった臨床表現型であることを示唆している．

つ病の合併の3つが考えられる．このなかで大うつ病の合併は5％未満と，一般高齢者と同程度あるいは少ないとみられている．したがって，PDに伴ううつは疾患や症状に対する不安に根ざしているものが予想以上に多いと考えられる．そのため，疾患に対する正しい知識を提供して，患者やその家族に疾患に対する正しい理解を促すことが重要である．疾患や治療に対するうつや不安のために，PDの診断や治療を受け入れられず治療を拒否したり，不十分な治療になってしまったりすると，結果として本来よくなるべき症状が増悪するため，その症状に反応してさらにうつ症状が悪化する可能性がある．また，Parkinson症状から現在や将来に対しての不安が出現し，その不安がうつ症状の出現や増悪を引き起こすことがある一方で，うつがあることで安静時振戦やすくみ足などのPDの運動症状が見かけ上悪化することもしばしば経験される[17]．このようにPDにおいても，心理的な側面が症状の出現や治療の経過に影響しており，心身両面に配慮して治療が行われることが望ましい．PDに伴ううつの治療は，反応性のうつが多いことを念頭におき，まずは患者の状態に合わせた，疾患についての正しい情報を提供して，疾患に対する不要な心配を取り除くことと，適切な治療を行ってPDの症状を改善させることである．PDの十分な治療を行っても改善しない場合は抗うつ剤による薬物治療を行う．三環系抗うつ剤は麻痺性イレウスや不整脈などの重篤な副作用があり，使用に関しては注意が必要である．SSRIやSNRIは，三環系抗うつ剤に比較すると副作用が少なく使いやすいとされる．また，MAO-B阻害薬と抗うつ剤の併用は禁忌なので，この点には留意する必要がある[16]．治療に対する反応が悪い場合や，中程度以上の症状があり希死念慮が出現する場合には精神科医との連携が重要である．

文献

1) 日本頭痛学会・国際頭痛分類委員会．国際頭痛分類　第3版 beta版．医学書院；2014．
2) 吉内一浩．緊張型頭痛．小牧　元・他監．心身症診断・治療ガイドライン 2006．協和企画；2016．p.206-23．
3) 坪井康次，端詰勝敬．片頭痛．小牧　元・他監．心身症診断・治療ガイドライン 2006．協和企画；2016．p.226-47．
4) Burvill PW et al. Prevalence of depression after stroke:the Perth Community Stroke Study. Br J Psychiatry 1995;166(3):320-7.
5) Eriksson M et al. Self-reported depression and use of antidepressants after stroke:a national survey. Stroke 2004;35:936-41.
6) Jorge RE et al. Mortality and poststroke depression:a placebo-controlled trial of antidepressants. Am J Psychiatry 2003;160(10):1823-9.
7) 木村真人．脳卒中後のうつ病とアパシー（総説）．日本神経救急学会雑誌 2012；24(3)：71-7．
8) Marin RS et al. Reliability and validity of the Apathy Evaluation Scale. Psychiatry Res 1991;38(2):143-62.
9) 葛西真理・他．Apathy Evaluation Scale 介護者評価の日本語版（AES-I-J）作成．日本老年医学会雑誌 2014；51(5)：445-52．
10) Kohno N et al. Successful treatment of post-stroke apathy by the dopamine receptor agonist ropinirole. J Clin Neurosci 2010;17(6):804-6.
11) 豊田元哉・他．脳梗塞後のアパシーに対するシロスタゾールの効果．脳卒中 2011；33(1)：182-4．
12) 木村真人．脳卒中に伴う精神障害—うつとアパシーを中心に—．総合病院精神医学 2011；23(1)：2-10．
13) 織茂智之．パーキンソン病の診断と治療の新たな展開．臨床神経 2017；57(6)：259-73．
14) 葛原茂樹．パーキンソン病治療の現状と展望．臨床神経 2008；48(11)：835-43．
15) 「パーキンソン病治療ガイドライン」作成委員会編．日本神経学会監修．パーキンソン病治療ガイドライン 2011．http://www.neurology-jp.org/guidelinem/parkinson.html
16) 「パーキンソン病治療ガイドライン」作成委員会編．日本神経学会監修．パーキンソン病治療ガイドライン 2018．医学書院；2018．
17) 村田美穂，岡本智子．高齢者医療とうつ　パーキンソン病とうつ．日本老年医学会雑誌 2013；50(6)：752-4．

9 摂食障害

Keyword
食事記録（セルフモニタリング）
スモールステップ
刺激統制法
代替行動

POINT

■「目標を完全に達成できていない→"失敗"と捉える→自己評価が低下する→自己評価を維持する，コントロール可能な行動（＝食事制限，代償行動を伴う体重維持）を強化する」といった認知と行動のパターンは，摂食障害における不適切な食行動を維持する要因のひとつである．

■ 治療場面では，上記パターンの背景にある完璧主義，白黒思考，強迫傾向，低い自己評価だけでなく，"治したい"けれども"体重・体型を維持したい"といった摂食障害患者に特有の両価的な感情が存在していることに留意しておく必要がある．

■ 肥満恐怖やボディイメージの歪みが完全に消失しなくても，食行動改善と低体重からの回復をめざすことは可能である．食行動記録（セルフモニタリング）と規則正しい食事摂取の継続が，摂食障害に対する行動医学的アプローチの根幹である．

はじめに

摂食障害の本態は，自身の体重や体型に対する"認知の歪み"に基づく精神疾患である．身体的異常を伴い，内科的加療が必要となることも少なくはないが，それは副次的な病態であり，この歪んだ認知をいかに現実適応的なものに変えていくかということが治療の本質である．DSM-5（精神障害の診断と統計の手引き）における摂食障害の分類は，大きく8つの病型に分けられており，それらは異食症，反芻症，回避・制限性食物摂取症，神経性やせ症，神経性過食症，過食性障害，他の特定される食行動障害または摂食障害，特定不能の食行動障害または摂食障害である．

摂食障害において身体面での異常がとくに問題となるのは，神経性やせ症の患者である．もちろん，神経性過食症や過食性障害においても，繰り返す代償行動や，過食に伴う体重過多・病的肥満により内科的治療が必要となる場合もあるが，神経性やせ症においてはそれが急務の場合も多い．ここでは，プライマリケアにおける神経性やせ症への行動医学的側面からの対応を中心に概略を示す．内科的身体管理については，文献[1]を参照されたい．

治療開始まで

1．患者の同定

プライマリケアにおいては，摂食障害の患者の同定と評価を行い，必要であれば速やかに専門治療へ紹介することが求められる．ヨーロッパでは，女性の神経性やせ症の生涯罹

野原伸展 Nobuhiro NOHARA　東京大学医学部附属病院心療内科

患率は4%という報告もあり[2]，プライマリケアにおいて摂食障害の患者に遭遇する確率はけっして低いものではない．

体重減少に対する不安や恐怖はないが，体重へのこだわりがある，あるいは嘔吐のような代償行動がある場合は，年齢，性別，月経の有無に関係なく神経性やせ症の可能性があることをつねに念頭におく必要がある．初診時，体重と身長の測定，BMIの評価とともに，鑑別として，うつ病，アルコール使用障害，セリアック病，糖尿病，甲状腺機能亢進症，Addison病，COPD，伝染性単核球症，HIVといった疾患の可能性を考慮しながら患者の同定を行う．

2．治療開始までの期間：バイアスとスティグマ

神経性やせ症に限らず，摂食障害患者が治療を受けるまでには発症から時間を要することが多い．その背景には，患者本人が自身の症状を医療従事者に語ることを苦痛に感じる，あるいは自身の状態を明らかにすることで"非難を受ける""社会から烙印を押される"といったスティグマを危惧することがあると考えられている．また，医療従事者側の摂食障害患者に対するSWAGと評されるステレオタイプ，すなわち"skinny, white, affluent girls"「やせていて，白人であって（これは日本では該当しないが），裕福な少女」というバイアスのために，治療を必要としている患者を見逃してしまっていることも指摘されている[3]．文献にもよるが，男性の罹患率は女性のそれの1～3割程度と推定されており，少なからず男性の摂食障害患者も存在することは留意しておくべきであろう．また，著者らの施設では40代，あるいは50代以降ではじめて摂食障害の治療に訪れる患者もおり，このことは上記のようなステレオタイプ的な見方があることを支持するものかもしれない．

3．入院・摂食障害専門医療機関への紹介の判断

重症の神経性やせ症患者の治療についてのガイドライン「Management of Really Sick Patients with Anorexia Nervosa；MARSIPAN[4]」では，入院治療を考慮する基準については状態経過で判断するとして厳密には規定していないが，厚生労働省のガイドライン[5]では，①全身衰弱（起立，階段昇降が困難），②重篤な合併症（低血糖昏睡，感染症，腎不全，不整脈，心不全，電解質異常），③標準体重の55%以下のやせ，のいずれかを満たす場合には，内科病棟での全身状態改善を最優先とした緊急入院の適応としている．イギリスの国立医療技術評価機構（National Institute for Health and Clinical Excellence：NICE）の摂食障害ガイドライン2017[6]では，週に1kg以上の体重減少がある場合も入院治療を推奨している．内科的緊急性以外にも，次のような特徴が認められる場合には，摂食障害以外の精神疾患が病態の本態である可能性があるため精神科への紹介が適当である．

①強いうつや不安が認められる，②自傷行為を繰り返す，③自殺願望を有する，④情緒不安定の程度がはなはだしい，⑤万引きや性的逸脱などを繰り返す．

上記の場合を除き，「著しい低体重でも患者との治療関係を作ることができ，患者が教育的アプローチによって体重増加の動機を維持できる場合には一般医が治療を継続することができる．体重が標準体重の70～75%程度に回復した後，対人関係の問題などが持続する場合，臨床心理士の協力が得られれば，対人スキルトレーニング，認知の偏りの是正などを進めながら経過を見ることができる」と厚労省のガイドラインでは提案しているが，次のようなケースについては，摂食障害を専門とする医療機関への紹介を提案している．

①身体状況悪化のための緊急入院後，内科的治療により危機的な状況を脱した場合．
②体重が標準体重の65％以下で6カ月以上改善しない．
③内科的治療では是正できない嘔吐，薬物乱用による検査異常が持続する．
④食行動異常の誘因となる対人関係の問題などに対応できない．
⑤異常行動への対応に家族が苦慮している．

摂食障害においては，強迫性障害やうつ病のような精神疾患の併存も珍しくはない．これらは摂食障害に伴う低栄養や低体重，あるいは食行動の改善に伴い，疾患本体が寛解に向かうなかで自然に軽快することが多い．問題のある摂食行動が減少し，体重が回復した後でも，なんらかの精神症状が残存する場合には，精神科も含めた専門機関への紹介が望まれる．

4. 外来治療

神経性やせ症の治療においては，身体面の異常に対する内科的治療だけでなく，病態を維持する要因となる誤った認知を再構成するための精神面からの治療が必要である．治療は，心理教育，体重・心理・身体面のモニタリング，また，必要に応じて患者家族やそれに準じるサポーターへの対応からなり，年齢に応じた健康体重（BMI 18.5以上）まで回復することが治療の主眼かつゴールである．それは，体重の回復なしには摂食障害から回復するために必要な心理的，あるいは身体的な変化と，それに伴うQOLの改善は望めないことがこれまで多くの研究から明らかになっているからである．本書の主題を鑑み，行動医学的アプローチについて解説する．

 エビデンスのある心理療法

NICE 2017では，成人の神経性やせ症の心理療法として，Individual eating-disorder-focused cognitive behavioural therapy(CBT-E)，Maudsley Anorexia Nervosa Treatment for Adults(MANTRA)，Specialist supportive clinical management(SSCM)，小児，若年世代にはAnorexia-nervosa-focused family therapy(FT-AN)を推奨している．それぞれの治療法についての詳細は専門書に委ねるが，上記の治療法が並列的に推奨されている背景には，従来の治療法Treatment as Usual(TAU)を最適化したものとCBT-E，Focal psychodynamic therapy(FPT)の効果を比較したANTOP研究[7]において，いずれの治療法でも体重回復と神経性やせ症の症状改善には有意な効果を認めたが，治療法ごとに有意な差はなかったこ

---

column 1　摂食障害の薬物療法

2018年8月時点で，神経性やせ症に有効な薬物はない．神経性やせ症の外来患者でオランザピンの効果を調べた小規模RCT[14]では，体重は有意に回復したが，認知的・心理的側面について改善は認められなかった．現在，大規模RCTが進行中であり，その結果が待たれる．神経性過食症では，有効性を期待されていたフルオキセチン(SSRI)に有意な治療効果は認めらなかった[15]．過食性障害では，SGAとリスデキサフェタミンが過食と食行動に関連した精神症状に対し有効であり[16]，過食抑制についてはリスデキサフェタミンがSGAよりも優れていたという結果[17]が得られておる．今後日本でも適用可能となることが期待されるが，NICEガイドラインでは，過食性障害も含め薬物療法単体での治療は推奨しておらず，今後も心理・行動的側面からの治療の重要性が変わることはないであろう．

と，また，MANTRAとSSCMを比較したSchmidtらの研究[8]や，MANTRAとSSCMをCBT-Eと比較したByrneらの研究[9]において，それぞれの心理療法の治療効果に有意差はなかったことが背景にあると考えられる．神経性やせ症の治療法についてBrockmeyerらのレビュー[10]でもCBT-E，FPT，MANTRA，TAU，SSCMのいずれの治療法も，神経性やせ症患者における体重回復と症状改善に有意な治療効果が認められたが，特定の治療法が有意に有効であったという結果は得られていないことも留意すべきであろう．

　成人を対象としたCBT-E，MANTRA，SSCMでは，外来治療の頻度は週に1回以上，体重と栄養状態の回復をめざし，疾患教育を行い，摂食障害特有の行動の変容を促していくことなど共通点も多い．たとえば，CBT-Eでは現在の状態が維持されている状況をケースフォーミュレーションという形で定式化することで脱中心化を行い，日々の食事，思考・感情についてセルフモニタリングを継続しながら，認知再構成を進めていく．また，気分不耐性や白黒思考，低い自己効力感や自尊感情を高めていくことも，その治療パッケージには含まれている．

プライマリケアでの外来治療

　小児，若年世代を対象としたFT-ANも含め，前節の心理療法をそのままの形でプライマリケアを専門とする医師が行うのは現実的ではない．CBT-Eを例にとれば，治療開始の初めの4週間は週に2回のセッションを必要とし，セルフモニタリングやケースフォーミュレーションの振り返りといったことも含め，1回のセッションには50分程度の時間を要する．ここでは，限られた時間で実施可能な神経性やせ症に対するアプローチとして，セルフモニタリングとしての食事記録，刺激統制法，代替行動について説明するが，これらは神経性過食症，過食性障害などにも適用可能である．

1．セルフモニタリング：食事記録

　摂食障害の治療は，規則正しい3食の食事摂取の継続と食事記録をつけることからはじまる．食事記録は，医療者側が患者の摂食パターンや過食嘔吐のような代償行動を評価するためだけでなく，患者自身が継続的に食事記録をつけることで自身の食行動や代償行動を客観的に捉え，記録を続けることが励みとなって適切な食事摂取の継続につながってい

---

column 2　日常生活下の行動のリアルタイム評価と介入：EMA，EMI，JITAI

　EMA（Ecological Momentary Assessment）は，「現象を日常生活下，その場で評価，記録することで記録の妥当性を最大にする方法」としてStoneら[11]が定義したが，現在，EMAはEMI（Ecological Momentary Intervention），JITAI（Just-in-time Adaptive Intervention）という概念に進化している．EMIはEMAの記録をもとに"その場"で実施される介入であり，糖尿病患者が食事内容をPDAに入力すると，すぐに摂取カロリーや今後取るべき食事メニューを提示するといった介入が提案されている[18]．

JITAIでは，ユーザの気づかないレベルで必要な情報の収集・分析を行い，適切なタイミングと形式のサポートを自動で提供することを目的とした介入である[19]．リアルタイムに位置情報を取得・解析し，アルコールを提供する場所に近づくと，ユーザにその場にいる理由を問い合わせることで，アルコール依存からの脱却を支援するような介入も行われている[20]．ユビキタス化した社会が可能にした日常生活での行動のリアルタイム評価と介入は，今後，行動変容を促す核となるアプローチになっていくであろう．

アプローチ実例 1

患者主体の食行動改善の提案をサポートすることで，体重回復に結びついた外来症例

33歳女性．神経性やせ症 摂食制限型．
初診時：身長158 cm，体重35.8 kg，BMI 14.3 kg/m²
最低体重：34.8 kg（X-3年），理想体重：43 kg（BMI 17.2），既往歴・常用薬なし，職業：飲食店パート勤務．

もともとの体重は47 kg．X-4年4月，ファイナンシャルプランナーの資格取得をめざし，仕事を辞め実家に戻った．漠然とした将来への不安があり，"頑張っている自分" を実感したいという思いから，"ここまで勉強したら昼食" というようなルールを作った．ルールに従うなかで体重へのこだわりが強くなり，食事量の制限が始まった．細身の体型を維持したいという気持ちも強かった．6月には炭水化物を避け，朝・昼はカロリー0のものだけを食べるようになった．7月に体重は30 kg台，食事量もさらに減少した．X-3年，結婚して実家を出た．一人分の食事量がわからず，食事量はさらに低下，月経も停止した．X-2年，夫の転勤で転居したことを機にパートをはじめるも体力が続かないことを実感，また，挙児の希望もあったことから，専門治療を希望してX年11月に摂食障害外来を受診した．栄養指導を受け，食事記録をつけることを宿題とし治療を開始した．

Aさん「栄養士さんに，朝昼はご飯の形になっていないって言われました」
医療者「何か，こうしたら改善できるということはありますか？」
Aさん「パンやパスタ．昼にロールパン1個ならできるかもしれない．変化が起こることが怖いです．コントロールを失ってしまうような気がします」
医療者「怖い気持ちは少しずつ体験していくことで徐々に薄まっていきます．最初はしかたがありません．一緒にやってみましょう」

医療者「昼食にパンを食べる挑戦はどうでしたか？」
Aさん「体重が増えて，顔が丸くなると思った．もう1週間パンは食べていません．一時的に浮腫むことはわかっていても，頭と行動がバラバラになって」
医療者「挑戦できたことすばらしいですね．今後どうしていきましょうか？」
Aさん「量が多いのだと思います．たくさん食べてお腹がいっぱいになるはずなのにならなくて，イライラして」
医療者「お腹がいっぱいになるほどの栄養をとれていないのではありませんか？ 栄養士は，1日700 kcalくらいしかとれていないって言っていましたね」
Aさん「今の量ではお腹がいっぱいになるわけないですね」
医療者「今，体は栄養を欲しています．食事が入ってきたときに，脳がもっと栄養をとる方向に働きかけてきます．気持ちの問題も大事です．それと同時に，少ない食事量・低体重を治療するためには，食事の目標を立てることも有効です．何かしてみたいことはありますか？」
Aさん「好きなものでやりたいです．アイスは溶けるから食べやすくて好きです．アイスでもいいですか？ ご飯の時間にデザートにアイス」
医療者「いいですね．まずは好きなもので挑戦してみましょう」

【解説】

　初診直後の 2 回の外来でのやりとりである．1 回目の外来で，患者の意向ではじめた食行動改善プランは，肥満恐怖や食事量に対する認知の歪みが原因となって失敗に終わっている．2 回目の外来では，その失敗を批判せず，"なぜうまくいかなかったか" について患者の解釈モデルに注意深く耳を傾けると同時に，誤解や誤った認知については心理・疾患教育を行い，改めて患者自らの提案を引き出している．以降，体型変化への恐怖は完全には消失していないが，間食や栄養剤の摂取を始め，食事摂取量は徐々に増加，体重は図 A に示すように回復していった．

　小さな変化でも，患者自らが取り組み，努力したことを積極的に評価することが有効であった一例である．低い自己評価を有することが多い摂食障害患者では，自己評価を維持できるようなフィードバックの継続によって，食事制限が緩和し，体重が回復していくことも多い．このような性格傾向を留意したアプローチが重要である．

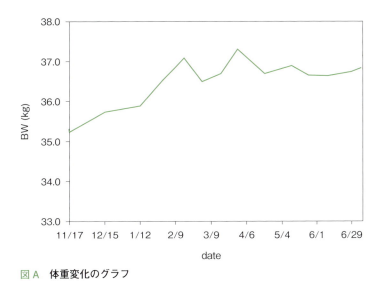

図 A　体重変化のグラフ

アプローチ実例 2

行動療法の導入が体重回復に結びついた一例

　13 歳女性．神経性やせ症 摂食制限型．
　入院時：身長 152 cm，体重 31.8 kg，BMI 13.8 kg/m^2．

　X 年 4 月，私立中学入学を境に食事へのこだわりが出現．食事量が減少し，急激に体重・体力が低下した．学校は休学．X 年 7 月の当院紹介受診時の体重は 32 kg．成長期であることも考慮され，栄養療法目的に X 年 8 月に入院となった．体重を回復し復学したい気持ちはあるも，肥満恐怖のために十分な食事を摂取できず，入院時 34 kg あった体重は 9 月の退院時には 32 kg まで低下していた．X 年 10 月，本人，母親と繰り返し話し合い，目標体重を 36 kg とし，行動療法プログラムを用いた 2 回目の入院治療を開始した．毎日の食事摂取と，体重変化をフィードバックする手段としてシールでのスタンプ

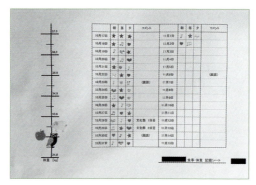

図B 記録シート（スタンプラリー）

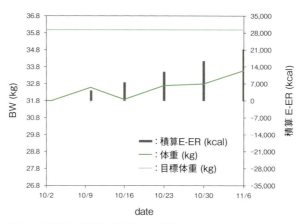

図C 入院後の体重とカロリーの変化

表A 積算摂食カロリーと体重推移

	日付	体重(kg)	積算 E-ER(kcal)	ER(kcal)	目標体重(kg)	摂取量(kcal)
入院日	10/2	31.8			36.0	
第1回基準日	10/3	31.8	554	1,246		1,800.0
第2回基準日	10/10	32.6	4,404	1,246		1,796.0
第3回基準日	10/16	31.9	7,728	1,246		1,800.0
第4回基準日	10/23	32.7	12,110	1,246		1,872.0
第5回基準日	10/30	32.8	16,527	1,246		1,877.0
第6回基準日	11/6	33.6	21,511	1,246		1,958.0

ラリーも導入した（図B）．入院後の体重変化は図C，表Aのとおりである．スタンプラリーの効果か食事は全量摂取が継続，体重回復が順調に進むなかで，本人自ら食事量増加の希望もあり，X年11月33.6 kgで一時退院となった．その後，3回目の入院で目標体重を達成し，以降は外来のみでフォローされ学校生活を送られている．

【解説】
　栄養療法と支持的精神療法を治療の中心に据えた初回入院では，食事へのこだわりが緩和し，食事摂取量を緩やかに増やすことができたが，体重回復までには至らなかった．そこで，2回目の入院では行動療法を用いた治療を行った．

行動療法は，"目標行動が生じたときに，特定の強化子を提示することで，行動の生起率を変化させる"オペラント条件付けという学習理論を用いた治療法である．目標行動は，食事摂取による体重回復であり，行動制限の解除は物理的強化子，医療者側からの応援や賞賛は社会的強化子，患者本人の達成感は心理的強化子として機能する．また，治療に対して両価的である摂食障害患者にとって，行動制限を解除したいという気持ちが，体重回復に向けた取り組みに対する迷いを軽減させる効果もあると考えられている．

　表Bの行動療法プログラムからは，行動制限解除のために体重回復をめざす無味乾燥な治療法のようにも見えるが，治療を有効に機能させているのは，体重回復に向けた患者の努力を医療者側がしっかりと受け止め，それを繰り返し賞賛する社会的強化子であることを忘れてはならない．また，体重回復のステップを，患者の取り組みが速やかに反映される0.5 kgのスモールステップとすることで，短いタイムラグでオペラントによるフィードバックができるようにプログラムが組まれていることにも注目してほしい．シールでのスタンプラリーは，さらに潜時を短くすることで，食事の全量摂取継続に有効に機能したと考えられる．

　摂食障害患者の両価的な気持ちは，本症例の体重変化のグラフからも推察される．入院中，実測体重は食事摂取から予測される体重と1 kg前後の乖離が生じていた（3回目の入院では乖離はなかった）．体重回復をめざして食事量増加を希望されながらも，一方で体重を維持したいという気持ちから，ストレッチなどの身体活動を継続していた可能性が高いことが，脱水や発熱，年齢だけでは説明できない頻脈を繰り返し認められたことから推察された．

表B　行動療法プログラム

体重	安静度	面会	入浴	ラウンジ	本のレンタル	自習室・院内文庫	その他
31.0 kg未満	室内フリー	家族のみ	洗髪のみ	不可	不可	不可	食後1時間ベッド上安静
31.0 kg以上〜31.5 kg未満	室内フリー	家族のみ	洗髪のみ	不可	不可	不可	食後1時間ベッド上安静
31.5 kg以上〜32.0 kg未満	棟内制限	家族のみ	シャワー	不可	不可	不可	行動療法開始時の制限
32.0 kg以上〜32.5 kg未満	棟内制限	家族のみ	シャワー	1時間まで	不可	不可	
32.5 kg以上〜33.0 kg未満	棟内制限	家族のみ	シャワー	2時間まで	不可	週1回 1回1時間まで	
33.0 kg以上〜33.5 kg未満	棟内制限	家族のみ	フリー	2時間まで	1回1冊まで	週1回 1回1時間まで	
33.5 kg以上〜34.0 kg未満	棟内制限	家族のみ	フリー	3時間まで	1回2冊まで	週1回 1回1時間まで	巡回売店利用可能
34.0 kg以上〜34.5 kg未満	棟内フリー	家族のみ	フリー	3時間まで	1回2冊まで	週2回 1回1時間まで	巡回売店利用可能
34.5 kg以上〜35.0 kg未満	棟内フリー	フリー	フリー	3時間まで	1回3冊まで	週2回 1回1時間まで	巡回売店利用可能
35.0 kg以上〜35.5 kg未満	院内制限	フリー	フリー	フリー	1回3冊まで	週3回 1回1時間まで	巡回売店利用可能
35.5 kg以上〜36.0 kg未満	院内制限	フリー	フリー	フリー	フリー	午前は家族同伴 午後は1人も可	巡回売店利用可能 午後は売店も利用可能
36 kg以上〜	院内フリー	フリー	フリー	フリー	フリー	フリー	売店の利用可能 2週連続クリアで退院

表1 1週間の食事記録

日付	12月4日	12月5日	12月6日	12月7日	12月8日	12月9日	12月10日
朝食	8:00 ベーグル半分，ヨーグルト1個	7:30 ベーグル半分，お茶	8:00 ベーグル半分，ヨーグルト1個	8:00 ベーグル半分，ヨーグルト1個		8:00 ヨーグルト1個，お茶	10:30 パンケーキ1枚，紅茶
昼食	13:00 サラダ，チキン(コンビニ)	13:00 サラダ(コンビニ)，アーモンド	13:00 サラダ，チキン(コンビニ)	12:50 サラダ，サンドイッチ1袋(コンビニ)	12:30 カレー(インドカレー，ナン1枚)	13:05 サラダ，卵(ゆで卵)×1	14:00 パンケーキ1枚，チキン(コンビニ)
夕食	19:30 ごはん(100g)，豆腐1/2丁，野菜炒め，	19:00 ごはん(100g)，豆腐1/2丁，お肉(豚肉を焼いた)，味噌汁，サラダ(トマト1/2個)	19:30 ごはん(100g)，野菜妙め，トマトサラダスープ	19:30 チキン(蒸したもの)麻婆豆腐半分くらい	19:00 ごはん(100g)，ゆで野菜(キャベツ2枚)，納豆1/2パック	19:30 ごはん(少量)，豆腐1/2丁，野菜少め(一人分)，焼き魚(半分)	20:00 ごはん(100g)，しゃぶしゃぶ(お肉2枚，豆腐，野菜)
間食	10:30 あめ1個 17:00 チョコ1かけ×2		22:30 アイスカップ1個分	10:30 あめ1個 17:00 チョコ1かけ×2	10:30 あめ1個 14:00 プロセスチーズ2P	10:30 クッキー×2 21:00 みかん1個 23:00 みかん1個	17:00 アイスカップ半分

くという側面も持ち合わせている．著者らの施設ではCBT-Eに基づいた治療を行う場合には，1日1枚の食事記録表への記載を患者にお願いするが，通常の治療においては1枚の用紙に7日間の朝食・昼食・夕食，間食を記入できる紙を配布している(**表1**)．

記録表への記入については，食後すぐに記載することを繰り返し説明することが重要である．これは，Ecological Momentary Assessment(EMA)(「column 2」参照)という概念を提案したStoneらの研究[11]で，紙への記録において，指示された時刻に記入をしていた割合は記録全体のわずか11%にすぎなかったという結果が得られたように，紙への記録は後でまとめ書きされることが多く，記載された内容が記憶によるバイアスを受けやすいためである．また，食事内容の記録についても，あらかじめ具体例を示しながら教示することは，患者側のとまどいを減らし記載のアドヒアランスを上げることにつながると考えられる．外来では，前回の外来からの期間に記載された食事記録表を患者とともに振り返る．ここでは，①規則正しい3食の食事摂取の有無，②食事量，③過食嘔吐の有無について取り扱う．

①規則正しい3食の食事摂取

摂食障害患者の多くが自身の"空腹感"や"満腹感"についてよくわからないと表出しながらも，それらを基準に食事を摂ることは少なくない．摂食障害の状態が継続した段階では，自身の"空腹感"や"満腹感"があてにならないこと，また，決まった時刻に食事をとり続けることで，それらがふたたび適切に機能するようになることを十分に説明し，規則正しい3食の食事摂取を促していく必要がある．

②食事量

食事記録だけでは，その量が患者にとって適切かどうかを正確に評価することは難しいため，栄養士による栄養指導が考慮されるべきである．栄養指導では，1日の消費カロリーをもとに，体重を維持，あるいは増加させるために適切な食事量を，どのような形で摂取していけばいいか，患者，あるいは患者の食事をサポートする家族に対し指導を行う．患者自身が体重の回復に必要な食事量を知識として把握しただけで，摂取量が適正化することは稀である．記録した表を医師と患者がともに確認しながら，食事量について改善すべき点はないか，あるとしたらどこを改善するべきかということを話し合って決めていく

が，ここでも行動療法における"スモールステップの原則"と"オペラント条件付け"の理論は有用である．朝食をとっていない患者であれば，毎朝，何かひとくちでも食べるようにする，あるいは3食はしっかりととっているが夕食では白米をまったく食べない患者には，少量でも食べるようにする，などの達成しやすい変化（スモールステップ）を設定し，それに取り組んできてもらうことを宿題とする．次の外来では，取り組みが完璧なものではなくても，宿題に取り組んだ姿勢が認められれば，その点を評価し賞賛する．すなわち，"食事への取り組み"をオペラント行動とし，それによる環境変化を"医療者側の賞賛"とすることで，食事への取り組みを継続していくオペラント条件付けを内在させているのである．取り組みが"完璧なもの"でなくても患者を評価，賞賛する背景には摂食障害患者特有の認知の歪みと自己評価の低さがある．摂食障害患者では，その白黒思考，完璧主義的な性格傾向ゆえ，治療への取組みにおいても"完全"にできていないかぎり，"まったくできていない"とみなして自己評価を低下させ，食行動改善という治療に向けての望ましい取り組みを継続することができず，治療から脱落することも珍しくない．このような状況を回避するため，また，認知の歪みを訂正していくため，患者自らが起こした変化への取り組みを見落とさず，支持的に対応することが摂食障害の治療ではとりわけ重要である．もちろん，極度の低体重や，体重の急激な減少，あるいはそれらに伴う身体的な異常が存在する場合には，食事摂取についても早急な対策が必要となりうるが，このようなケースにおいては積極的に入院での治療を検討すべきであり，状態の安定化が最優先される．

③過食嘔吐の有無

　過食嘔吐のある患者では，食事の間隔を4時間以上あけないよう指導する．明確なエビデンスは存在しないが，食後4時間以上経過した後の食事は過食になることが多く，それを避けるため適当な時間に間食をとることは過食防止に有効であることが経験的に知られている．

　過食嘔吐の有無については食事摂取量との関連を評価する．過食は，食事摂取量が少ないことに起因する"生理的過食"と，ストレス解消の"手段としての過食"に大別することができる．生理的過食については，記録表の食事摂取量と対応させながら，過食となる理由を患者自ら納得し，食事摂取量を少しずつ増やしていくことが治療となる．摂取量と無関係に生じている過食については，過食になる前の気分や環境の変化，身体的変化を詳しく評価して，過食衝動にどう対応していくかを話し合う．また，患者自身が"過食"と感じていても実際には過食でないことも多く，食事記録表をもとにどの程度過食をしているか確認することも重要である．

　過食の有無に関わらず，嘔吐行為，あるいは下剤・利尿薬などを使用している場合は，食事記録表への記載をお願いする．しかし，これらの代償行為については，患者側がそれを"恥じる"気持ちから自己申告しないことも珍しくない．採血において，低K，低Mg，低Cl血症などの電解質異常や，高アミラーゼ血症などの異常所見を認めた場合は，代償行動を"隠して"いることを責めるのではなく，患者の身体面への懸念を示しながら，採血異常が生じうる理由について説明することが重要である．そこには，"自身の表出だけでなく，さまざまな側面から医療者は自分のことを総合的に把握している"というメッセージ

を患者に受けとめてもらうという狙いがある.

2. 過食・自己誘発性嘔吐への対応：刺激統制法と代替行動

過食行動は生理的過食とストレス解消の手段としての過食に大別されることは先に述べた．自己誘発性嘔吐についても，過食を"帳消し"にすることを目的とした嘔吐と，"スッキリ"したいというストレス解消的な意味合いの強い嘔吐がある．生理的過食とそれに伴う嘔吐を減らすには，不適切な食事摂取による栄養不足改善が必要であり，ストレス対処行動としての過食・嘔吐については，コーピングスキルを増やすなど，ストレス耐性を上げることが根本的な解決策である．しかし，食行動が正常化し，ストレス耐性が十分なレベルに達するまでには時間を要することが多い．ここでは，過食や嘔吐衝動をいかにコントロールするかについて，刺激統制法と代替行動を用いたアプローチを紹介する．

①刺激統制法

刺激統制法とは，特定の行為を誘発する先行刺激を調整することで，その行為の生起頻度を増減させる手法である．身体活動を増やすため，歩きやすい靴を履く，活動的な友達と付き合う，決まった時間に運動することをあらかじめ決めておくことなどがその例である[12]．過食においては，不必要な食べ物は家におかない，料理は大皿には盛り付けず一人分のお皿に盛り付ける，買い物は空腹時には行かず，あらかじめ買う物をリストにしてから行く，テレビを見ながら食べない，といったことが過食を誘発する先行刺激を減らす方法として考えられている[13]．規則正しい食事と間食の利用は，過食を減らすための重要な先行刺激であることから刺激統制法のひとつである．

②代替行動

代替行動とは，望ましくない行動を，より適応的な行動で置き換える行動手法のことである．過食嘔吐を失くすことが治療の目的のひとつではあるが，習慣化，手段化し，維持要因も存在するこれらの代償行動を急に止めることは困難である．そこで，これらを別の行動，たとえば過食や嘔吐欲求が昂じたときに，歯を磨く，熱いシャワーを浴びる，友人に電話をする，メールを書く，お気に入りの音楽や動画をみるなどに置き換えることで，過食嘔吐の頻度を減少，あるいはそれらを行うまでの時間を先延ばしにすることに取り組んでもらう．ここでもスモールステップの原則は適用される．摂食障害患者では，その完璧主義・白黒思考的な思考パターンゆえ，治療早期から過食嘔吐がまったくない状態をめ

---

column 3　神経性過食症に対する認知行動療法

2018年4月，外来通院中の神経性過食症（BN）患者に対する認知行動療法（CBT-E）が保険収載された．算定には，厚生労働大臣が定める施設基準に適合した施設において，当該治療に習熟した医師，あるいは医師および看護師が，共同で30分を超える面接を行うこと，国立研究開発法人国立精神・神経医療研究センター研究班が作成した「摂食障害に対する認知行動療法CBT-E簡易マニュアル」[21]に従って実施することが条件となっている．

このマニュアルでは治療対象を18歳以上かつBMI 17.5 kg/m^{2}以上の患者を想定していること，また，CBT-Eのセッションは20回で構成されるが，一連の治療で算定可能な回数は16回に限定されていることに留意されたい．CBT-Eに関する研修会は，日本心身医学会，日本心療内科学会，日本摂食障害学会の合同ワーキンググループが開催している．詳細は各学会のホームページを参照されたい．

ざすことは容易に生じうるが，それが失敗に終わり自己効力感の低下を引き起こすことで，低い自己評価を強化してしまう．それゆえ，これらのアプローチを用いる際には，"1日だけでも過食嘔吐のない日を作る""嘔吐したい気持ちになっても，嘔吐するまで15分我慢する"など達成可能な課題を協同的に取り決めることが重要である．課題が達成できなかった場合でも，"あらかじめ買い物リストを作って買い物に行く"など別の行動が継続できていればそれを賞賛し，どのような工夫をすれば課題を達成できるかを患者とともに取り扱っていくことは食事記録と同様である．

おわりに

摂食障害の治療においては，自ら医療機関を受診された患者であっても，回復につながる行動への取り組みは非常に緩やかか，あるいはほとんど行動変容が生じないために，医療者側が焦りや無力感を抱くことも少なくない．医療者は，摂食障害患者，とりわけ，神経性やせ症患者に両価的な気持ち（"治療が必要，このままではよくない""体重を増やしたくない，体形を維持したい"）がつねに存在していることを忘れず，粘り強く向き合っていくことが重要である．また，治療に行き詰まりを感じた場合は，厚労省の基準に該当しなくても，早期に専門施設に紹介することもプライマリケア医の重要な役割であると考える．

文献/URL

1) 吉内一浩・他．総説 摂食障害に対する身体管理と入院治療．日本医師会雑誌 2017；146(8)：1567-71.
2) Keski-Rahkonen A et al. Current Opiino in Psychiatry 2016;29(6):340-5.
3) Sonneville KR et al. Int J Eat Disord 2018;51(6):518-26.
4) MARSIPAN:Management of Really Sick Patients with Anorexia Nervosa 2nd edition COLLEGE REPORT. The Royal College of Pathlogists. 2014.
5) 厚生労働省難治性疾患克服研究事業「中枢性摂食異常症に関する調査研究班」神経性食欲不振症のプライマリケアのためのガイドライン 2007.
6) National Institute for Health and Clinical Excellence;Eating disorders:recognition and treatment, NICE guideline 2017.
7) Zipfel S et al. Lancet 2014;383(9912):127-37.
8) Schmidt U et al. Br J Psychiatry 2012;201(5):392-9.
9) Byrne S et al. Psychol Med 2017;47(16):2823-33.
10) Brockmeyer T et al. Psychol Med 2018;48(8):1228-56.
11) Stone AA et al. Ann Behav Med 1994;35:397-403.
12) 野村 忍・他．行動変容のステージモデル．行動医学テキスト．中外医学社；2015. p.143-8.
13) L．ワイス・他．末松弘行(監訳)．食べたい！でも痩せたい．星和書店；1991.
14) Attia E et al. Psychol Med 2011;41(10):2177-82.
15) Slade E et al. Psychol Med 2018;6:1-8.
16) Brownley KA et al. Ann Intern Med 2016;165(6):409-20.
17) Peat CM et al. Eur Eat Disord Rev 2017;25(5):317-28.
18) Inada S et al. Int J Behav Med 2016;23(3):295-9.
19) Inbal Nahum-Shani et al. Just-in-time adaptive interventions(JITAIs):an organizing framework for ongoing health behavior support. Technical Report Number 14-126.
20) Gustafson DH et al. JAMA Psychiatry 2014;71(5):566-72.
21) 国立研究開発法人国立精神・神経医療研究センター研究班 摂食障害に対する認知行動療法 CBT-E 簡易マニュアル(平成29年度 国立研究開発法人国立精神・神経医療研究センター精神・神経疾患研究開発費研究事業「心身症・摂食障害の治療プログラムと臨床マーカーの検証」https://www.ncnp.go.jp/nimh/shinshin/edcenter/pdf/cbt_manual.pdf

日常臨床場面における行動医学の実践

10 不登校児の診療

Keyword
応用行動分析学
認知行動療法
神経発達症
小児心身症

POINT

- 不登校状況に陥っている子どもの注目すべき因子として，身体症状（心身症），神経発達症，環境（家庭・学校），生活リズム（概日リズム睡眠障害），併存精神疾患などがある．どこに，患者の診療のニーズが大きいのかを見分けることが大切である．

- 心身症症状や睡眠リズムの障害のある患者に対しては，生活表を作成し自分の生活リズムを認知することが治療の第一歩となる．

- 応用行動分析学は，児を取り巻く環境と児の相互作用に注目する．ABC 分析は，児の適切な行動を引き起こし，その結果賞賛する（褒める）ことにより，児の適切な行動を増すことを目標とする．

はじめに

　一般小児外来では，上気道炎や腹痛，頭痛など，急性疾患の診療が主体となるが，繰り返す腹痛や頭痛を訴える子どものなかには，よく事情を聞いてみると「じつは，もう 3 カ月中学校に登校していないんです」など，身体的な訴えとは別に学校不適応など行動の問題に気がつかれることがある．学校や家庭など，子どもを取り巻く環境要因に目を向けて環境調整をはかることが大切である．環境調整が整っても，本人の対人コミュニケーションの問題や不安感など心理的な問題がある場合は，治療として行動療法を取り入れてみる．ここでは，神経発達症の不登校児の事例に基づいて行動療法の導入を解説する．

不登校状態で受診する子どもを取り巻く因子

　子どもを取り巻く因子と考えられる項目を簡単な図にまとめた（**図1**）．

　①からだ：頭痛，腹痛，めまい（心身症：起立性調節障害，過敏性腸症候群，摂食障害など）．一般小児科外来を初診する際，通常は不登校を主訴とするよりも，身体症状を訴えて初診し，その後，不登校状態であることが判明することは少なくない．

　②生活リズム：朝起きられない（概日リズム睡眠障害など）．不登校状態が長期化すればするほど，日中にゲームやインターネット，スマホの使用がやめられず睡眠相が遅れ，その結果として朝起きられない状態に陥る．

　③ひと：友達や先生と合わない（神経発達症：自閉スペクトラム症など）．

　④学校・家庭環境（いじめ，虐待，経済的貧困，両親の離婚や不仲，非行など）．

　⑤こころ：不安感，友達の目が気になる（不安障害，抑うつ状態など）．とくに思春期年

作田亮一 Ryoichi SAKUTA　獨協医科大学埼玉医療センター子どものこころ診療センター

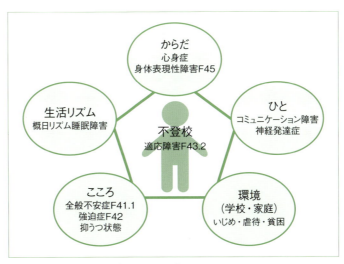

図 1 不登校状態の子どもを取り巻く5つの因子

齢では精神疾患の発症にはつねに留意すべきである．

　当科で行っている，睡眠相後退症候群，適応障害（不登校），心身症（頭痛，腹痛など）の患者の初診時の様子の一例を"アプローチ実例"に示す．この症例では，できたことカレンダーや睡眠表を用いて，具体的な行動目標を提示した．この患者のように，多くは神経発達症（自閉スペクトラム症：ASD，注意欠如・多動症：ADHD，限局性学習障害など）の特徴を有している子どもが多い．知的な遅れや行動の問題が顕在化しないと，就学前に療育を受けていてもその後は特別な支援を受けられず，中学生まで支援を受けていない子どもが多い．そのような子どもに対していきなり療育的な指導は受け入れられない（ソーシャルスキル・トレーニングなど）．そこで，まず両親に対して患者のできていることに注目して生活を見守ることを提案する．ペアレント・トレーニングの手法である．できていることを毎日振り返り，その都度両親ができていることを褒める．褒め言葉は，大げさな言葉は必要とせず，「こんなことできてたね」「よかった」「このペースでいいよ」「顔色がいい」など，今まで親が当然と考えていた行動にも評価を与えることが肝要である．なかでも親の笑顔がもっとも効き目がよいであろう．子どもは「不登校状態に陥っている悪い

---

column 1　多彩な不定愁訴：子どもの心身症

　身体症状は，いわゆる不定愁訴である．めまい，頭痛，腹痛，下痢，動悸など多岐にわたる．また，身体疾患にも関連し，気管支喘息，アトピー性皮膚炎などのアレルギー疾患，摂食障害（神経性やせ症，回避・制限性食物摂取症など），過敏性腸症候群，起立性調節障害などさまざまである．幼児期〜思春期の子どもは大人に比べてストレスを受けたときに自身で解決することが難しく，言語化して他者に相談することがうまくできないので，頭痛，腹痛，めまいなど身体症状となって示されることが少なくない．このような心のストレスと身体症状の関連性が心理社会的要因と関連している場合"心身症"と診断される．日本小児心身医学会では2014年に"子どもの心身症"を以下のように定義した[1]．"子どもの身体症状を示す病態のうち，その発症や経過に心理社会的因子が関与するすべてのものをいう．それには，発達・行動上の問題や精神症状を伴うこともある"

アプローチ実例

概日リズム睡眠障害を呈する不登校児への認知行動療法の適用

13歳男子，中学2年生通常クラス．

周産期に異状なく運動発達の遅れはなかった．言語発達は1歳半で一語文，その後の発達がやや遅く，就学まで地域の発達支援センターに通い療育を受けた．幼稚園では多動傾向があり，ふざけて他児を突き飛ばしけがを負わせたことがあった．就学相談では通常クラスでよいとの判断であった．小学校は，ほぼ休みなく登校した．落ち着きがなく，授業中にふざけて担任によく叱られた．友達は多く誰とでも知り合いになった．成績は中の下くらいであった．中学入学後，卓球部に入部した．朝練習に起きられず遅刻が多いので顧問から叱られることが多く，しだいに部活から遠のき，放課後ゲームセンターに立ち寄ることが増えた．学習面でとくに国語の文章題，英語全般，数学の文章題が理解できず苦労していた．中学1年3学期になって，定期テストの前に朝起きられず休み，その後完全に登校しなくなった．両親は共働きのため，日中は患者一人で家で過ごすことが多く，中学2年5月には完全に昼夜逆転生活となった．父親がゲームを取り上げたことから喧嘩となり，父から蹴られ受傷した．近所から児童虐待の疑いで児童相談所に通報された．その後，ゲームとスマホを患者に戻したが，患者のゲーム三昧は続き些細なことで怒り出し，器物破損，母や弟への暴言・暴力，自分の頭を激しく叩く自傷行為が悪化した．父とは話さなくなった．両親は学校担任，教育センターと相談し医療機関の受診を勧められた．

患者は両親に付き添われ初診した．患者は受診のモチベーションがまったくない状態で何も話す様子はなく，両親は一方的に患者の状況(学校へ行かない，1日中ゲーム三昧，勉強をしない，会話がない，イラつくと暴言，母や弟に暴力など)を説明した．両親を一度診察室から出して患者と個別に話した．患者は，「自分が登校できないことは悪いこと，学校に行ければいいなとは思うが，朝起きようとしても起きられない」，「ゲームを取り上げられて何もすることがない」，「両親は自分の前で喧嘩ばかりしている」，最後に，「両親は自分の話を聞いてくれない」と述べた．生活リズムを確かめると，最近1カ月は，起床が13時〜16時，就寝は2時〜明け方，と完全に昼夜逆転であり，当科初診のために徹夜して来院したとのことであった．

【患者への対応】

①患者へ労いの言葉：「これほど朝起きられないのによく病院に来てくれたね」

②診療方針の明確化(患者の疑念を晴らす)：「病院は子どもを学校に行かせるために相談する場所ではない．医師は子どもを学校に無理に行かせようなどと思っていない」

③患者の診療ニーズを引き出す：医師にとって君の身体の健康を守ることが任務．「君はいま自分の身体が健康体だと思えるか」，と質問する．もし，「朝，起きられないのは，頭が痛かったり身体が怠くて動けない，腹痛や下痢がある，食欲が乏しい」など，身体症状にかかわる訴えがあれば，これを診療のニーズとして，2回目の診療の際の診療目標とする．身体症状の訴えがなくても，生活リズムの乱れはニーズにつながる．

【両親への対応】

①両親への労いの言葉：「せっかく中学にあがって卓球部で活躍するのかと思ったら，学校を休んでゲーム三昧の状況，ご両親は共働きで苦労しているのに，帰宅したら遊んでいる子どもを見るときっと

いい気持ちにはならないでしょう．しかし，子どもの状態を心配して病院まで連れてきていただいたことは最初の一歩になります．よく病院に子どもを連れてきてくれましたね」．

②診療方針の明確化（患者への説明の整合性をとる）：「病院は子どもを学校に行かせるために相談する場所ではない．医師は子どもを学校へ無理に行かせようなどと思っていない．子どもが学校に行けない原因探しはしない．必要なのは，現在の生活のなかで子どもが健康を保っていられるかどうか．現在，頭痛や腹痛など身体症状を訴えていること．また，睡眠リズムが昼夜逆転になっていること．この2点に注目して次回診療までの宿題を出します」

【患者，両親へ次回再診までの課題設定】

①できたことカレンダーの利用：親と子どもで（落ち着いた時間，おもに夕飯後がよい）カレンダーにその日子どもが行動した項目を簡単に記入する（午前中に起きられた，1日1回だった食事が2回摂れた，一緒にテレビを見て笑った，近所のコンビニに夜買い物に行った，漫画を読んでいたなど），行動できたことはすべて書いてみる．ゲーム以外にも意外と多くの行動をしていることに気がつく．ゲーム漬けといっていた両親が，他の行動もできている児を評価できる．児もゲームだけではない行動におのずから目をむけ行動してみるきっかけとなる（認知行動療法）．

②睡眠表の利用：できたことカレンダーの記入と同時に，睡眠表に寝ている時間を青色などでわかりやすく記入する．自分の睡眠パターンを知る（認知）．ゲーム使用，外出，食事なども記録する．再診時，睡眠表をみて患者がどう考えたか感想を聞く．睡眠時間の調整が必要と認識すれば，なぜ就寝時間が遅くなるのか考えさせる．多くは，日中の活動不足，ゲーム時間のルールがない，夕食が遅くなるなどに気づき，次の対策を考える（認知行動療法）．

自分なのに，両親に非難されず受け入れられている」と感じることができるようになる．アプローチ実例の症例ではとくに父親とはまったく会話のない状況であり，この点は今後の課題となる．子どもは，イライラ感など感情コントロールが難しい場合がある．この患者も同様であるが，この点への対応は再診が進んでから，イライラする感情とストレスの関係性について考えながら認知行動療法を進めることになる．

column 2　睡眠リズムが崩れる：概日リズム睡眠障害

不登校状態の子どもでは概日リズム睡眠障害をみとめることがある[4,5]．中学生になると不登校児は約7倍に増える．その要因として，小学校から中学校への大きな生活環境の変化がある．長期不登校状態になると，もともと学習意欲があった子どもでも，家庭学習から遠のいてしまうことが多い．時間を持て余すのでゲーム・インターネットの世界に入り込んでいくのは避けられない[6]．不登校児にみられる概日リズム障害では，不登校当初は，朝起きるのが遅くなり睡眠相後退型を示すことが多い．就寝時間の遅れが8時間以上となれば明け方眠るので"昼夜逆転"とよばれる．就寝時間はそれほど遅くならないが，半日寝ているような長時間睡眠者（long sleeper）もいる．不登校状態が長期化し，毎日の睡眠相や時間が不規則になると不規則睡眠－覚醒型といわれる．本人の考えで朝起きようと前日から徹夜して調節し無理やり登校する子もいる．朝起きた翌日は起床できず時間が遅くなるため，起床時間と就寝時間がしだいに遅くずれ込んでいく．これを自由継続型（非同調型，非24時間睡眠－覚醒症候群，free-running）とよぶ．

応用行動分析学に基づいた神経発達症児への支援(ソーシャルスキル・トレーニング)

　当科では，応用行動分析に基づく支援を臨床で用いている．その基本は，"悪い行動を減らすのではなく，適切な行動に注目してよい行動を増やすことで結果的に環境への適応につなげる"という考え方である[7]．分析の基本はABC分析である．我々の"行動(behavior：B)"は，周囲の環境にある刺激を手がかりとして引き起こされる．行動を引き起こす働きをもつ刺激を"先行刺激(antecedent stimulus：A)"，一方，行動を起こした結果環境から与えられる応答を"後続刺激(consequent stimulus：C)"という[8,9]．適切な行動を生み出すための"A：きっかけ"を作り，その結果生み出された"B：適切な行動"に目を向けて即座に"C：褒める，評価する"．褒める行為は，児に対して"やりがい"を生み出し，さらに"適切な行動"を増やす．褒める行為は安全な支援であり，褒められて体調を崩す子どもも大人もいないであろう．ただし，児が周囲に危険を及ぼす行為に対しては禁止する．その際にも適切な行動をかならず伝えなければならない．ABC分析を行う際の重要な作業として環境調整がある．環境調整とは，"本人が抱えている困り感を明らかにし，支援者はそれを理解したうえで，本人がうまく生活できるように児を取り巻く環境を意図的に調整する"という意味である[10]．図2のごとく，困り感のあるADHD児に対して家庭・園・学

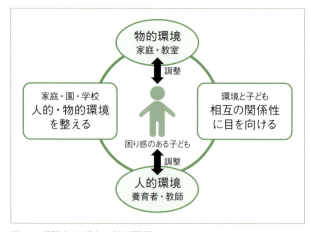

図2　環境と子どもの相互関係

---

column 3　朝体調がすぐれない：起立性調節障害(orthostatic dysregulation：OD)

　不登校状態に陥っている子どもの症状として，一般小児科外来ではよく遭遇する病態である．小学生では男女とも2〜3％程度だが，中学生になると急激に増え，男子の約15％以上，女子の約25％に認められる[2]．ODは，自律神経系(大脳辺縁系，視床下部など)の機能障害に起因した，交感神経と副交感神経のバランスの崩れから朝起きの不良，朝の食欲不振，全身倦怠感，頭痛・立っていると気分が悪くなる，立ちくらみ等の症状が発現すると考えられている．診断は，日本小児心身医学会が提唱している，新起立試験を施行しサブタイプ分類を行う[3]．サブタイプは①起立直後性低血圧(INOH)，②体位性頻脈症候群(POTS)，③遷延性起立性低血圧(delayed OH)，④血管迷走神経性失神(VVS)などがあり，著者らの経験では，概日リズム睡眠障害を呈する不登校児の新起立試験結果ではPOTSが多い傾向があった．

校などにおける人的・物的環境を同時に整える．その際，環境と子どもの相互関係に目を向けることが大切である．

ソーシャルスキル・トレーニング(social skill training：SST)とは，子どもたちに身につけてもらうために社会的スキルを指導する一連のアプローチ法である．対象は発達障害だけではなく，精神科領域では統合失調症などの患者への生活技能訓練としても行われる．通級指導教室，保健センターなど，行われている場所によってもターゲットになるスキルが異なるが，子どもの発達教育の主要なアプローチ方法と位置づけられている．ASDでは，共同注意(2者間でひとつの共通した対象に注意を向けること)，心の理論(他者の気持ち，考えなど他者の心を理解する能力)，統合能力(断片的な情報をまとめ，まとまりのある全体像として捉える能力)，切り替えの悪さ(考え，感情，行動の切り替えが困難)，保続(問題解決に柔軟な対応ができない)の問題があり，これらの特徴から生じる日頃の問題についてスキルを学ぶ．ADHDでは，ASDの特徴をもつ子どもも少なくなく，さらに，多動・衝動性により我慢できずスキル遂行の障害となることも多く，子どもたちの困難な問題をよく理解したうえで，プログラムを作成することが重要である．

文献

1) 日本小児心身医学会．小児心身医学会ガイドライン集 改訂第2版．南江堂；2015．
2) 日本学校保健会編．平成22年度児童生徒の健康状態サーベイランス事業報告書．2012．
3) 日本小児心身医学会．小児心身医学会ガイドライン集 改訂第2版．南江堂；2015．
4) 谷池雅子編．日常診療における子どもの睡眠障害．診断と治療社；2015．
5) 米国睡眠医学会著，日本睡眠学会 診断分類委員会訳．睡眠障害国際分類 第2版 診断とコード手引き．医学書院；2010．
6) 作田亮一．ネット依存の強い子ども．保健の科学 2016；58(4)：249-56．
7) ポール・A．アルバート，アン・C．トルートマン著，佐久間 徹・他訳．はじめての応用行動分析 日本語版．二瓶社；2004．
8) 山本淳一，池田聡子．できる！をのばす行動と学習の支援―応用行動分析によるポジティブ思考の特別支援教育．日本標準；2007．
9) 山本淳一，池田聡子．応用行動分析で特別支援教育が変わる―子どもへの指導方略を見つける方程式．図書文化社；2005．
10) 岩坂英巳．環境調整．齋藤万比古，ADHDの診断・治療指針に関する研究会編．注意欠如・多動症―ADHD―の診断・治療ガイドライン第4版．じほう；2016．p.257-61．

11 女性領域

Keyword
周産期
産後うつ病
更年期障害
血管運動神経症状
心理社会的要因

POINT

- 妊娠中および産後のうつ病は，妊産婦の自殺や児童虐待につながる恐れのある重大な疾患であり，早期の発見が必要であることからスクリーニングが行われている．
- 更年期障害は，女性ホルモンの低下に加え心理社会的要因が複合的に影響しあい発症する疾患であり，ホルモン補充療法，漢方療法，向精神薬に加え心理療法に対する期待も大きい．
- 妊娠中および産後のうつ病と更年期障害は，ともに認知行動療法（CBT）を含む行動変容技法のエビデンスが蓄積されつつあり，わが国でもさらに活用されることが期待される．

はじめに

女性のうつ病の有病率は男性のほぼ2倍とされ，ライフサイクルのなかでもうつ病の発症時期と性ホルモンの変動する時期が一致し，産褥期，月経前および更年期の三峰性をとるといわれる．また，うつ病のみでなくさまざまなメンタルヘルスの問題が性ホルモンとの関連で起こりやすくなるため，しばしば女性特有の問題としての対応が必要となる．

本稿では，女性領域で対応することの多い各疾患に対する行動医学的介入について述べる．

妊婦および産後女性における抑うつ

1．妊婦および産後女性における抑うつの概略

女性が妊娠中に抑うつをきたしやすいことはよく知られている．妊娠および出産は人生に与えるインパクトの大きなイベントであるとともに，体内の内分泌動態も大きく変化する時期である．産前および産後うつ病の心理社会的および生物学的危険因子を**表1**に示すが，身体的にも社会的にもさまざまな問題に直面する可能性がある[1]．

周産期の抑うつについて，DSM-5では"産後うつ病"という単語は使用されておらず，「抑うつ障害群の特定用語」の項に"周産期発症"として記載されており[2]，「気分症状が妊娠中または出産後4週間以内に始まっている場合に，現在の抑うつエピソードに，または抑うつエピソードの基準を現時点で完全には満たしていない場合，直近の抑うつエピソードに適用することができる」と説明されている[2]．なお，その診断は，周産期発症であってもDSM-5の大うつ病性障害の診断基準に従う[2]．また，DSM-5では発症時期が産後4週以内に限定されているが，4週以降に発症することも多いため，実際の臨床では，通常産後3カ月（時には6カ月）までを含めている[1]．

小川真里子　髙松　潔　Mariko OGAWA and Kiyoshi TAKAMATSU　東京歯科大学市川総合病院産婦人科

表1 産前,産後うつ病の危険因子[1]

	産前	産後
心理社会的要因	社会的孤立 社会経済的援助の欠如 予期せぬ人生の出来事 望まない妊娠 家庭内暴力 過去の虐待歴 うつ病の既往歴 親との死別体験　など	産前のうつ病 育児ストレス 予期せぬ人生の出来事 社会的支援の欠如 婚姻関係の不和 経済的問題 望まない妊娠 産前の不安 新生児の病気 産後うつ病の既往歴 うつ病の既往歴　など
生物学的要因	内分泌的変動に伴う神経伝達物質の変動 産科的合併症	女性ホルモンの急激な低下 視床下部-下垂体系-性腺系との関連 自己免疫疾患の再燃(甲状腺機能低下など)

妊娠中に6.5～12.9％の女性が抑うつ症状を経験するといわれ,さらに,出産後19.2％の女性がうつ病を経験するともいわれる[3].わが国でも,東京都23区の実態調査において,うつ病などで自殺した妊産婦が過去10年間で計63人(出生10万人あたり8.7人)であり,妊産婦死亡率(出生10万人あたり3.96人)の2倍に上ることが2016年に報告され,周産期メンタルヘルスの重要性が論じられている[4].

産後の抑うつのスクリーニングには,育児支援チェックリスト,エジンバラ産後うつ病自己質問票(EPDS),赤ちゃんへの気持ち質問票の3つが広く使われており(column参照)[5],日本でも,妊娠中,産後の1カ月健診および新生児訪問時に,おもに助産師や保健師によるスクリーニングが行われている.スクリーニング高得点者や精神疾患の既往をもつ産褥女性に対しては,地域保健師などと連携し,より長期にフォローアップする必要がある.また,産後うつ病の発症は産褥3～4カ月に多くみられるため,通常行われている産後1カ月検診では発見できないことも多い.発症後重症化すると家に引きこもり,外部との連絡が途絶えることになる.これはネグレクトや虐待,無理心中にもつながるおそれがあるため,注意が必要である.

また,最近の大規模研究では,うつ病の既往のある女性は既往のない女性と比較し,産後うつ病のリスクが20倍も高かったこと,妊娠中の妊娠糖尿病やうつ状態もリスク因子であったことが報告されており[6],妊娠前からのスクリーニングも行われるようになってきている.

2. 妊娠中における薬物の使用

精神疾患を有する女性が妊娠した際に問題となることのひとつに,それまで内服していた薬物の継続の可否がある.多くの薬物が胎盤を介して児へ移行するが,そのほとんどは有益性投与(治療上の有益性が危険性を上まわると判断される場合のみ投与する)とされており,継続の可否に悩むことは多い.

薬物の胎児への影響は妊娠の時期によりそれぞれ異なる.妊娠4週～12週ごろの器官形成期に相当する時期には催奇形が問題となるが,妊娠13週以降は薬物による催奇形性よりも胎児毒性が問題となり,胎児の発育そのものに影響がでる可能性がある.さらに妊娠後期には新生児毒性や離脱が考慮される.選択的セロトニン再取り込み阻害薬(SSRIs)や

セロトニン・ノルアドレナリン再取り込み阻害薬（SNRIs）の児への影響としては，新生児不適応症候群（PNAS）と新生児遷延性肺高血圧症（PPHN）が知られている[7]．このうちPNASは抗うつ薬の子宮内における曝露により，新生児に嗜眠，筋緊張異常，痙攣，振戦，易刺激性，呼吸異常，下痢，嘔吐，哺乳不良などを認める症候群である[8]．また最近では小児期への影響として，母体内で抗うつ薬に曝露されていた子供は精神疾患の罹患率が高かったとの報告などもみられ[9]，児の長期的予後についても考慮する必要がある．

また，うつ病として治療中の女性が自らの妊娠に気づいた際，抗うつ薬の内服を自己中断するケースにもしばしば遭遇する．うつ病女性が妊娠中に治療を中断した際，その再発率は68％にものぼり，治療継続した女性と比較しおよそ3倍であるとの報告もある[10]．うつ病の再発は母体の自殺や無理心中，胎児や乳児への虐待などにもつながるため，薬物の中断には慎重であるべきである．

妊娠と薬物についての情報を得るには，国立成育医療研究センターの「妊娠と薬情報センター」WEBページも有用であり，これらを参考にしながら個別に状況に対応する必要がある（https://www.ncchd.go.jp/kusuri/）．

3．妊娠中および産後の抑うつに対する心身医学的，行動医学的対応

以上より，妊娠中および産後の抑うつについては，スクリーニングによる早期発見と対応が必要であり，また，精神疾患合併妊婦については薬物療法の見直しや代替療法の導入も検討される．そのため，日本周産期メンタルヘルス学会では，日本の実情に合わせたガイドラインとして「周産期メンタルヘルスコンセンサスガイド2017」を作成し，WEBページで公開している[11]．

そのなかにCQ18として，"妊娠期，産褥期に効果的な精神療法的，カウンセリング的対応は？"との項目が示され，妊娠中および産後のうつに対する心身医学的，行動医学的対応について言及されている．Answerとしては，①軽度から中等度の抑うつや不安を示す患者の場合，患者の発言を否定せずに，受容的，共感的に対応する（推奨レベルⅠ：強い推奨）および，②中等度以上の抑うつや不安を示す患者の場合は，認知行動療法（CBT）を中心に精神療法を行う（推奨レベルⅠ）と示されている．①に含まれる軽度の不安に対して，CBTベースのセルフヘルプ用ワークブックを対面あるいは電話で行うことも解説中に提示されている．また，軽度から中等度の産後うつ病に対しては，CBTや対人関係療法の効果が，不安障害についてはCBTの効果がそれぞれ証明されている．イギリスのNICEガイ

---

column　妊娠中および産後うつのスクリーニング

エジンバラ産後うつ病質問票（EPDS）は，イギリスのCoxらにより開発された産後うつ病をスクリーニングするための自己式の質問票である．現在では国内外で妊娠中から出産後1年未満の女性に対し使用されており，日本でのカットオフポイントは9点である．

総合得点が9点以上の場合は，1点以上がついた質問項目について聞き取りを行い，母親の抱えている問題を明らかにする必要がある．また，EPDSが9点以上で，"育児支援チェックリスト"の結果からサポートする人が欠如している場合や，家事や育児などの日常生活について支援者がいないと成り立たない場合は，日常生活機能障害をきたす可能性があり，精神医学的にも中等症以上であることが多いため，精神科との連携を検討することが推奨されている．

ドラインでは，CBT は通常個別で行われるが，グループでも行われうると述べられている[12]．とくに CBT については，現在看護師による実施も保険点数化されているため，学会・団体などの主催する研修を受けたうえで施行すべきであると記載されている[11]．

流死産や新生児死亡後に PTSD を発症した女性の場合は，EMDR（眼球運動による脱感作と再処理法）や各種のトラウマ焦点化 CBT などの専門的治療の対象となる[11]．また，うつ病の再発予防を目的として，マインドフルネスをベースとした認知療法も効果があるとされる[12]．

更年期女性における不安と抑うつ

1．更年期障害とは

更年期とは，わが国では「閉経前の 5 年間と閉経後の 5 年間を合わせた 10 年間」と定義されている[13]．閉経は，卵巣機能が消失し月経が永久に停止した状態であるが，その診断は，相応年齢の女性が 12 カ月以上無月経となった時点でなされる．更年期に現れる多種多様な症状のなかで，器質的変化に起因しない症状を更年期症状といい，そのなかでも日常生活に支障をきたす病態が更年期障害と定義される[13]．

日本人女性の閉経年齢の中央値は 50.54 歳，10 パーセンタイル値 45.34 歳，90 パーセンタイル値 56.34 歳と報告されており[14]，更年期に相当する期間はおおむね 40～60 歳の間となる．なお，欧米では女性のリプロダクティブステージは STRAW＋10 に従って示されるため，更年期という言葉はあまり用いられない[15]．

2．更年期障害の症状と成因

更年期障害でみられる症状は不定愁訴といわれるとおり多岐にわたるが，ホットフラッシュとよばれるほてり，発汗，のぼせといった血管運動神経症状を含む身体的症状，抑うつ気分，意欲低下，いらいら，不安感などの精神的症状に大分される．

更年期障害の成因は，エストロゲン低下に起因する内分泌学的要因，患者を取り巻く社会的要因，患者本人の性格的要因に基づく心理的要因の 3 つがあり，それらが複雑に絡み合って多様な愁訴をもたらすといわれる[16]．

更年期女性とストレスの関連については以前から検討されており，ストレスの程度が強い女性に更年期障害が多いことなどから，更年期障害はストレス関連疾患とされている[17]．更年期は女性にとって閉経やエストロゲンの低下が起こるだけでなく，さまざまなライフイベントを経験しやすい時期である．更年期女性にしばしばみられる心理社会的要因を**表 2**に示す[18]．

アメリカにおける中高年女性を対象とした大規模研究である Women's Health Initiative（WHI）のサブ解析において，言葉の暴力，身体的な暴力，介護，ネガティブなライフイベ

表2　更年期女性にみられる心理社会的要因[16]

・自分自身の問題	・家族の問題	・社会環境の問題
・女性性の喪失感	・夫の退職（定年・リストラ），病気	・職場での行き詰まりや不満
・老い，健康への不安	・夫婦間の問題	・職場の人間関係
・将来への不安	・子供の問題，自立（就職，結婚）	・親しい人の病気，不幸
	・親の介護，病気，不幸，相続	

ント，経済的ストレス，低所得，痛み，慢性疾患の増加といったストレス因子はすべて抑うつ症状と関わっており，また3年の経過でうつ症状が増悪したと報告されている[19]．また，1995年に行われた大規模研究であるSWAN studyでは，42〜52歳の女性においてCES-D高値と関連する因子を人種ごとに検討した．その結果，日本人女性においては，未婚，健康状態の不良，血管運動神経症状，ソーシャルサポート不良，ストレスの自覚，強くストレスを感じる出来事がCES-D高値と関連していたと報告されている[20]．

3．更年期女性とうつ

うつ病女性が更年期障害を疑い受診することは多く，後山[21]は更年期外来を受診した1,300余人の不定愁訴患者を婦人科医と精神科医で同時に診断した結果，約半数に精神疾患の診断名がつけられ，そのうちうつ病を含む気分障害が全体の28.1％，次いで不安障害が12.9％であったと報告している．更年期に発症するうつ病の成因としては，内分泌学的にはエストロゲンレベルの低下により，血中のセロトニン量が低下することや，先に述べた更年期に特有の心理社会的要因が関係していると考えられている．ただし，更年期発症の抑うつに対しても，DSM-5の大うつ病診断基準を満たした場合は，うつ病として診療する．

4．更年期障害の治療

更年期障害に対して産婦人科外来でおもに使用される薬物療法は，ホルモン補充療法（HRT），漢方療法，向精神薬の3種類であり，これらの長所と短所を念頭におき，使い分ける．

HRTは，「エストロゲン欠乏に伴う症状の治療や疾患の予防を目的に考案された療法で，閉経移行期以降の女性にエストロゲン製剤を投与する治療の総称」と定義されている[13]．更年期障害の成因のひとつにエストロゲンの低下があることから，それを補充するという意味で理にかなった方法であり，ホットフラッシュなどの血管運動神経症状や性交痛などが著明に改善するだけでなく，**表3**に示すようなさまざまな効果が期待できる．HRTの詳細については，日本産科婦人科学会および日本女性医学学会から「ホルモン補充療法ガイドライン2017年度版」が上市されており，随時改訂されている[22]．

HRTは更年期障害に対する非常に有効な治療法であるが，血栓症関連疾患や肝障害のある女性などに対しては，**表4**に示すように禁忌および慎重投与となる．その場合，日本では漢方療法が行われることが多いが，その他の補完代替療法も検討されている．更年期障

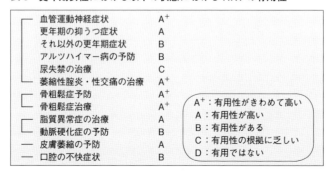

表3　更年期女性における以下の状態におけるHRTの有用性[20]

表4 HRTの禁忌・慎重投与[20]

禁忌症例	慎重投与ないしは条件付で投与が可能な症例
・重度の活動性肝疾患 ・現在の乳癌とその既往 ・現在の子宮内膜癌，低悪性度子宮内膜間質肉腫 ・原因不明の不正性器出血 ・妊娠が疑われる場合 ・急性血栓性静脈炎または静脈血栓塞栓症とその既往 ・心筋梗塞および冠動脈に動脈硬化性疾患の既往 ・脳卒中の既往	・子宮内膜癌の既往 ・卵巣癌の既往 ・肥満 ・60歳以上または閉経後10年以上の新規投与 ・血栓症のリスクを有する症例 ・慢性肝疾患 ・胆嚢炎および胆石症の既往 ・重症の高トリグリセリド血症 ・コントロール不良な糖尿病 ・コントロール不良な高血圧 ・子宮筋腫，子宮内膜症，子宮腺筋症の既往 ・片頭痛 ・てんかん ・急性ポルフィリン症 ・全身性エリテマトーデス（SLE）

表5 更年期障害に対するHRT以外の治療法[21]

- ライフ・スタイル改善，食事療法
    - 運動療法
    - 食事療法
    - サプリメント
        - イソフラボン，エクオール
    - ハーブ
        - 漢方薬，ブラックコホシュ，セントジョーンズワート
        - など
- ホルモン以外の薬剤
    - SSRIs/SNRIs
    - ガバペンチン，プレガバリン
    - α2アゴニスト（クロニジン）
- 行動療法
    - CBT
    - マインドフルネス
- その他の代替補完療法
    - 鍼など

害の諸症状に対するHRT以外の治療法を**表5**に示すが，さまざまな方法が試みられ，効果が報告されている[23]．

5. 更年期障害に対する行動医学的アプローチ

表5に示したHRT以外の更年期障害に対する治療法について，行動医学的介入が求められるものについて述べる．

①運動療法

日常的に運動を継続している更年期女性は，活動的でない女性と比較し更年期症状の発現が少ないか，あっても軽度であったとの報告もあり[24]，更年期障害を軽減するための運動療法についていくつか検討がなされている．血管運動神経症状を改善するかについては否定的な意見も多いが，中等度のエクササイズは周閉経期や閉経後女性のQOL，認知機能，身体機能を改善し，全死亡率を減少させると報告されている[25]．

日本国内でも，更年期世代の女性に3カ月の有酸素運動を行わせたところ，QOLが改善しただけでなく血液中のリンパ球数が減少していたとの報告がみられる[26]．

アプローチ実例

更年期に発症した不安障害に対する認知行動療法的アプローチ

症例：40代，主婦．既往歴として特記すべきことなし．

現病歴：X-2年頃より，しばしば不安感，焦燥感を認めるようになり，とくに日中ひとりでいるときに症状が頻繁に出現することに気づいた．買い物にでてレジに並んでいると，ふわふわとしためまいとともに不安感が増悪し，しだいにひとりでの外出が困難になってきた．同時に月経不順とホットフラッシュ，突然の発汗を認めたため，X年，更年期外来を受診した．

経過：月経の状態と血液学的検査結果から，更年期障害とそれに伴う不安神経症と診断した．

ホルモン補充療法を開始したところ，ホットフラッシュはすぐに軽快した．不安感，焦燥感はやや軽快したが残存し，予定していた家族旅行も取りやめなければいけなくなったことから，婦人科的診察と平行し心理面接を開始した．当初は共感的な傾聴を中心に面接を行い，その後心身の安定を目標に認知再構成法を試みた．好きな歌手のコンサートに行けたことが自信につながり，それをきっかけにできることを少しずつ増やすとともに症状の改善がみられ，一人での外出も可能となった．

現在も更年期外来でホルモン補充療法を継続し，ライフイベントで不安感が再燃した際には心理面接を併用し心身双方の安定を得ている．

②行動療法

更年期のうつに対しては以前より各種の心理療法やCBTなどが行われてきた．近年では，血管運動神経症状を含む更年期症状全般に対するCBTの有用性についての報告が増えている．更年期はどの女性も経験するものであるのにも関わらず，一部の女性に更年期障害が強く出現する背景として，文化や心理社会的要因が関与していることから，bio-psycho-socio-cultural的な視点から更年期をとらえることが可能である[27]．

2013年にToralら[28]が行ったシステマティックレビューでは，更年期症状の治療を希望して来院する女性の59％が薬物療法よりCBTを希望しており，CBT単体でホットフラッシュを減少させるとはいえないが，女性の心理状態に対するベネフィットは疑いのないものだと述べられている．

ホットフラッシュや寝汗に対して，CBTが有効であったというRCTの報告や[29]，血管運動神経症状のある周閉経期および閉経後女性に対し電話ベースのCBTを施行した結果，不眠が改善し睡眠の質が向上しただけでなく，ホットフラッシュによる障害も改善したとの報告がみられる[30]．

また，HRTを行いづらい乳癌術後患者の卵巣欠落症状に対してのCBTも検討されており，がんサバイバーへの介入も積極的に行われつつある．

リラクゼーション，ヨガについても更年期障害の治療について検討されているが，メタアナリシスでは有効性を確認できておらず，一定の見解はみられていない[31]．

おわりに

女性領域において心理療法，特に行動医学による介入および治療効果が強く期待できる

分野として，妊娠および産後のうつ，そして更年期障害について述べた．

いずれも心理社会的背景が大きく影響する病態であり，患者の心理療法に対する期待も大きい一方，現時点で女性医療の現場では広く普及しているとは言い難く，日本人を対象とした報告は非常に少ない．今後，他職種の連携や日本人向けの簡易な方法の開発などにより，より多くの場面で行動医学的アプローチが用いられるようになることを期待する．

文献

1) 岡野禎治．抑うつ障害群　抑うつ症候群の病型　周産期うつ病．日本臨床 2017；別冊：546-50.
2) 日本精神神経学会監，髙橋三郎・他訳．DSM-5 精神疾患の診断・統計マニュアル．医学書院；2014.
3) Gavin NI et al. Obstet Gynecol 2005;106:1071-83.
4) 岡井　崇．うつ病等の精神疾患合併妊産婦の診療と支援について．2016；Available from：https://www.mhlw.go.jp/file/05-Shingikai-10801000-Iseikyoku-Soumuka/0000134647.pdf.
5) 日本産婦人科医会．妊産婦メンタルヘルスケアマニュアル 2017. http://www.jaog.or.jp/wp/wp-content/uploads/2017/11/jaogmental_L.pdf
6) Silverman ME et al. Depress Anxiety 2017;34(2):178-87.
7) Byatt N et al. Acta Psychiatr Scand 2013;127(2):94-114.
8) 鈴木利人．薬物療法　周産期メンタルヘルスの薬物療法：10 の原則．臨床婦人科産科 2017；71(6)：558-64.
9) Liu X et al. BMJ 2017;358:j3668.
10) Cohen LS et al. JAMA 2006;295(5):499-507.
11) 日本周産期メンタルヘルス学会．周産期メンタルヘルスコンセンサスガイド 2017. http://pmhguideline.com/consensus_guide/consensus_guide2017.html
12) National Collaborating Centre for Mental Health(UK). Antenatal and Postnatal Mental Health:Clinical Management and Service Guidance:Updated edition. Leicester 2014.
13) 日本産科婦人科学会．産科婦人科用語集・用語解説集　改訂第 4 版．日本産科婦人科学会，2018.
14) 玉田太朗，岩崎寛和．本邦女性の閉経年齢．日本産科婦人科学会雑誌．1995；47(9)：947-52.
15) Harlow SD et al. Menopause 2012;19(4):387-95.
16) 日本女性医学学会．女性医学ガイドブック 更年期医療編 2014 年度版．金原出版，2014.
17) 飯岡由紀子．更年期女性のストレスに対する対処能力を向上するためのストレスマネジメントプログラムの開発．日本女性医学学会雑誌．2011；19(1)：42-50.
18) 小川真里子，高松　潔．更年期障害と薬剤師の役割 更年期女性のストレスと更年期うつ病．調剤と情報 2014；20(7)：852-6.
19) Uebelacker LA et al. Soc Psychiatry Psychiatr Epidemiol 2013;48:1971-82.
20) Bromberger JT et al. Am J Public Health 2004;94(8):1378-85.
21) 後山尚久．ホルモン補充療法の治療効果　精神・心理機能(不定愁訴，自律神経失調，更年期症状)．Pharma Medica 2001；19：23-34.
22) 日本産科婦人科学会，日本女性医学学会．ホルモン補充療法ガイドライン 2017 年度版．日本産科婦人科学会；2017.
23) Mintziori G et al. Maturitas 2015;81(3):410-3.
24) Hammar M et al. Acta Obstet Gynecol Scand 1990;69(5):409-12.
25) Anderson D et al. Maturitas. 2015;80:1-2.
26) 上田真寿美・他．中年期以降の女性を対象とした 3 カ月間のストレス緩和介入の効果　アロマセラピー・有酸素運動・筋弛緩法を用いて．日本健康教育学会誌 2012；20(4)：276-87.
27) Hunter M and Rendall M. Best Pract Res Clin Obstet Gynaecol 2007;21(2):261-74.
28) Vélez Toral M et al. Maturitas 2014;77(2):93-110.
29) Norton S et al. Menopause 2014;21(6):574-8.
30) McCurry SM et al. JAMA Intern Med 2016;176(7):913-20.
31) Saensak S et al. Cochrane Database Syst Rev 2014;(7):CD008582.

日常臨床場面における行動医学の実践

12 老年医学領域

Keyword
認知症
フレイル
骨格筋
サルコペニア
ガイドライン

POINT

- 高齢者のフレイルは加齢に伴う種々の機能低下を基盤とし，種々の健康障害に対する脆弱性が増加している状態を指し，その予防対策はわが国において重要な課題である．

- フレイルには身体的フレイルに加えて，精神・心理的フレイル，社会的フレイルの3つのドメインがあり，フレイルの各指標や要素がたがいに悪循環し，連鎖（フレイル・サイクル）を形成する可能性がある．

- フレイルやサルコペニアの予防・改善に向けて，フレイル・サイクルを考慮した包括的なアプローチや対策が重要であると考えられる．

はじめに

　高齢者のフレイルは「加齢に伴う種々の機能低下を基盤とし，種々の健康障害に対する脆弱性が増加している状態」とされ，QOL（quality of life）やADL（activities of daily living），生命予後に及ぼす影響が大きく，その予防対策はわが国において重要課題となっている．認知症やうつについても，フレイルと密接な関連を有する疾患として理解されてきており，フレイル・サイクルで示されるような身体機能低下と精神心理的問題との相互連関に加えて，フレイルの概念自体にも，身体的側面に加えて社会的・精神心理的側面が含まれている．また，加齢に伴う生殖内分泌器官の機能低下により，男性ホルモン（テストステロン）や女性ホルモン（エストロゲン）をはじめとするホルモン動態にも変化が認められ，フレイルや認知機能低下，うつなどの発症・進展にこうした性ホルモンが関与している可能性も示唆されている．本稿では，老年医学領域で重要なフレイルと認知症，うつとの関連性や介入アプローチについて概説する．

認知症・うつの関連性とその対策

　認知症は，"一度正常に達した認知機能が後天的な脳の障害によって持続的に低下し，日常生活や社会生活に支障をきたすようになった状態"として理解されているが，わが国における65歳以上の認知症有病率は15％，推定認知症有病者数は462万人（2012年）と増加の一途をたどっている．認知症の内訳として，Alzheimer病（Alzheimer型認知症）が最も多く，血管性認知症と合わせてその大部分を占める．Alzheimer病の入院受療率はどの年齢層においても男性に比べて女性に多く，血管性やその他の認知症についても，とくに80歳以上では女性の罹患率が高くなる[1]．うつの有病率については，75歳以上を対象としたメ

小川純人 Sumito OGAWA　東京大学大学院医学系研究科加齢医学

表1 うつ病性仮性認知症と認知症との鑑別[5]

	うつ病性仮性認知症	認知症
物忘れの自覚	ある	少ない
物忘れに対する深刻さ	ある	少ない
物忘れに対する姿勢	誇張的	取り繕い的
気分の落ち込み	ある	少ない
典型的な妄想	心気妄想(ボケてもうだめだ)	物取られ妄想(物が盗まれて困る)
脳画像所見	正常	異常
抗うつ薬治療	有効	無効

タアナリシスによると,大うつ病の有病率は7.2%,小うつ病の有病率は17.1%とされている[2].近年の研究からも高齢者における認知症とうつ病との関連性についてはこれまでの研究からも示されてきており[3],うつ病や不安症状がLewy小体型認知症やParkinson病などの前駆症状である可能性も示唆される[4].臨床的にも,認知症の初期症状としてうつ病が認められる場合や,うつ病性仮性認知症として知られるうつ病による認知症様症状を呈する場合なども多く,認知症とうつ病性仮性認知症との鑑別,ならびに認知症とうつ病が合併している可能性を検討することも重要である(**表1**).また,高齢者のうつ病では,若い世代のうつ病に比べて憂鬱な気分が表出されにくい傾向がある一方で,物忘れについての自覚があるときに誇張的でもあり,意欲低下や焦燥感,不安感も認めやすく,体の不調を訴えやすいなど心気症的症状を呈することなどもその特徴としてあげられる.その一方で,認知症患者では記憶や理解はできなくても,感情面は保たれていて不安や寂しさのなかにいることが多いため,対応する際にも十分な配慮が求められる.具体例として,患者が安心できるように優しくゆっくりと根気よく接する,認知症患者がどのような点を心配しているか推測する,などがあげられる.

加齢に伴い身体機能,生理機能の低下とともに,生殖内分泌器官の機能低下を認めることが知られているが,その際,性ホルモンをはじめとするホルモン動態にも大きな変化が生じてくる.最近の疫学研究などの知見から,地域在住高齢男性についてのテストステロンレベルと認知機能低下,うつ,フレイルとの関連性が示唆されるようになってきている[6-9].また,血清テストステロン濃度が低い男性において,認知機能低下や認知症の発

---

column 高齢者総合機能評価(CGA)

高齢者は日常生活に関連した機能が低下していることが多く,それが高齢者の介護度を決定する要因のひとつとなる.そこで,高齢者の診療・ケアに際しては,高齢者の機能を客観的に評価し,機能低下を防ぎ,向上させることを目標とする.その際,日常生活動作(ADL,IADL),認知機能,情緒傾向,生活の質(QOL),意欲などの指標を活用した高齢者の総合機能評価を高齢者総合機能評価(comprehensive geriatric assessment:CGA)という.CGAが高齢者の全身管理に非常に有効であり,生命予後だけでなく機能も改善することを初めて示したのはRubensteinら(1984)であるが,近年わが国でも注目されるようになった.CGAの具体的な流れとしては,患者の医学的背景,全体の機能,社会経済的背景を基礎データとし,多職種が一堂に会し,定期的に患者の病態,治療・ケアの方針についてカンファレンスを持ち,医療,リハビリテーション,介護,福祉という視点から方針決定に参画し,退院前には適切な退院支援を行う.CGAにより,機能評価をキーワードとしたチーム医療やチームケアが可能となる.

表2 軽度要介護高齢男性における血清テストステロン濃度と認知・生活機能との関連性[11]

	総テストステロン	遊離テストステロン	DHEA-S	DHEA	エストラジオール
Barthel Index	0.292**	0.282**	0.094	−0.058	0.110
Instrumental ADL	0.261*	0.408**	0.239	0.140	0.129
HDS-R	0.393***	0.553***	0.390*	0.393**	0.266*
Vitality Index	0.246*	0.396***	0.210	0.297*	0.291*
GDS	−0.103	−0.097	−0.181	−0.027	−0.060

* : $p<0.05$, ** : $p<0.01$, *** : $p<0.001$.

症・進行が早くなるとの報告もあり，Alzheimer型認知症の男性では血中テストステロン濃度が低値である可能性が指摘されている．地域在住健常男性の血中男性ホルモン濃度を平均19.1年間観察したアメリカの研究では，最終的にAlzheimer型認知症と診断された男性は観察当初の遊離テストステロン血中濃度が低値を呈していた[10]．長野県在住の軽度要介護高齢者を対象とした著者らの検討では，血清総テストステロン濃度，遊離テストステロン濃度のいずれにおいてもADL，IADL(instrumental activities of daily living)等の日常生活機能，HDS-R(Hasegawa dementia rating scale-revised)，Vitality indexとの間に正の相関が認められた(表2)[11]．また，要介護高齢男性において，血清テストステロン濃度と生命予後との間に関連性も認められた[12]．最近の知見からは，運動により内因性の性ホルモンを増加させ，筋力増加につながる可能性が示唆されている．グループホーム入所中の高齢女性に対して30分間/dayの運動介入を3カ月間実施した結果，血中テストステロン濃度ならびに血中DHEA-S濃度の上昇が認められ，その後運動介入を中止した際には運動開始前の血中濃度まで低下した[13]．また，ラットに対して30分間/day，計12週間のトレッドミルによる持久性運動を実施した基礎研究では，運動後骨格筋内のジヒドロテストステロン(DHT)や5-α還元酵素の濃度，発現が上昇していた[14]．今後，フレイルと認知機能，ホルモン動態との関連性がいっそう明らかになり，ホルモン動態の改善に基づいたフレイル予防対策が進む可能性も考えられる．

フレイルと認知機能低下・うつ

フレイルについては，身体予備能の低下を基盤とし，健康障害のリスクを有する状態として脆弱化した心身をとらえた概念であり，すでに身体機能障害や併存症を有した状態とは区別される．また，フレイルの概念には高齢者の身体的側面に加えて，精神・心理的側面，社会的側面も含まれていると考えられるが，Friedらによる指標では，①体重減少，②主観的な活力低下，③握力低下，④歩行速度低下，⑤活動度低下と，身体機能の表現型を主軸とした定義がなされており，このうち3項目以上該当した場合にはフレイルであると定義づけられた[15]．高齢者では身体機能，臓器予備能，ADLなどの低下によりフレイルや要介護状態に至る場合がよく認められるが，フレイルの発症・進展において認知機能低下を含めた精神・心理的問題も密接に関連することが明らかになってきている[16,17]．身体的フレイルに認知機能低下を加えて評価した場合には，将来のADL，IADL等の機能予測により効果的であること[18]や，身体的フレイルが認知症の発症リスクにつながる[19]など，フレイルを考える際に精神・心理的因子を考慮することもいっそう重要になってきている．うつにおいても，体重減少，活力低下，易疲労感などはおもな症状であり，高齢者のうつ

アプローチ実例

フレイルの進行が危惧された患者への対応例

　81歳の女性．高血圧症，脂質異常症，不眠症の診断で外来通院し内服治療を受けていた．最近になって屋外でつまずくことが増え，外出自体がしだいに不安になり，家ですごす時間がしだいに長くなった．徐々に疲れやすくなり，書道サークルの活動も中断し，買い物の頻度も減り，食欲低下に伴い肉類や魚類の摂取が少なくなり，体重減少を認めた．自宅で就寝中，夜中にトイレに起きた際に転倒し，腰痛が持続したため近医に緊急入院となった．検査により腰椎圧迫骨折が認められ，骨粗鬆症と診断され同治療が開始されたが，入院時検査と問診からフレイルが疑われたため，フレイルに対する介入も検討された．

【対応】
　主治医より，転倒予防の重要性を本人と家族に説明し，不眠症に対する治療薬を変更するほか，段差の解消，手すりの配置，夜間照明など住環境の整備を勧めた．また，社会的フレイル対策として，書道サークルへの参加や家族で一緒に食事をとる(共食)よう勧め，身体的フレイル対策として高蛋白の食事と可能な範囲での運動療法を指導した．

【解説】
　フレイルの概念を考慮すると，上述の身体的な側面のみならず，精神心理的な側面，社会的な側面を含めたトータルケアが必要であるといえる．個々の患者や介護者の状況に応じた柔軟な対応・介入の実践が求められる．

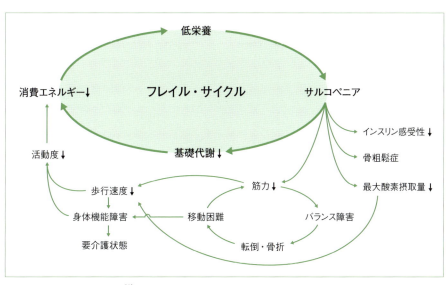

図1　フレイル・サイクル[20]

は disability や死亡の危険因子である点などから，うつと身体的フレイルとの間には双方向性の危険因子，連鎖の可能性が示唆される．

　このように身体的フレイルと精神・心理的フレイルとの間には関連性が高く，認知機能

低下やうつなどの精神・心理的問題は，身体的フレイルの重要な要素とも考えられる．また，こうした精神・心理的問題とそれに伴う摂食量低下，活力低下，活動度低下，サルコペニアなど，フレイルの各指標，要素がたがいに悪循環，連鎖（フレイル・サイクル）を形成することも示されている（**図1**）[20]．こうしたことから，認知機能低下やうつが発症し，進行した場合には転倒，歩行速度低下，活動度低下，基礎代謝低下が生じやすく，フレイルや要介護状態の進行につながる可能性が高くなる．今後，高齢者の身体的フレイルや精神・心理的フレイルに対して一連の症候群として理解を進めるとともに，フレイル・サイクルを考慮した包括的アプローチと対策がいっそう重要になると考えられる．

おわりに

本稿では，老年医学領域のなかでもフレイルや認知症，うつを取りあげ，それらの診断過程や相互の関連性について概説した．今後，フレイルのメカニズムや身体的フレイルと精神・心理的なフレイルの関連性が明らかになり，フレイルや認知症，うつに対する包括的かつ効果的な介入法の開発など，臨床応用が進むものと期待される．

文献

1) 厚生労働省．平成20年患者調査．
2) Luppa M et al. Age- and gender-specific prevalence of depression in latest-life--systematic review and meta-analysis. J Affect Disord 2012;136:212-21.
3) Byers AL and Yaffe K. Depression and risk of developing dementia. Nat Rev Neurol 2011;7:323-31.
4) Tolosa E et al. Diagnosis and the premotor phase of Parkinson disease. Neurology 2009;72:S12-20.
5) 日本認知症学会編．認知症テキストブック．中外医学社；2010．p.161．
6) Barrett-Connor E et al. Endogenous sex hormones and cognitive function in older men. J Clin Endocrinol Metab 1999;84:3681-5.
7) Moffat SD et al. Longitudinal assessment of serum free testosterone concentration predicts memory performance and cognitive status in elderly men. J Clin Endocrinol Metab 2002;87:5001-7.
8) Yafiie K et al. Sex hormones and cognitive function in older men. J Am Geriatr Soc 2002;50:707-12.
9) Chu LW et al. Bioavailable testosterone predicts a lower risk of Alzheimer's disease in older men. J Alzheimers Dis 2010;21:1335-45.
10) Moffat SD et al. Free testosterone and risk for Alzheimer disease in older men. Neurology 2004;62:188-93.
11) Fukai S et al. Association of plasma sex hormone levels with functional decline in elderly men and women. Geriatr Gerontol Int 2009;9:282-9.
12) Fukai S et al. Plasma sex hormone levels and mortality in disabled older men and women. Geriatr Gerontol Int 2011;11:196-203.
13) Akishita M et al. Effects of physical exercise on plasma concentrations of sex hormones in elderly women with dementia. J Am Geriatr Soc 2005;53:1076-7.
14) Aizawa K et al. Endurance exercise training enhances local sex steroidogenesis in skeletal muscle. Med Sci Sports Exerc 2011;43:2072-80.
15) Fried LP et al. Frailty in older adults:evidence for a phenotype. J Gerontol A Biol Sci Med Sci 2001;56:M146-56.
16) Auyeung TW et al. Physical frailty predicts future cognitive decline-a four-year prospective study in 2737 cognitively normal older adults. J Nutr Health Aging 2011;15:690-4.
17) Macuco CR et al. Mini-Mental State Examination performance in frail, pre-frail, and non-frail community dwelling older adults in Ermelino Matarazzo, São Paulo, Brazil. Int Psychogeriatr 2012;24:1725-31.
18) Avila-Funes JA et al. Cognitive impairment improves the predictive validity of the phenotype of frailty for adverse health outcomes:the three-city study. J Am Geriatr Soc 2009;57:453-61.
19) Kulmala J et al. Association between frailty and dementia:a population-based study. Gerontology

2014;60:16-21.
20) Xue QL et al. Initial manifestations of frailty criteria and the development of frailty phenotype in the Women's Health and Aging Study II. J Gerontol A Biol Sci Med Sci 2008;63:984-990.

キーワード索引 (数字は該当項目の冒頭頁を示します)

A
ABC 分析 …… 45

B
BT(行動療法) …… 116

C
CBT(認知行動療法) …… 97, 116, 170
COPD …… 128

F
FD(機能性ディスペプシア) …… 116
FGID(機能性消化管障害) …… 116

I
IBS(過敏性腸症候群) …… 116

P
Parkinson 病 …… 150
Psychocardiology …… 108

S
SHARE …… 8
SMART …… 58

あ
アクセプタンス(受容) …… 73
アレキシサイミア …… 88, 140

い
意思決定 …… 38
維持トーク …… 64

え
エゴグラム …… 79

お
応用行動分析学 …… 170
オペラント条件付け …… 24

か
ガイドライン …… 184
カウンセリングスキル …… 64
学習理論 …… 24
過敏性腸症候群(IBS) …… 116
感情への配慮 …… 8
冠動脈疾患 …… 108

き
気管支喘息 …… 128
気づき …… 73
機能性消化管障害(FGID) …… 116
機能性ディスペプシア(FD) …… 116
機能分析 …… 52
共感 …… 8
筋膜性疼痛症候群 …… 140

け
ケースフォーミュレーション …… 45
ゲーム分析 …… 79
血管運動神経症状 …… 176
決断バランス …… 30
ケミカルコーピング …… 140
限定合理性 …… 38

こ
構造化 …… 45
行動変容 …… 79
行動変容技法 …… 52
行動療法(BT) …… 116
更年期障害 …… 176
コーチング …… 88
呼吸困難 …… 128
骨格筋 …… 184
古典的条件付け …… 24
コミュニケーションスキル …… 8

さ
サイコオンコロジー(精神腫瘍学) …… 140
サイコネフロロジー …… 134
サルコペニア …… 184
産後うつ病 …… 176

し
刺激統制法 …… 160
自己効力感(セルフ・エフィカシー) …… 24, 30, 52, 134
自己コントロール感(セルフコントロール) …… 52, 58
周産期 …… 176
受容(アクセプタンス) …… 73
小児心身症 …… 170
食事記録(セルフモニタリング) …… 160
神経発達症 …… 170
心身症 …… 2, 128, 150
心臓神経症 …… 108
腎代替療法(透析) …… 134
心理社会的背景,要因 …… 2, 150, 176
心療内科 …… 2

す
頭痛 …… 150
ストレス反応 …… 18
ストレスマネジメント …… 97
ストレスモデル …… 2, 18
ストレッサー …… 18
スピリット …… 64
スモールステップ …… 160

そ
喪失体験 …… 134
損失回避 …… 38

せ
精神腫瘍学 …… 140
セルフ・エフィカシー …… 24, 30, 52, 134
セルフコントロール …… 52, 58
セルフモニタリング …… 160

た
代替行動 …… 160

ち
チェンジ・トーク …… 64

と
動機づけ面接 …… 88
透析 …… 134
糖尿病エンパワーメント …… 88
糖尿病を受け入れる …… 88

な
ナッジ …… 38

に
認知行動療法(CBT) ……… *97, 116, 170*
認知再構成法……………………… *45*
認知症 …………………………… *184*

の
脳卒中 …………………………… *150*

は
はい-でもゲーム ………………… *79*
パニック症 ……………………… *128*

ふ
不安 ……………………………… *58*
プライマリケア領域 …………… *52*
プラセボ効果と意識の志向性 … *140*

へ
フレイル ………………………… *184*
フレーミング …………………… *38*

へ
変化ステージ …………………… *30*
変化プロセス …………………… *30*

ほ
本態性高血圧症 ………………… *108*

ま
マインドフル食事法 …………… *97*
マインドフルネスストレス低減法 …… *73*
慢性疾患 ………………………… *150*
慢性心不全 ……………………… *108*

も
モデリング ……………………… *24*
問題解決スキル ………………… *58*

や
やりとり分析 …………………… *79*

よ
抑うつ …………………………… *58*

ら
ライフスタイル改善法 ………… *97*

り
両価性 …………………………… *64*
リラクセーション ……………… *18*

* * *

医学のあゆみBOOKS　今日から実践！
日常診療に役立つ行動医学・心身医学アプローチ
ISBN978-4-263-20682-9

2018年11月15日　第1版第1刷発行

編　者　吉　内　一　浩
発行者　白　石　泰　夫
発行所　医歯薬出版株式会社
〒113-8612　東京都文京区本駒込1-7-10
TEL.（03）5395-7622（編集）・7616（販売）
FAX.（03）5395-7624（編集）・8563（販売）
https://www.ishiyaku.co.jp/
郵便振替番号 00190-5-13816

乱丁・落丁の際はお取り替えいたします　　印刷・三報社印刷／製本・明光社
Ⓒ Ishiyaku Publishers, Inc., 2018. Printed in Japan

本書の複製権・翻訳権・翻案権・上映権・譲渡権・貸与権・公衆送信権（送信可能化権を含む）・口述権は，医歯薬出版（株）が保有します．
本書を無断で複製する行為（コピー，スキャン，デジタルデータ化など）は，「私的使用のための複製」などの著作権法上の限られた例外を除き禁じられています．また私的使用に該当する場合であっても，請負業者等の第三者に依頼し上記の行為を行うことは違法となります．

[JCOPY]＜出版者著作権管理機構 委託出版物＞
本書をコピーやスキャン等により複製される場合は，そのつど事前に出版者著作権管理機構（電話 03-3513-6969，FAX 03-3513-6979，e-mail：info@jcopy.or.jp）の許諾を得てください．